Sarah Blumenfeld

CANCER COACHING

Eine genesene Krebs-Patientin
und Onko-Beraterin klärt auf

SARAH
BLUMENFELD

CANCER COACHING

EINE GENESENE
KREBS-PATIENTIN UND
ONKO-BERATERIN
KLÄRT AUF

1. Auflage 2023

Kaiserstraße 14b
D-80801 München
ISBN: 978-3-96584-336-3

Projektleitung: Regina Denk, Tom Mathony
Texte: Sarah Blumenfeld
Konzeptionelle & redaktionelle Mitarbeit: Alexandra Bauer (textwerk, München)
Umschlag- & Innengestaltung: Martina Baldauf
Satz und Korrektorat: Uhl + Massopust, Aalen
Coverfoto: Mirjam Knickriem
Herstellung: Frank Jansen
Producing: Jan Russok
Druck und Bindung: GGP Media GmbH, Pößneck

ZS – Ein Verlag der Edel Verlagsgruppe
www.zsverlag.de
www.facebook.com/zsverlag
www.instagram.com/zsverlag

Die Ratschläge in diesem Buch wurden mit größter Sorgfalt von Autor und Verlag erarbeitet und geprüft. Eine Garantie kann jedoch nicht übernommen werden. Ebenso ist eine Haftung des Autors, bzw. des Verlags und seiner Beauftragten für Personen-, Sach- oder Vermögensschäden ausgeschlossen. Erkrankungen mit ernstem Hintergrund gehören in ärztliche Behandlung! Bei bereits bestehenden Beschwerden kann das Buch daher keinen fachärztlichen Rat ersetzen. Namen von Privatpersonen wurden auf Wunsch teilweise geändert. Weitere Informationen zur Autorin, ihrer Arbeit und diesem Buch finden Sie unter: www.blumenfeld-coaching.de.

INHALT

WIDMUNG

Ich widme dieses Buch allen Frauen und Männern, die dem Kampf gegen den Krebs anders begegnen wollen. Die, so wünsche ich es mir, Hoffnung, Mut und Verantwortung wirklich fühlen möchten. Die an sich und ihren Körper glauben, dieses Vertrauen aufbauen und halten möchten. Die den unbändigen Willen haben, Klärung in ihrem Leben herbeizuführen und der Realität ins Gesicht sehen möchten. Die den Mut aufbringen, ehrlich sich selbst gegenüberzutreten und eventuelle Veränderungen dabei nicht als Hindernis ansehen. Vielleicht ist das der Schlüssel zu einem Heilungsweg, aber vielleicht ist es auch ein Klären mit seinem Selbst, egal, wo es endet. Es gibt nichts Schöneres, als mit sich selbst im Reinen zu sein und Authentizität zu leben.

Ich widme dieses Buch allen Frauen und Männern, die vielleicht nicht die Kraft haben, hoffnungsvoll zu sein, und wünsche mir, dass sie andere, eigene Wege finden oder entwickeln mögen, um sich selbst näherzukommen.

Ich danke allen Menschen, die in mein Leben getreten sind, sowohl den positiven als auch den negativen Begegnungen. Jede einzelne hat mich auf meinem Weg weitergebracht – manchmal habe ich es nur nicht gleich erkannt. Manches hat Jahre gedauert. So dramatisch mein Leben mit dieser Krankheit war, ich wäre heute nicht diese authentische Frau, die ich bin.

Ich bin dankbar für alles, was mich bis hierher geführt hat und mir hilft, mich weiterzuentwickeln.

Ich hoffe, dass Sie meine Geschichte ebenso berührt, wie sie mich und meine Seele noch immer berührt und mein Leben verändert hat.

Ihre Sarah Blumenfeld

FREEFALL

Mein anderes Leben. Es beginnt an einem Donnerstagvormittag im Oktober 2004 vor dem Schreibtisch meines Gynäkologen im Brustzentrum in Aurich. Ich bin in diesem Jahr 29 geworden und habe drei Monate zuvor meinen zweiten Sohn geboren. An diesem Tag habe ich nicht die leiseste Ahnung davon, wie sich mein Leben verändern wird …

Ich erinnere mich an einen sonnigen Tag auf unserer Terrasse, einige wenige Wochen nach der Geburt meines Sohnes. Mein frischgeborenes Baby, schlafend neben mir im Kinderwagen und mein älterer, erstgeborener Sohn friedlich spielend mit Eimer, Wasser und Schaufel im Sandkasten. Ich erinnere mich an sein Lächeln, seine zufriedenen Blicke und an den friedvollen, ruhigen Schlaf meines Babys … und so entsteht ein unvergesslicher Augenblick: Glück und Stolz erfüllen mich. Niemals hätte ich zu diesem Zeitpunkt an eine bedrohliche Krankheit gedacht oder dass sich etwas an meinem Glück hätte ändern können, obwohl die Geburt meines zweiten Sohnes anstrengend und nicht unproblematisch war. Jetzt gerade ist alles vollkommen. Vielleicht sogar zum allerersten Mal in meinem Leben.

Viele Wochen später fühle ich mich immer noch sehr schwach, was ich auf den hohen Blutverlust bei der Geburt zurückführe. Ich kann meinen Sohn auch nicht problemlos stillen, es funktioniert nicht immer, und er verträgt die Milch nicht … Und so wird das Stillen mehr und mehr zur Qual für uns beide. Retrospektiv ist das mein Glück. Hätte mein Baby das Stillen angenommen und ich ihn sieben Monate lang gestillt wie mein erstes Kind, wäre für mich wohl alles zu spät gewesen. Aber so ist mein Sohn zu meinem Hero geworden.

Ich werde aufmerksam, nachdem sich meine vermuteten Milchstaus beim Stillen nicht mehr zurückgebildet haben. Nach etlichen erfolglosen Trinkversuchen meines Kindes, die von der Hebamme begleitet werden, um die Milchstaus aufzulösen, zwingt mich die Situation, das Stillen zu beenden. Eigentlich. Denn ich weigere mich noch einige Zeit lang. Schließlich soll mein zweites Kind die gleiche gute Versorgung erhalten wie sein Bruder. Meine Hebamme geht zunächst von einem eingekapselten Milchstau aus, den sie unbedingt beobachten will, und versucht, mich zu beruhigen. Als ich nach einigen Wochen jedoch Blut in meinem BH entdecke, ahne ich nichts Gutes. Die Schauer, die durch meinen Körper jagen, versuche ich zu kontrollieren. Man muss ja nicht immer gleich mit dem Schlimmsten rechnen. Ich suche meinen Gynäkologen auf und er schickt einen Abstrich des blutigen Sekrets aus meiner Muttermilch ins Labor. Natürlich rede ich mir alles irgendwie schön und gehe davon aus, dass es eine harmlose Erklärung dafür gibt. Auch wenn es sich nicht harmlos anfühlt. Irgendwie spüre ich, dass etwas Größeres dahintersteckt, aber an Krebs, nein, so weit habe ich damals nicht gedacht. Ich schiebe die bösen Gedanken weg, beruhige mich und versuche, realistisch zu bleiben. Wer denkt denn in meinem Alter schon an Krebs? Fürchterlicher Gedanke, völlig surreal. Warum male ich bloß immer den Teufel an die Wand?

Nach 14 Tagen habe ich immer noch nichts von meinen Untersuchungsergebnissen gehört. Ich rufe also in der Praxis an und frage nach. Mein Arzt befindet sich wegen einer Erkältung nicht an seinem Arbeitsplatz, deshalb will ich, dass die Laborergebnisse dem Praxiskollegen vorgelegt werden. Was auch geschieht – er bestellt mich sofort für eine Ultraschalluntersuchung ein. Der Gesichtsausdruck und das Verhalten des Arztes während der Ultraschalluntersuchung beunruhigen mich, er murmelt etwas von »unklarem Befund«. Mein Eindruck bestätigt sich, als er mich weiter zum Radiologen verweist, um eine Mammographie durchführen zu lassen: Er scheint besorgt zu sein. Ich solle gleich weiter zum Radiologen, er wird dort alles vorbereiten lassen. Ich werde immer unruhiger, versuche aber, mir nichts anmerken zu lassen. Was geschieht hier gerade?! Als ich dann in der radiologischen Praxis ankomme, werde ich gleich in den Untersuchungsraum geführt. Der Radiologe ist freundlich und mitfühlend, was ich eigentlich nicht gewöhnt bin. Er erklärt mir, welche Untersuchung er jetzt bei mir durchführen wird und dass es etwas schmerzen kann, er aber vorsichtig sein wird. Oh Mann, ich kann nicht glauben, was gerade mit mir passiert. Was ist plötzlich in meinem Leben los, und warum geht das alles so schnell? Der Radiologe kommt mit einem Tablett und einer Infusion zu mir zurück. Er führt nun eine hauchdünne Nadel durch die Brustwarze der rechten Brust direkt in einen meiner Milchgänge und ja, es tut höllisch weh, aber ich darf mich nicht bewegen, habe jedoch das Gefühl, dass diese Art von Gewalt, die mein Körper gerade erfährt, nicht zu ertragen ist. Die Tränen laufen mir stumm über das Gesicht. Der Radiologe bemerkt es und meint, dass es gleich vorbei ist, die Nadel liege gut. Nun muss nur noch das Kontrastmittel einlaufen und die Mammographie gemacht werden. Dann ist es geschafft. Es wird schon alles gut werden …

Gleich danach stehe ich mit einem Nachziehen in meiner Brust und dem Radiologen vor der eben gemachten Mammographieaufnahme im Flur und blicke mit ihm auf das Mediskop, an dem die Aufnahme hängt. Rechts und links vom Gang gehen die Untersuchungsräume ab. Personal läuft an uns vorbei und in mir dreht sich alles. Er erklärt mir, dass viele Anhäufungen und punktuelle Verkalkungen in der Brust zu sehen sind, dass das Kontrastmittel sehr gut aufgesaugt wurde und dies Hinweise auf einen Tumor sein können. Er rät mir, schnellstmöglich einen Termin im Brustzentrum zu vereinbaren. Es bleibt also weiterhin bei einem unklaren Befund. Ich versuche, noch immer ruhig zu sein und rede mir ein, dass es dafür schon eine andere Erklärung gibt. Nun stehe ich da. Alleine. Hätte ich das gewusst, hätte ich mir wohl eine Begleitung mitgenommen – aber wen? Mein Mann hätte arbeiten müssen und meine Mutter hätte ich nicht beunruhigen wollen.

Ab da an war meine Rolle als junge Mutter in einen Wattebausch gelegt. Verlegt in die Zukunft, zu den hellen Tagen. Ich wende mich meinen kleinen Söhnen zu, bin aber nicht mehr frei von Sorgen. Es bleibt eine allgegenwärtige Spannung. Ich versuche, sie aus unserem Leben zu drängen und den Alltag – falls man überhaupt von Alltag sprechen kann, wenn gerade ein Baby geboren wurde – so gut es ging beizubehalten.

Im Anschluss an die Mammographie mache ich sofort einen Termin im Brustzentrum aus, das sich im Kreiskrankenhaus Aurich befindet. Dort werden schließlich meine Untersuchungsergebnisse beurteilt und man kommt zu dem Entschluss, dass weitere Untersuchungen zur Klärung durchgeführt werden müssen. Ich stimme zu und lasse eine Stanzbiopsie machen. Ebenfalls schmerzhaft. Eine schätzungsweise Kugelschreiberminen-große Nadel wird durch die Brust direkt in den auffallenden Herd, den Tumor, gestochen und ein Teil des Gewebes ausgestanzt, welcher später im Labor untersucht wird. Das Gesicht des Arztes sieht auch nicht besser aus, als das des Gynäkologen während der Ultraschalluntersuchung. Alle haben diesen sorgenvollen Blick, der mich nervös macht. Den ich nicht einschätzen kann und der in meiner Phantasie schlimme Szenen hervorruft. Ich falte meine Hände ganz fest, so, als könne ich damit Gott festhalten. Als Kind habe ich das immer so gemacht, wenn es wieder einmal schwer bei uns zu Hause wurde. Dann setzte ich mich mit Bauchweh in den Türrahmen, faltete die Hände und hielt Gott in ihnen. Fast so, als könne ich ihn damit festhalten und ihn zwingen, mir zu helfen. Das Leben rieselt mir gerade wie Sand durch die Finger. Also, lieber Gott, bitte hilf mir! Hilf mir, bitte, bitte, bitte! Ich habe so furchtbare Angst.

* * *

Wie in Zeitlupe empfinde ich das gegenwärtige Gespräch mit meinem Arzt. Je mehr ich ihm zuhöre, umso mehr verstummen die Geräusche um mich herum, seine Lippen bewegen sich jetzt geräuschlos. In meiner Welt wird gerade eine Vollbremsung eingeleitet. Ich höre ihn nicht mehr sprechen. Plötzlich fühlt sich alles an wie in einem Albtraum, aus dem ich aufwachen möchte. Sofort. Doch ich kann nicht aufwachen. Er redet und redet und redet und ich fühle, wie die Welt stehen bleibt. Alles steht still, nichts scheint mehr in Bewegung zu sein. Wie eingefroren fühlt sich alles an. Ein Gedanke kommt mir in den Sinn: Wie unendlich viele, vergangene Situationen so unglaublich nebensächlich und unwichtig waren. Ich werde wütend auf mich, weil ich mich über Kopfschmerzen beklagt habe. Ich wünsche mir diese einfach nur zurück. Bitte, lieber Gott, gib mir einfach nur Kopfschmerzen und ein ganz normales Leben! Aber das wird nicht passieren. Nichts ist wirklich selbstverständlich. Wie kostbar alles doch eigentlich ist, wird mir gerade immer klarer. Ich verstehe einfach diesen Arzt nicht. Was will er von mir? Er sagt, dass die Biopsie nicht positiv für mich ausgefallen ist, er redet von einem bösartigen Tumor, von Chemotherapie, Brustamputation und weiteren Untersuchungen, die noch Schlimmeres zeigen könnten. Er verwechselt mich. Ganz sicher tut er das. Ich frage ihn das. Ich versuche nochmals, ihm zu sagen, dass er mich verwechselt, aber er schüttelt langsam und zögerlich mit zusammengepressten Lippen seinen Kopf. Ich lasse nicht locker und versuche, mit einem Hauch von Wut ihm in den Mund zu legen, dass seine Mitarbeiter oder auch das Labor einen Fehler gemacht hätten. Nein, er bleibt bei seiner Aussage. Nein, ich will das nicht glauben. Egal, was ich sage, er bleibt fest bei seiner Meinung und ich glaube, es fällt ihm selbst schwer, mir das alles mitzuteilen.

Am Morgen, als ich in seinem Wartezimmer so lange sitzen muss und Patienten, die nach mir gekommen sind, vorgezogen werden, kann ich das nicht verstehen. Ich bin wütend, weil wir ewig warten müssen. Ich bin ungeduldig und nervös. Meine Freundin Anne ist bei mir, sie ist meine Hebamme und hat alles von

Beginn an mitbekommen. Sie ist ebenso nervös. Als wir zusammen zur Klinik fuhren, beruhigte sie mich immerzu und meinte: »Ich kann mir nichts Schlimmes vorstellen. Du bist viel zu jung für schlimme Krankheiten.« Und dennoch spürte ich ihre Besorgnis. Und jetzt ist auch klar, warum wir so lange warten müssen. Mich hat man als letzten Gesprächstermin eingeschoben, um Zeit für die Übermittlung der Diagnose zu gewinnen, um mich mit diesem Gespräch und den Horrornachrichten nicht zwischen die anderen Patienten quetschen zu müssen.

Nie zuvor habe ich mich über Chemotherapie unterhalten, was ist das eigentlich? Krebs? Ich? Mit 29? Ich habe gerade meinen zweiten Sohn geboren! Weiß er das überhaupt? Ja, er weiß es, und dennoch redet er einfach weiter. Ich spüre eiskaltes Grauen in den Tiefen meines Körpers, es breitet sich in meinem Magen aus, danach wird mir heiß und dann schnürt es mir langsam den Hals zu, weil ich plötzlich verstehe, dass ich in einer lebensbedrohlichen Situation bin. Meine Arme und Hände fühlen sich wie betäubt an. Ich kann es nicht glauben, nein, ich will es nicht wahrhaben. Bitte, bitte mach, dass das aufhört! Ich spreche zu Gott und in Gedanken bete ich ein intensives Vaterunser, aber die Situation verändert sich nicht. Ich spreche zu Anne und bitte sie, mir zu helfen, weil ich nichts mehr verstehe. Die Realität ist brutal, radikal und ohne jegliches Mitgefühl. Ich bekomme Bauchschmerzen und mir wird übel, diese Angst ist schrecklich. Es dreht sich alles, und ich möchte so gerne etwas tun, aktiv werden, aber was? Zum ersten Mal in meinem Leben sehe ich keinen Ausweg. Sonst gab es immer irgendeinen Weg, aber jetzt?

Ich frage ihn nochmals, ob es sich wirklich um Krebs handelt, wirklich bösartig, wirklich lebensbedrohlich und wirklich Chemotherapie? Oder ob das alles ein Verdacht sei, den man vielleicht mit einer einzigen kleinen OP aus der Welt schaffen könne. Und während ich ihn frage, spüre ich große Hoffnung in mir aufkommen. Aber alle Fragen werden mit absoluter Sicherheit verneint. Ganz im Gegenteil, es gibt keinen Funken Hoffnung, der Tumor ist groß, so groß, dass die Ärzte Schlimmeres befürchten. Da ist sie wieder, diese brutale Realität. Mir tut sich ein inneres Bild auf: Wie ich aus dem 20. Stock falle und unten auf dem Asphalt aufschlage. Was? Es könnte noch schlimmer um mich stehen? Jetzt verstehe ich noch weniger von dem, was gerade gesagt wird. Aber ich begreife, dass ich an der Situation nichts mehr ändern kann. Hoffnungslos. Das ist Fakt. Ist das nun mein Ende? So kurz im Leben. So kurz, nachdem ich meine beiden Kinder bekommen habe? Ich will das so nicht. Das kann nicht mein Schicksal sein. Oh Mann, bitte nicht. Was kann ich bloß tun? So naiv und unwissend wie ich bin, frage ich ihn, ob wir heute mit der Chemotherapie beginnen können, weil ich das aus meinem Körper haben und so schnell wie möglich mein Leben weiterleben möchte. Einfach zurück in mein Leben und weitermachen.

Ich verlasse wie in einer Art Trance das Besprechungszimmer des Arztes. Gehe mit Anne hinaus vor das Krankenhaus, bevor wir weiter zum Onkologen müssen und will mir eine Zigarette anzünden. Früher habe ich manchmal geraucht, um abzunehmen. Nicht, weil ich es gebraucht hätte. Ich blicke auf die Zigarettenschachtel, die ich gerade in meiner Hand halte und frage mich, was ich da tue. Bin ich jetzt komplett verrückt geworden? Wie kann ich jetzt auch noch so ein Ding anzünden wollen? Voller Wut werfe ich die volle Schachtel in den Mülleimer. Anne blickt mich an, streicht mir über den Arm und sagt: »Ich bin bei dir, du schaffst das! Versuch, dich zu beruhigen.« Sie scheint aber selbst total schockiert zu sein und sieht traurig aus. Auch sie ist verzweifelt. Ich kenne sie, sie wird sich jetzt die Frage stellen, ob sie etwas übersehen hat, als sie mich und David betreute. Sie wird sich fragen, ob sie etwas hätte verhindern können. Ja, so ist sie, aber sie hätte es nicht aufhalten können, der Tumor ist viel zu groß. Er wuchs bereits während der Schwangerschaft in meiner Brust. Ich bin froh, dass Anne heute bei mir ist.

Plötzlich steigt Wut in mir auf. Wut auf die Ärzte. Wut auf das Leben. Weil es nicht fair ist. Ich suche einen Verantwortlichen. Mir fällt nur Gott ein. Was ist das für ein Gott, der so was einer Mutter mit zwei kleinen Kindern antut? Den Kleinen seine Mutter nimmt? Ich möchte einen Schuldigen, aber ich finde niemanden. Nur mich selbst. Ich bin wütend, weil ich mein Leben so verschenkt habe. Unter anderem mit schlechter Laune. Ich wünsche mir, einfach nach Schema F weiterleben zu können, wünsche mir einen miserablen Tag, aber einen, an dem am nächsten Morgen alles wieder gut ist. Hier wird nichts wieder gut sein am nächsten Tag! Vielleicht nie wieder. Ich werde wütend, weil ich mit meinem Körper so respektlos umgegangen bin. Habe Zigaretten geraucht, Alkohol getrunken und mich selbst schlecht behandelt. Hat mich das vielleicht krank gemacht? Aber ist es nicht auch normal, mit Freunden zu feiern? Die anderen machen das doch auch und werden nicht krank. Warum dann ich? War es der Kummer mit meinen Eltern? In diesem Zusammenhang frage ich mich, wie ich das meiner armen Mutter erklären soll. Sie wird das nicht verkraften. An meinen Vater denke ich in diesem Moment nicht, weil ich seit einigen Jahren leider keinen Kontakt mehr zu ihm habe. Ich weiß nicht, wohin mit meiner Wut und plötzlich geht sie über in eine tiefe Traurigkeit und in Panik. Übrig bleibt ein bitterliches Weinen. Ein kleines Ich. Ein Opfer. Ich bin krank und fühle mich jetzt auch so. Egal, was ich tue, es ändert nichts. Es bleibt, wie es ist, und das fühlt sich schrecklich an. Ich muss die Situation akzeptieren – es gibt keine andere für mich und auch nicht für meine Kinder. Aber ich habe sie doch gerade erst bekommen ... Meine Gedanken drehen sich im Kreis. Das Leben ist einfach nicht fair. Ich bin hilflos, machtlos und verzweifelt, fühle mich wie ein kleines fünfjähriges Mädchen, das hofft, von seiner Mutter gerettet zu werden. Aber auch sie könnte mir nicht helfen. Ich lerne, dass man mutterseelenallein ist, sogar dann, wenn die Mutter neben einem sitzt und die Hand hält. Ich muss all meine Angst und die Schmerzen alleine ertragen und werde auch alleine sterben. Vielleicht mit der Hand meiner Mutter in meiner ... Ich zittere nun am ganzen Körper und meine Knie werden weich. Ich habe das Gefühl, Wasser fließt durch mich hindurch, reißt mich in die Tiefe ...

DER GIFTGEBER

... aber bevor das Endgültige passiert, geht es schon weiter. Keine Zeit für solche Gedanken und Ängste. In der Onkologie wartet man bereits auf mich – ich soll mich dort vorstellen. Und so nehme ich die Gefühle mit auf den Weg. »Onkologie«, dieses Wort habe ich noch nie gehört, ich weiß nicht einmal, was es bedeutet. Und wie war die Beschreibung des Weges gleich nochmal? Irgendwie kann ich mir nichts mehr merken und bin so furchtbar überfordert, so verwirrt, dass ich wieder weine wie ein kleines orientierungsloses Kind, dem seine Mutter in der Masse der Menschen verlorengegangen ist. Anne fasst meine Hand und sagt mir, dass sie alles weiß und mich in die Onkologie bringt. Ich bin so dankbar, dass sie bei mir ist. Dabei spüre ich eine unfassbare Angst vor dem Onkologen. Die Gänge im Krankenhaus, in dem sich das Brustzentrum befindet, fühlen sich wie ein Irrgarten an. Alleine hätte ich den Weg sicher nicht gefunden. Wir kommen in die onkologische Abteilung und ein seltsamer Geruch steigt mir dabei in die Nase. Im Wartezimmer sitzen stille, in sich gekehrte Menschen. Sehen alle nicht glücklich aus. Manche tragen eine Perücke. Ein surreales Bild offenbart sich mir: Ich gehöre jetzt dazu. Es liegt hier so viel Düsterheit und Schwere in der Luft. Möchte wegrennen. Das ist nicht meine Welt. Niemand hat auch nur annähernd mein Alter. Wieso trifft es mich? Keiner ist so jung. Meine Gedanken ziehen blitzschnell durch mich hindurch, sodass ich selbst nicht mehr erkenne, was ich denke und fühle. Inzwischen ist Malte, mein Mann, eingetroffen. Ich hatte ihn zuvor angerufen und gefragt, ob er kommen könne. Ich hätte so schreckliche Angst. Er steht mir gegenüber, schaut mich stumm und verhalten an. Ich weiß nicht, ob ich mich in seine Arme werfen kann, ob er es gerade erträgt. Er wirkt fast hilfloser als ich. Wenn er nur etwas sagen würde. Anne ist offensichtlich erleichtert, dass sie abgelöst wird und der Situation entfliehen kann. Sie verabschiedet sich recht schnell und ich bin mir nicht sicher, ob sie nicht gleich im Stillen weinen wird. Sie wirkt fix und fertig, und ich möchte jetzt lieber mitgehen und alles hinter mir lassen. Können wir die Zeit nicht einfach nochmal kurz zurückdrehen und neu mit dem Tag beginnen? Meine Gedanken spielen verrückt.

Stattdessen kommt mein Aufruf. Ein Schreck durchfährt meinen Körper, mein Magen zieht sich wieder zusammen. Nervosität und Übelkeit breiten sich in mir aus. Und schon finde ich mich vor einem anderen Schreibtisch wieder, mir gegenüber der Furcht einflößende Onkologe. Der Giftgeber. Derjenige, der mir mitteilen wird, was nicht in Ordnung ist und mit mir passieren wird. Vielleicht ist er der meistgehasste Mensch hier, ich weiß es nicht. Ich hasse ihn gerade. Wieder sehe ich nur Lippen, die sich geräuschlos bewegen. Ich bin erschöpft. Vertrage einfach diese Nachrichten nicht mehr. Kann nichts mehr aufnehmen. Weine nur noch. Malte hört zu, und auch wenn ich nicht verstehe, wovon sie reden, spüre ich die Angst und sehe, wie Maltes Gesichtszüge langsam versteinern. Alles wirkt fremd. Auch Malte ist mir in seinem Verhalten fremd. Der Onkologe, er heißt Dr. Groß, blickt noch skeptischer, noch ernster und noch finsterer drein als der Gynäkologe vorher. Sehr besorgt. Er befürchtet, dass nach den Untersuchungen noch mehr negative Befunde ans Tageslicht kommen werden. Wenn ich mir sein Gesicht so ansehe, möchte ich sofort die weiße Fahne heben und mich ergeben, mich kurz als Gefangene nehmen lassen, um dann später einfach wieder frei gelassen zu werden. Ein frommer Wunsch. Er erklärt und erklärt und ich verstehe wieder nichts. Alles ist dumpf. Komisch, dass ich mich plötzlich todkrank fühle, obwohl es mir vor ein paar Stunden noch gut ging. Ich fühle mich krank, schwach und müde. Wie ein Mensch, dem nicht mal mehr der eigene Körper gehört, denn nun muss ich ihn abgeben, hingeben und geschehen lassen. Mein Geist und meine Seele sind mit verkauft. Ich werde alles so machen müssen, wie die Ärzte es mir sagen. Das ist meine einzige Chance. Ich gehe einfach zu allen Terminen und lasse es geschehen. Ja, ich gebe unbewusst meine ganze Verantwortung ab.

Als ich an diesem Donnerstag, am 7. Oktober 2004, das Brustzentrum im Kreiskrankenhaus Aurich verlasse – es ist inzwischen früher Abend –, bewege ich mich in Schockstarre zum Auto. Der tranceartige Zustand lähmt mich, ich kann weder reden noch weinen. Malte und ich sprechen kein Wort. Keine Hand, kein Greifen nacheinander, nichts. Ich verzweifle. Dann überkommt mich die Realität. Mir wird übel. Mein Magen zieht sich zusammen, Gänsehaut überzieht meinen ganzen Körper. Ich möchte am liebsten laut schreien und weinen, aber dazu fehlt mir die Kraft und auch die Stimme. Es ist ein verzweifeltes inneres Schreien und Weinen.

EIN STICH INS WESPENNEST

Die Nacht ist eine Odyssee. Am nächsten Tag sollen die ersten Untersuchungen stattfinden. Natürlich kann ich nicht schlafen. Bin nervös und weiß nicht, wohin mit all den Fragen, Gedanken und Ängsten, die mich in die Verzweiflung treiben. Ich kann noch immer nicht begreifen, was gerade passiert. Ich fürchte mich vor den Untersuchungen. Vielleicht sind sie schmerzhaft. Und wer weiß, wie es in meinem Körper tatsächlich aussieht. Wie weit die Krankheit fortgeschritten ist. Welche Aussagen ich erhalten werde. Ich werde sterben müssen. Ich gehe zu meinen Kindern ans Bett, sitze einfach nur da und schaue ihnen beim Schlafen zu. Sie sind so friedlich und so unwissend, sie riechen so gut, ihre Haut ist so weich. Sie strahlen so viel Liebe, Frieden und Glück aus. Für sie ist alles in Ordnung. Wie sehr ich sie liebe. Das will ich mir keinesfalls nehmen lassen.

Am nächsten Morgen bringt Malte mich wieder in die Klinik. Als wir am Parkplatz ankommen, lese ich das angebrachte Schild »Nuklearmedizin« am Nebengebäude und beginne, leise zu weinen und zu schluchzen. Es ist so unglaublich surreal. Wir gehen darauf zu und ich fühle mich wie ein Tier auf dem Weg zum Schlachthof. Je näher wir der Aufschrift kommen, desto stärker kralle ich mich an Maltes Arm fest. Er ist total überfordert. Malte ist still, sagt kein Wort, versucht mich zu stützen. So hat er mich noch nie erlebt. Ja, auch ich selbst habe mich so noch nie erlebt, aber ihn kenne ich so auch nicht. Ich weine, zittere, schluchze und kann vor Angst kaum einen Fuß vor den anderen setzen. Mit jeder Stufe ins Krankenhaus werden meine Knie weicher und mein Magen zieht sich mehr zusammen. Meine Angst ist unermesslich, sie wirkt sich unweigerlich auf meinen Körper aus und lähmt meine Beine. Ich kann plötzlich keinen Schritt mehr gehen. Weinkrämpfe überfallen mich und ich sinke in mich zusammen. Wieder diese Fragen: Was erwartet mich da drin? Wird es wehtun? Und werden mich noch schlimmere Nachrichten ereilen?

Ich liege im Wartezimmer auf mehreren Stühlen, weil ich mich nicht aufrecht halten kann. Meine Beine fühlen sich taub an. Kann sie nicht bewegen. Ich weine immer noch. Andere wartende Patienten schauen mich an, aber mir ist egal, was sie denken. Ich werde bald sterben – und ihr dürft weiterleben, obwohl ihr älter seid als ich, schießt es mir durch den Kopf. Ich bin wütend auf deren Gesundheit, obwohl ich nicht einmal weiß, woran diese Patienten leiden und weswegen sie hier sind. In Gedanken frage ich sie: Könnt ihr sehen, dass ich bald sterben werde? Ich bin blutjung und so krank, dass ich wahrscheinlich nicht überleben werde. Und zwei kleine Jungs werden ihre Mutter verlieren. Warum bin ich nur so wütend auf diese Menschen? Nein, das bin ich nicht, ich versuche nur meiner Angst zu entweichen und der Wut gegenüber dieser Ungerechtigkeit ein Ventil zu geben.

Dann geht es los. Mein Name wird aufgerufen. Ich bekomme auf der Stelle einen Kloß im Hals und möchte wegrennen. Nun bin ich also wirklich dran. Angsterfüllt gehe ich hinter dem Pfleger her. Ich komme in einen kleinen langgezogenen Raum, der sich nach rechts öffnet. Am Ende des Zimmers steht ein Stuhl mit einer Armlehne, um die Infusionsnadel zu legen. Danach ein langer Schrank mit verschiedenen Nadeln und anderen medizinischem Material. Es riecht nach Desinfektionsmittel. Der Mitarbeiter, der für mich zuständig ist und mich für die Knochen-Szintigrafie vorbereiten soll, ist unnahbar, kühl und unfreundlich. Er schaut mich nicht an und geht mit mir nicht gerade zimperlich um. Er kann sich wohl nicht vorstellen, dass ein Zugang für die Kontrastmittelgabe wehtun kann. Weiß er überhaupt, woran ich erkrankt bin? Warum ist er so? Warum hat er kein Mitgefühl? Es würde mir so guttun, wenn er etwas Nettes sagen würde. Er schiebt mir die lange Nadel schnell und unvorsichtig in den Handrücken. Ich fühle mich wie ein Objekt, an dem man etwas anbringt. Es schmerzt arg, aber ich bekomme kein Mitgefühl. Ich weine laut. Kann nichts mehr zurückhalten. Soll still halten, sonst kann er die Nadel nicht richtig legen. Ich bin wie versteinert und hoffe, dass er die Nadel mit einem Versuch positionieren kann. Es ist alles so furchtbar brutal. Danach wird mir eine Infusion mit einer radioaktiven Zuckerlösung verabreicht, um die Aufnahmen der Szintigrafie besser darstellen zu können. Eine radioaktive Substanz? Werde ich davon krank? Nein, das bin ich ja schon und schlimmer kann es wohl nicht mehr werden. Man erklärt mir, dass die radioaktive Zuckerlösung von den Tumoren aufgesaugt wird und sie sich mit der Farbe eines Markers in der Szintigrafie darstellen lassen. Dass man so weitere Tumore in den Knochen sehen würde, falls sich dort welche gebildet haben sollten. Wie mit einem gelben Marker, den wir benutzen, um wichtige Dinge in einem Buch zu kennzeichnen. Sofort erinnere ich mich an meine Schulzeit, als ich den Marker ständig benutzte und fast das ganze Buch gelb anmalte, weil alles so wichtig war. Ich hoffe, dass bei mir heute nicht auch alles angemarkert ist.

Der Pfleger bringt mich in den Nebenraum und ich lege mich auf die harte und kalte Liege. Über mir ein großes Gerät, welches später über mir langfahren und Aufzeichnungen machen wird. Alles ist still, nur das Summen des Gerätes ist zu hören. Der Raum ist kalt. Mir ist kalt. Ich spüre, dass ich sehr müde und erschöpft bin und so schlafe ich während dieser langen Untersuchung ein. Als ich wach werde, weil jemand in den Raum kommt und mir sagt, dass ich die erste Untersuchung gut überstanden habe, wird mir wieder bewusst, wo ich bin und in welcher Situation ich mich befinde. Ich denke an meine Kinder … Ich möchte jetzt viel lieber bei ihnen sein und mich um sie kümmern, wie Mütter das eben so tun. Ich brauche sie.

Danach folgen weitere Untersuchungen: MRT, Lungenaufnahme, Blutentnahmen, Hormonrezeptorenbestimmung, HER2-Status-Überprüfung, das komplette Staging zur Ausbreitungsabschätzung. Das ist mir alles zu hoch. Ich verstehe diese Begriffe nicht und niemand kann oder will sie mir erklären. Das Schlimmste ist, in den Röhren zu liegen. Dort über längere Zeit still zu halten. Da kämpfe ich mit mir, mit der Luftnot oder damit, gedanklich durchzudrehen. Aber ich darf mich nicht bewegen. Ich versuche, meine Gedanken und meine Angst irgendwie im Zaum zu halten und fange an, mit mir selbst zu reden wie mit einem kleinen Kind, dem man Mut zusprechen und das man beruhigen möchte.

NICHTS ALS DIE WAHRHEIT

Dann sitze ich wieder vor dem Schreibtisch von Dr. Groß. Er möchte mit uns die Untersuchungsergebnisse besprechen. Warum heißt er bloß so? Ich finde nicht, dass er große Sachen macht. Ich will ihn nicht sehen. Ich kann ihm nicht mehr zuhören. Die Ergebnisse aus den Aufnahmen haben ergeben, dass sich ein Tumor mit der Größe von vier auf viereinhalb Zentimeter im oberen inneren Quadranten meiner rechten Brust befindet. Ich kann ihn fühlen, ihn in die Hand nehmen. Und der histologische Befund der Biopsie hat einen bösartigen, schnell wachsenden und infiltrierten Tumor ergeben. Ob dieser gestreut hat, ist unklar. Bislang kann man das nicht erkennen. Noch nicht. Dazu fehlen weitere Abklärungen. Der Hormonstatus ist positiv, das heißt, der Tumor vergrößert sich auch über

Hormone wie beispielsweise Östrogene und Progesteron, was erklären könnte, warum der Tumor während der Schwangerschaft so rasant gewachsen ist. Hormone fördern über das Andocken an die Rezeptoren direkt das Wachstum schon vorhandener Brustzellen. Die Ergebnisse der HER2 Untersuchungen ergeben einen HER2/neu3+ Status. HER2 Rezeptoren sind Bindungsstellen für Wachstumsfaktoren, die die Krebszellen besonders stark zur Teilung anregen. Und das ist auch der Grund, warum die Ärzte mit Metastasen rechnen. Ich sehe nun wieder die Lippen des Onkologen sich wie in Zeitlupe bewegen. Es hört sich alles kompliziert und furchterregend an. Es steht nicht gut um mich. Der Gesichtsausdruck von Malte macht mir Angst. Ich will das alles eigentlich gar nicht wissen. Die Therapie soll am elften Oktober 2004, gleich am Montag beginnen. Heute ist Freitag. Mir bleiben noch zwei Tage. Dann werde ich mich einer Chemotherapie unterziehen müssen, sie soll die Tumormasse verkleinern: drei bis vier geplante Zyklen in 14-tägigen Abständen. Danach soll eine Pause vor der Operation eingelegt werden, auch um zu überprüfen, ob die Chemotherapie angeschlagen hat. Sollte dies zutreffen, wird die rechte Brust operiert oder amputiert, je nach Befund. Da in der rechten Achselhöhle ein Lymphknoten in Größe von eineinhalb bis zwei Zentimeter zu ertasten ist, sollen auch dort einige Lymphknoten entfernt werden. Nach der Operation ist eine Chemo- oder Strahlentherapie für weitere zwei Zyklen geplant. Mein Kopf qualmt. Also: Nach der OP drei weitere Therapietage im 14-tägigen Abstand. Was soll ich tun? Mir bleibt nur eins: Ich muss das alles irgendwie durchstehen. Die Mitteilungen werden immer schlimmer. Meine Haare werden mir ausfallen, höre ich ihn sagen, und ich versuche gleich, eine Antwort darauf zu finden, denke bei mir: Okay, das macht nichts, die wachsen wieder nach. Ich werde gleich morgen zum Friseur gehen und sie mir kürzen lassen. Das empfiehlt er mir dann auch, weil meine Haare zu diesem Zeitpunkt sehr lang sind und der Haarausfall durch die Länge noch unangenehmer wird.

Ich bin bereit für den Kampf, hoffe, dass ich das Ding in meiner Brust besiegen kann und weiß, dass ich einen langen Atem benötige. Nachhaltigkeit, Durchhaltevermögen werden für mich eine neue Bedeutung bekommen. Oder bin ich doch nicht bereit? Ich habe Angst und der Mut geht mir gerade wieder verloren. Meine Gedanken und meine Stimmungen wechseln so schnell wie das Wetter im April. Aber mir hilft es, aktiv zu werden. Dann habe ich das Gefühl, wenigstens irgendetwas tun zu können. Als wir das Krankenhaus verlassen, denke ich darüber nach, mir ein Kopftuch für die kommende Zeit zu kaufen. Meine Gedanken schweifen ab zu einer jungen Frau aus meiner Stadt. Sie müsste mein Jahrgang sein und war bei ihrer Krebserkrankung ein paar Jahre jünger, als ich es jetzt bin. Damals habe ich sie mit einem Kopftuch im Lebensmittelladen gesehen. Sie war an Leukämie erkrankt. Ich erinnere mich, wie erschrocken ich war, sie so zu sehen. Irre tragisch. Ich war furchtbar berührt und sie tat mir so unendlich leid, aber ich hatte Angst, sie anzusprechen, war unsicher, ob ich es tun sollte. Früher arbeitete sie abends am Wochenende in einer Bar in unserer kleinen Stadt. Sie war eine gut aussehende Frau. Mich traf die Nachricht über ihre Krankheit wie ein Schlag, obwohl ich sie persönlich nicht so gut kannte. Ich habe dann irgendwann, nicht lange nach diesem Treffen, erfahren, dass sie an dieser Krankheit verstorben war. Sie müsste ungefähr 24 Jahre alt gewesen sein.

Meine Gedanken kommen zu mir zurück, ich sitze nun in einem ähnlichen Boot und frage mich, wie ich am Ende aus dieser Situation herauskommen werde. Ich kann es nicht glauben, dass ich nun auch in diesen Film gehöre, in dem die hübsche Frau aus unserer Stadt war.

Das letzte Wochenende, bevor sich mein Leben auch körperlich spürbar verändert, verbringe ich mit Weinen, Verstehen wollen, Haare schneiden und einer Art Angst, die mir den Boden unter den Füßen wegzieht. Ich versuche, damit zurechtzukommen, bin aber grandios überfordert. Wenn ich jetzt meinen Kindern Gutenachtlieder wie »Guten Abend, gut' Nacht« vorsinge, steigen in mir die Tränen auf und Verzweiflung macht sich breit. Die Zeile »Morgen früh, wenn Gott will, wirst du wieder geweckt« gewinnt eine völlig neue Bedeutung. Nie habe ich diesen Text so wahrgenommen. Meine Gedanken werfen alles pausenlos hin und her. Ich stelle mir so viele Fragen und bekomme sie nicht beantwortet, manche niemals. Wie ist es, eine Chemotherapie zu bekommen? Ist es so, wie man es in den Filmen sieht? Wird mir immer übel sein, muss ich mich übergeben? Bin ich weiterhin in der Lage, mich um meine Kinder zu kümmern? Wie werden wir alle damit umgehen und werde ich am Ende überleben? Meine Angst ist so unendlich, so unbeschreiblich und niemand kann mich retten. Ich bin so sehr verzweifelt. Ich bete wieder und bitte Gott um Hilfe, obwohl ich auf die Schnelle keine Rettung erhalte. Dennoch, es tut gut zu beten, egal ob es ankommt oder nicht.

DAS ERSTE GIFT

Es ist Sonntagabend und der morgige Tag breitet sich in meinen Gedanken aus. Sämtliche Gedanken kreisen darum. Ich bin sehr nervös und habe vor Angst Bauchkrämpfe. Essen kann ich nichts, stattdessen nehme ich meine verschriebene große Menge Kortison ein, das Dexamethason soll die Nebenwirkungen abschwächen. Ich werde in den nächsten Wochen und Monaten davon zunehmen. Am Tag der Chemo werde ich weiterhin Kortison einnehmen müssen. Es ist ein ungutes Gefühl, plötzlich so viele Medikamente zu schlucken. Aber das ist nichts gegen das, was noch kommen wird. Ich bin erschöpft, bevor es angefangen hat. Die Angst vor dem Ungewissen schwächt mich. Ich habe meinen Tag der Diagnose immer wieder allen erzählt: Angehörigen, Bekannten und Verwandten. Danach fällt mir nichts mehr ein. Schweigen in den Gesprächen, am Telefon. Alle sind berührt. Das Sprechen gibt mir das Gefühl, nicht allein zu sein. Aber letztendlich bin ich mutterseelenallein, denn ich allein muss das erleiden und durchstehen. Niemand kann auch nur einen kleinen Teil übernehmen. Jede Untersuchung, jede Nebenwirkung, jede Angst und jeden einzelnen Gedanken übers Sterben werde ich alleine durchzustehen haben. Ich notiere mir in mein Tagebuch: »Du hast es geschafft, auch wenn du am Anfang Angst hattest und verzweifelt warst«. Irgendwann werde ich es lesen, dann habe ich es geschafft – auch das hier: »Ich schaffe diesen Weg für mich, für meine Kinder, für meinen Mann, für meine Mutter, für meine Schwiegereltern, für meine Freunde, für mein Leben! Lieber Gott, gib mir die Kraft, lass mich das durchstehen, lass mich leben, lass mich lernen. Ich möchte kämpfen«. Ich trete vor mein inneres Spiegelbild und sage mir: »Ich bin eine Kämpferin und werde siegen!« Ich hoffe, dass ich diese Zeilen in ein paar Jahren lesen kann. Ich lasse die Worte meiner Freunde Revue passieren und versuche, Halt darin zu finden. Schließlich gehe ich völlig erschöpft und mit Beruhigungsmitteln ins Bett, die Nacht ist dennoch eine Berg-und-Tal-Fahrt zwischen Nervosität, Angst, Verzweiflung, Hoffnung und Traurigkeit.

Ich öffne die Augen und nehme erst dann richtig wahr, dass mein Baby in seinem Bettchen neben mir quengelt und Hunger hat. Während ich aufstehe, um ihm sein Fläschchen zu machen, durchfährt mich die Realität. Sofort stellt sich die Angst wieder ein, ich und meine kleinen Kinder tun mir so furchtbar leid. Beginne zu weinen. Mir wird klar, dass ich heute zum ersten Mal eine Chemotherapie bekomme. Es macht mich so nervös. Ich habe keine Ahnung, was mich erwartet. Aber ich versuche, meinen Kindern gegenüber so fröhlich zu sein, wie es geht. An diesem Tag wird meine Mutter mich in die Klinik bringen und bei mir bleiben. Ich ziehe die Jungs an, füttere sie und frage mich bei jedem Handgriff, wie lange ich das noch machen kann. Ich sauge alles in mich auf, weil ich vielleicht nicht mehr viel Gelegenheit dazu haben werde, das alltägliche Leben mit meinen Kindern zu teilen.

Wir sitzen zu viert im Auto. Meine Mutter, meine beiden Kinder und ich. Wir fahren die Straßen entlang. Ich bin still und mir ist kalt. Alle sind still, sogar die Jungs. Die Anspannung im Auto ist so groß, dass man förmlich nach ihr greifen kann. Ich bin so voller Wut, bin so aggressiv. Ich stelle mir immer wieder vor, wie ich laut schreie, alles hinausschreie, aber mein Schmerz findet keine Stimme. Meinen ältesten Sohn Moritz fahren wir zuvor zu meinen Schwiegereltern. Er wird dort besser aufgehoben sein als im Krankenhaus. Am liebsten hätte ich beide bei mir, aber Moritz würde mit seinen zweieinhalb Jahren zu viel mitbekommen. Mein Baby und meine Mutter begleiten mich zu meinem ersten Tag in der Klinik, zu meiner ersten Chemotherapie. Ich bin sehr angespannt und nervös, auch gereizt. Als wir die onkologische Tagesklinik betreten, werde ich schon erwartet. Alle sind so freundlich. Ich werde gebeten, mich für einen Moment im Wartezimmer aufzuhalten. Dort sitzen auch andere Patienten, aber ich sehe niemanden, der so jung ist wie ich. Das Bild, das ich im Wartezimmer abgebe, berührt die Menschen und in ihren Blicken sehe ich ihr Mitgefühl: Eine junge Frau mit Kinderwagen in Begleitung ihrer Mutter, die völlig eingeschüchtert und verängstigt auf ihren Aufruf wartet. Mich berührt mein eigenes Bild und meine Augen füllen sich mit Tränen – und dann fühle ich mich plötzlich verbunden mit all diesen Menschen. Ich nehme mein Baby auf den Arm. Seine Nähe tut mir so gut. Halte es fest. Ich schreie innerlich verzweifelt. Drücke mein Kind enger an mich. Es zerreißt mich gerade innerlich, weil ich ihm all dieses Leid antun muss, und ich habe Angst, dass ich keine Zeit mehr für es haben werde. Dass mein Sohn seine Mutter nie richtig kennenlernen wird. Doch David strahlt mich einfach weiter an. Wenn ich ihn ansehe, lächelt er mich mit seinen großen blauen Augen an … und das zaubert mir ein Lächeln auf mein Gesicht, gibt mir ein Stück Kampfgeist zurück. Lässt mich erinnern, wer ich sein kann.

Dann wird mein Name aufgerufen. Erneut durchfährt mich ein Blitz und dieses Mal bleibt er in meiner Magenkuhle stecken. Ich sehe meine Mutter stumm fragend an: Mama, kannst du mir hier raushelfen? Muss ich da jetzt wirklich hin? Ich habe Angst, ich will nicht. Mach was, Mama, bitte. Sie liest meinen Gesichtsausdruck, und ich sehe ihren Schmerz, mir nicht helfen zu können. Sie streicht mir über den Kopf und spricht mir Mut zu: »Kopf hoch, wir schaffen das. Ich bin bei dir.« Und ich merke, wie stark sie für mich sein will, aber ich weiß ganz genau, dass sie abends vor Angst und Sorge zusammenbricht. Sie lächelt mich an, als würde sie mir sagen wollen, es wird nicht so schlimm: Augen zu und durch. Sie steckt all die Aggressivität, die Panikattacken, meine Angst, meine Gefühlsausbrüche, wenn mich die Hoffnungslosigkeit heimsucht, einfach ein. Was sie alles erträgt, ist mir in der Situation gerade gar nicht bewusst. Mit meinem Baby auf dem Arm laufe ich in Begleitung meiner Kinderwagen schiebenden Mutter der Krankenschwester nach, die uns in einen separaten Raum mit einer Liege bringt. Ich betrete das Zimmer, die Liege steht rechts an der Wand und links davon ein kleiner runder Tisch mit drei Stühlen – dort wird meine Mutter all die Stunden mit David verbringen. Hinter der Liege steht ein kleiner Schreibtisch, der den Raum etwas unterteilt. Neben der Liege sind verschiedene Utensilien wie Braunülen, Tupfer et cetera auf einem Beistelltisch platziert. Die Liege ist für mich. Meine Mutter und ich sehen uns an und sie gibt mir mit ihrem Blick zu verstehen, dass ich mich da jetzt hinlegen muss. Die Chemotherapie wird normalerweise in einem anderen Raum mit anderen Patienten verabreicht, aber weil ich so jung und furchtbar durcheinander bin, hat man mir dieses Zimmer freigehalten.

Ich bin total aufgelöst. Was geschieht jetzt mit mir? Ich weine und bin sehr nervös, sodass mir Dr. Groß vorschlägt, das Beruhigungsmittel Tavor einzunehmen. Ich will einfach nur, dass es mir besser geht. Ich will diesem Albtraum entfliehen. Die Tablette vernebelt mich zusehends. Mir wird schwindelig und ich sehe alles durch einen Schleier. Meine Mutter sitzt mir gegenüber und schaukelt mein Baby. Wie klein er noch ist und doch begleitet er mich mit seinen dreieinhalb Monaten schon zur Chemo. Welch' ein ungünstiger Ort für uns alle. Dr. Groß legt mir einen Zugang für meine Infusionen. Mir tut das weh. Innerlich wehre ich mich so sehr gegen alles. Ich kann vor Aufregung und Angst kaum im richtigen Rhythmus atmen. Die erste Infusion ist eine Kochsalzlösung. Damit die Venen gespült werden wie mir erklärt wird. Bei der zweiten Flasche handelt es sich um Epirubicin, welches so ätzend sein muss, dass ich gebeten werde, mich wenig – besser gar nicht – zu bewegen. Und falls ich nochmal zur Toilette müsse, solle ich es doch bitte jetzt tun, da während dieser Vergabe kein Aufstehen möglich ist. Die Braunüle darf auf keinen Fall verrutschen, sonst droht der Austritt des Medikamentes, das das umliegende Gewebe um die Venen verätzen und sogar den Knochen beschädigen könne. Ich schaue mir die Infusion noch einmal genauer an. Die Farbe ist ein starkes Rosa, das ins Pink geht. Mir wird allein schon beim bloßen Ansehen schlecht. Ich bin schockiert und frage mich, wie das meine Venen aushalten können – aber offensichtlich funktioniert es.

Ich liege steif und starr, bis kein Tropfen mehr in der Infusion zu sehen ist. Die Zeit hat sich bis zur Unendlichkeit ausgedehnt... Erst als die Flasche entfernt wird, bewege ich mich wieder. Jetzt soll ich auf die Toilette gehen und nicht erschrecken, denn mein Urin wird sich ebenfalls rosapink verfärbt haben. Ich bin sehr wackelig auf den Beinen. Der Gang über den Flur fällt mir schwer, ich fühle mich schrecklich. Ich weine. Dieses Gefühl ist so furchtbar. Als ich zurückkomme, ist schon die nächste Infusionsflasche am Ständer angebracht und wartet auf mich. Das heisst jetzt Paclitaxel. Diese Infusion hat eine Durchlaufdauer von etwa drei bis vier Stunden. Ich bin nun seit zwei Stunden hier. Die Infusion muss sehr langsam laufen, ansonsten macht der Körper das nicht mit. Sobald der Kreislauf in den Keller sinken will, muss sie kurz unterbrochen werden. Dann dauert die Prozedur noch länger. Meine Angst ist unermesslich groß. Ich kann jetzt schon nicht mehr. Wie soll ich das alles nur aushalten? Mein Körper fühlt sich ungelenk und schwer an. Ich sehe meiner Mutter ins Gesicht, sie lächelt mich an. Sie will mir Leichtigkeit vermitteln – und dass wir das gemeinsam durchstehen. Hinter dieser Fassade sehe ich aber ihre Traurigkeit und Angst. Mein Sohn lächelt wieder mit. Mein Sonnenschein, der mit seinem Lächeln den Raum mit Sonne durchflutet. Ich denke an Moritz und hätte ihn auch so gerne bei mir.

Nachdem die nächste Infusion angeschlossen ist, verabschiedet sich meine Mutter mit David zum Mittagessen und auf einen Spaziergang. Ich würde so gern mitgehen. Ich bin für einige Zeit alleine im Zimmer und lasse meinen Tränen freien Lauf. Ich spüre nun, wie die Angst mich einnimmt und durch meinen Körper kribbelt. Ich fühle mich so einsam und schalte meine Musik auf den Kopfhörern an, versinke in alte Erlebnisse. Sie erfreuen mich so sehr und ich empfinde sie viel wertvoller als zuvor. Traurigkeit über diese späte Erkenntnis überfällt mich. Irgendwie mache ich mich gerade selbst runter, aber ich weiß einfach nicht, wohin mit meinen Gefühlen und Gedanken. Das letzte Drittel läuft zu Ende und meine Mutter und David kommen wieder zurück. Mir wird übel und ich fühle mich so grauenhaft schwer. Ich bin so unbeschreiblich fertig und kann mich kaum auf den Beinen halten.

Wir verlassen das Krankenhaus nach acht Stunden. Zu Hause angekommen, übergibt meine Mutter die Kinder an Malte und fährt erschöpft nach Hause. Auch für sie war es ein harter Tag – und morgen wird sie wieder da sein. Täglich knapp 80 Kilometer einfach. Ich bin zu keinen großen Gesprächen mehr fähig, singe meinen Kindern wie jeden Abend noch irgendwie ein Gutenachtlied vor, verabschiede mich ins Bett und schlafe sofort ein.

Gegen drei Uhr morgens in der zweiten Nacht nach der Chemo werde ich plötzlich wach. Hellwach. Mir ist übel, schwindelig und ich fühle mich bleischwer. Elendig. Furchtbar. Die Nacht wird zur Hölle für mich. Vor Erschöpfung ist es mir nur stammelnd möglich, Malte mitzuteilen, dass es mir schlecht geht. Ich schaffe es nicht, ihm zu sagen, dass ich Schmerzmittel benötige, flüstere nur: »Mir geht es so schlecht, mir geht es so schlecht …« Dann klingelt sein Wecker und Malte geht zur Arbeit. Ich bleibe erschlagen mit meinen kleinen Kindern zurück. Weiß gerade nicht, wie ich das alles leisten kann. Irgendwie schaffe ich es aus dem Bett, nehme was ein und schleppe mich durch den Morgen. Die Ereignisse der letzten Tage spielen sich nochmal vor meinem inneren Auge ab. Ich kann immer noch nicht glauben, was seit Donnerstag alles passiert ist. Seit drei Tagen kämpfe ich mit Übelkeit und Schwindel. Mein Gesicht ist rot und heiß. Als meine Mutter kommt, fällt alle Last von mir ab, alle Verantwortung. Bis dahin hatte ich meine Kinder versorgt und mit ihnen gespielt. Habe mich auf den Boden gelegt und ihnen beim Spielen zugesehen und ein kleines Auto über den Teppich rollen lassen. Wie gut, dass es Mütter gibt. Sie richtet mir das Sofa mit Wolldecken und Kissen ein und lässt mich erst einmal schlafen, während sie sich um meine beiden Jungs kümmert.

DIE HOFFNUNG STIRBT ZULETZT

In den nächsten Tagen bekomme ich viele Anrufe von Freunden und Bekannten, denen ich die Geschichte immer und immer wieder erzählen muss. Dabei merke ich, wie fertig und müde ich des Erzählens bin, aber ich schaffe es nicht, mir den Raum zu nehmen. Ich bekomme Bücher und Gebete vor die Haustür gelegt. Auch Bücher über Krebs. Ich freue mich sehr darüber. Die Tagesklinik der Onkologie wird mein neues Zuhause. Wenn ich keine Chemo bekomme, muss ich zu Blutkontrollen, wenn ich nicht zu Blutkontrollen muss, bin ich dort, weil ich starke Nebenwirkungen habe. Die totale Erschöpfung macht sich breit. Ich schleppe mich mit all meiner Angst, meiner Verzweiflung und meinen Fragen durch die körperliche Hölle eines jeden Tages. Ich fühle mich tonnenschwer, mir ist permanent schwindelig, übel und ich habe Sehstörungen. Das Sofa und mein Bett werden meine besten Freunde. Die Tage, an denen ich mich aufrichten und länger als eine halbe Stunde stehen kann, lerne ich auszunutzen. Nachdem sich mein Befinden von der einen auf die andere Minute ändert, nehme ich die guten Momente dankbar an und tue das, was ich sonst nicht tun kann. In diesen wertvollen Augenblicken sehe ich die Bäume plötzlich so grün und so farbig, wie ich sie zuvor noch nie gesehen habe. Ich fühle den Wind auf meiner Haut, die Luft duftet so wunderbar und ich höre die Vögel und dann wieder den Wind, wie er durch die Bäume zischt. Ja, ich nehme das Leben auf eine ganz andere Art wahr. Ich liebe dieses Leben und fange an, meinen jetzigen Zustand als eine Chance zu sehen. Ich empfinde – so traurig meine Lebenssituation auch ist – auf eine besondere Art Freude, sie geht tiefer und erfüllt mich mehr denn je in den Momenten, in denen ich keine Schmerzen oder Übelkeit habe. Ich erlebe mich selbst, meine Kinder, meine Familie und Freunde, alle Menschen intensiver als je zuvor. Ich lerne meine Gefühle neu auszudrücken. Ich beginne mich zum ersten Mal von den Einflüssen und Gefühlen meiner Eltern und meiner Familie zu lösen. Zum ersten Mal handle ich nicht nach den Erwartungen anderer. Unterdrücke keine Gefühle und Gedanken mehr. Wofür auch? Welchen Nutzen hätte das? Ich komme mir in dieser verzweifelten Zeit immer näher. Ich bin voller Hoffnung und Kampfgeist, aber ich weiß auch, dass ich morgen oder gleich später am Tag alle Hoffnung wieder verloren habe und Verzweiflung sich ausbreiten kann. Darum genieße ich die Zeit, in der es mir körperlich und mental gut geht. Und den Moment, den mache ich mir zum Fest. Je länger und intensiver ich all das spüre, desto größer wird meine Kampfbereitschaft und meine Hoffnung – und das kann auf keinen Fall falsch sein.

ALLES AUF ANFANG?!

Leider stellt sich neben meinen wunderbaren Entdeckungen über das Leben ein tiefes Gefühl des Sterbens ein. Ich kaufe mir keine Kleider, Schuhe oder andere Dinge mehr, weil ich meinen Mann mit meinen zurückgebliebenen Sachen nicht belasten möchte. Ich möchte ihm nicht noch mehr das Leben schwermachen. Wahrscheinlich ist das normal. Einige Tage nach der Chemo streite ich mich abends heftig mit Malte. Auslöser ist, dass er am Wochenende mit seinem Vater ins Fußballstadion gehen will. Ich habe am Tag der Untersuchungen im Auto noch versucht, mit ihm zu sprechen. Darüber, dass diese Erkrankung auch eine

Chance für uns sein kann. Sie uns enger aneinander binden kann. Dass wir, sollten wir das gemeinsam durchstehen, uns viel näher kommen können, unsere Beziehung daran wachsen kann. Aber Malte will nicht. Es soll alles so bleiben, wie es ist – und nach der Chemo muss auch alles wieder so werden, wie es einmal war. Anders kann er nicht. Ich entgegne ihm, dass wir zusammen in die gleiche Richtung gehen müssen, den gleichen Weg beschreiten. Und dass ich ihn brauche – sonst schaffe ich es nicht. Er kann das nicht, stößt er hervor. Es muss auch anders funktionieren und darum werde er zu dem Fußballspiel gehen, weil es für ihn nämlich ein Stück Normalität in einer schwierigen Zeit darstellt. Er müsse schließlich auch sehen, dass es ihm dabei gut gehe. Darüber werde ich sehr traurig, aber vielleicht benötigt er nur etwas Zeit. Ich bitte ihn nochmals, am Wochenende nicht zum Fußball zu gehen, weil ich ihn in meiner Nähe brauche. Er gebe mir Sicherheit, ich wolle jetzt nicht ohne ihn sein. Nicht jetzt, so wenige Tage nach der Diagnose und der ersten Therapie, bei der ich nicht einschätzen kann, wie sich die Medikamente noch auswirken werden. Ich brauche ihn, auch Gespräche mit ihm, selbst wenn sie unangenehm sind. Wir können die Augen schließlich nicht die ganze Zeit vor der Realität verschließen.

Ein paar Tage später, an einem Abend am Wochenende, an dem ich total erschöpft bin und ins Bett gehen will, erfahre ich plötzlich, dass seine Eltern gleich kommen und meine Schwiegermutter mir mit den Kindern helfen will, damit er mit seinem Vater zum Fußball gehen kann. Ich bin wie vor den Kopf gestoßen und kann es nicht glauben. Warum hat er sich meine Worte nicht zu Herzen genommen? Sind meine Wünsche denn so unwichtig? Ich verstehe nicht, dass er mich alleine lassen will. Auch wir lernen uns von einer neuen Seite kennen. Anscheinend bin ich nicht fähig, ihm meine Situation näherzubringen. Jetzt will ich einfach nur noch weg, zu jemandem, der mich versteht und in den Arm nimmt. Ich sehne mich nach Wärme, Verständnis und Zuspruch. Ich kann diese Kälte und das Schweigen nicht mehr ertragen. Ich weine, aber ich bin entschlossen. Nicht aus Wut oder Rache. Nein, ich will meinen Bedürfnissen nachkommen. Es geht um mich und um das, was ich brauche, um gesund zu werden. Da ich nur wenige Tage habe, an denen es mir körperlich gut geht, versuche ich mich damit nicht lange aufzuhalten. Ich verdränge und erfreue mich an den Dingen, die der Tag bringt. Ich habe eine gute Zeit. Gut heißt, so gut, dass ich nicht auf dem Sofa oder im Bett liegen muss. Schwach fühle ich mich zwar immer irgendwie, aber ich bezeichne diesen Zustand als blendend. Malte und ich treffen uns mit Freunden und ich freue mich darauf. Weiß aber, dass ich nicht lange durchhalten werde und bekomme ein schlechtes Gewissen, weil ich spüre, dass Malte gerne länger bleiben würde. Er kann schlecht mit der Situation umgehen, für ihn muss es ja schließlich normal weitergehen. Ich habe keine Ahnung, wie ich es ihm recht machen kann und frage mich manchmal, ob er überhaupt versteht, was gerade passiert. Ich weiß, dass er nicht aus Boshaftigkeit so handelt, dennoch ist es nicht das, was ich brauche. Aber es tut gut, aus dem Tunnel herauszukommen und für wenige Momente einmal nicht an meine Krankheit zu denken. Während ich den Abend genieße, spüre ich, wie es mir zunehmend schlechter geht. Meine Ressourcen sind schneller aufgebraucht als gedacht. Die Rache meines Ausgehens kommt ungehindert: In der Nacht überfallen mich Übelkeit, Durchfälle und Herzrasen. Ich weine, weil ich glaube, schöne Zeiten offensichtlich nicht verdient zu haben. Meine Hoffnung und mein Mut verlassen mich in solchen Situationen, aber ein Blick auf meine wunderbaren Jungs hilft mir, wenigstens für den Moment Freude und Stolz zu empfinden, auch wenn mir übel ist. Sie sind da, und das ist alles, was zählt.

GIFT NUMMER 2

Es ist wieder Sonntag und die Prozedur der Kortisoneinnahme beginnt erneut. Somit auch die Angst und die Nervosität. Ich sitze vor den Tabletten und alleine die Vorstellung, sie einnehmen zu müssen, löst in mir Übelkeit aus. Mich überfallen Weinkrämpfe. Meine Kinder sind nicht da. Malte bringt die Jungs heute zu seinen Eltern, da ich zu erschöpft bin und mich auf die zweite Chemo vorbereiten muss. Ich bin kurz alleine, was mir guttut, und nehme mir die Zeit, in aller Ruhe und Lautstärke so zu weinen, wie ich es gerade brauche. Es muss sich fürchterlich angehört haben.

Am nächsten Tag schiebe ich meinen Sohn im Kinderwagen vor mir her auf dem Weg in die Onkologie. Der Weg führt vom Parkplatz durch ein kleines parkähnliches Gelände. Die Onkologie liegt im hinteren Gebäude. Meine Mutter begleitet mich wieder. Ich kann sehen, wie sie leidet. Ich glaube, ihr geht es auch schlecht. Sie ist still. Spannung liegt in der Luft. Wir fahren mit dem Fahrstuhl hoch in den zweiten Stock. Die Tür öffnet sich und ich rieche sofort diesen ekelhaften Geruch, der aus all diesen Räumen dringt. Mir wird schlagartig übel. Panik überfällt mich und meine Beine werden weich. Ich beginne augenblicklich zu weinen und möchte umkehren, einfach wegrennen. Dieser Situation entfliehen, dieser Krankheit davonrennen und vergessen, was war. Doch wenn ich das tue, sterbe ich ganz sicher. Ich bin in einer schlechten, verzwickten Situation, aus der ich nicht so einfach herauskomme. Ich kann nicht einfach weglaufen, wie ich das früher gerne tat. Ich muss mich diesem Wahnsinn aussetzen. Bin den Ärzten ausgeliefert. Panik steigt in mir hoch.

Diesmal muss ich nicht in das Wartezimmer. Ich komme direkt in meinen Raum, mit der tollen Liege. Um meine Angst unter Kontrolle zu bekommen, um mich von all dem abzulenken, was gleich in meine Venen fließt, setze ich mir die Kopfhörer auf und höre meine Musik. Ich bin so schon irre nervös. Gleich, wenn das Teufelszeug kommt, werde ich mich wieder nicht bewegen dürfen. Meine Angst wird stärker und stärker und jetzt plagen mich auch schon Bauchschmerzen. Ich hoffe, dass nichts danebenläuft… Mir wird bewusst, dass ich heute zu nichts mehr in der Lage sein werde und auch die kommenden Tage fürchterlich werden. Gerade hatte mich dieses schwere Gefühl etwas verlassen – und nun ist es wieder soweit. Der Blick zum Infusionsständer erzeugt Ekel. Das rosa-pinke Zeug hängt schon dran. Ich bin innerlich total panisch, völlig außer Kontrolle. Aber ich darf mich nicht bewegen. Meine Mutter und mein Söhnchen begleiten mich, aber heute kann ich kaum lächeln.

Die Wirkung der Therapie schlägt in der darauffolgenden Nacht wie eine Bombe ein. Ich werde wach, bin aber total benebelt. Ich kann kaum sprechen, nur stammeln und erst recht nicht aufstehen. Mir geht es so schlecht, dass ich Medikamente einnehmen möchte, aber es gelingt mir nicht, aufzustehen oder mich zu artikulieren. So bin ich in diesem Zustand gefangen und muss aushalten, was gerade mit mir passiert und was noch kommen wird. Die Nacht ist schrecklich. Ich will so was nicht aushalten müssen. Wenn das jetzt immer so sein wird, weiß ich nicht, wie ich das überstehen soll. Tränen laufen mir über mein Gesicht, weil ich so entsetzt bin über das, was geschieht. Über diese Gewalt, die mein Körper ertragen muss.

Ich werde vom Quengeln meines Babys wach. Offensichtlich muss ich nochmals eingeschlafen sein. Es ist Zeit für seine Flasche, nur weiß ich nicht, wie ich das anstellen soll. Ich fühle mich so unendlich schrecklich. Übelkeit besetzt mich, mein Körper ist so unbeschreiblich schwer, dass ich kaum aufstehen kann. Schwindel überfällt mich, als ich vor dem Bett stehe: Alles ist verschwommen, habe Sehstörungen. Ich bin alleine an diesem Morgen. Eigentlich jeden Morgen.

Weil wir alle nicht wussten, wie sich eine Chemotherapie auswirken wird, haben wir auch keine Unterstützung für mich eingeplant. Ich bin verloren, denke ich. Möchte weinen, aber auch dazu fehlt mir die Kraft. Ich muss jetzt stark sein für mein Baby und für Moritz, der doch auch noch so klein ist. Er liegt drüben in seinem Bettchen und ich kann ihn hören. Er ist schon wach. Er singt und ich höre vereinzelte Worte. Er ruft mich. Ich höre ihn »Mama« sagen, aber nicht fordernd, sondern eher singend. Wie erlebt er das alles und wie wird er sich mal daran erinnern, frage ich mich. Sobald ein weiteres Kind in eine Familie geboren wird, ist es für die Erstgeborenen schon eine große Umstellung, aber hier kommt ein ganz anderes Paket. Ich würde ihm so gerne antworten, nur wird er seine Fragen noch nicht formulieren können. Er fühlt einfach nur, dass irgendwas nicht stimmt und wird vermutlich auch Angst verspüren.

LIKE SINÉAD O'CONNOR

Meine Ängste plagen mich, tagaus tagein, von Minute zu Minute. Ich fürchte mich wahnsinnig davor, dass mir die Haare ausfallen und versuche, einen Ausweg zu finden. Aber mir fällt nur eins ein: Abrasieren, bevor es den Haarausfall-Albtraum gibt. Fast jede Nacht träume ich davon, bin schweißgebadet und wache dann auf. Ziehe an meinen Haaren, um zu testen, ob es schon losgeht. Ich rufe meine gute alte Freundin Tina an und frage sie, ob sie mir die Haare abrasieren würde. Stille an der anderen Seite des Telefons. Erst zögert Tina, aber dann scherzt sie und sagt mir, dass sie so was ja schon immer mal ausprobieren wollte – nur wären die Umstände dafür nicht so lustig. Ich will gar nicht lange reden, es soll einfach schnell vorbei sein. Es muss ja sein. Ich besuche Tina und finde mich auf ihrem Küchenstuhl wieder. Wir beide sehen uns an, so, als ob wir uns im Klaren darüber sind, dass wir das jetzt durchziehen müssen. Atmen beide tief durch, ein letzter abschließender Blick – und dann startet sie den Langhaarschneider. Das Geräusch des Rasierers schießt uns beiden durch den Körper. Sie schaut mich nochmal an – so wie die Friseurin im Laden – und fragt mich, ob ich mir wirklich sicher bin. »Komm schon«, sage ich zu ihr, »frag nicht mehr, mach's einfach. Du kannst auch deine Augen schließen und einfach rasieren. Falsch kannst du sowieso nichts machen.« In mir fährt es gerade Achterbahn. Was mache ich hier eigentlich? Ich denke nur noch: Mach' bitte schnell und hör erst auf, wenn kein Haar mehr am Kopf steht. Das Gefühl ist unbeschreiblich. Die Klinge fühlt sich kalt auf meiner

Kopfhaut an. Es zupft und zieht an meinen Haaren. Ich sitze wie erstarrt da und hoffe, dass es schnell vorbei ist. Für einen Moment habe ich ein Bild aus dem KZ vor Augen, wie den Frauen ihre Haare rasiert wurden, vermutlich mit einem ähnlich entsetzlichen und verzweifelten Gefühl am Ende des Lebens angekommen zu sein, machtlos zu sein. Zu einem späteren Zeitpunk erfahre ich, dass es meiner Großtante so erging und sie an den Folgen des Holocaust gestorben war. Dann gibt der Rasierer plötzlich ein Würgegeräusch von sich steht still und reißt mich aus meinen Gedanken. Tina flucht, das kann sie ziemlich gut … Der Rasierer scheint kaputt gegangen zu sein. Also holt sie einen anderen und setzt erneut an. Mir schlägt das Herz bis zum Hals. Für so viele Haare ist er nicht stark genug. Aber recht schnell fängt auch der neue Rasierer an, Probleme zu machen … Ich habe einfach zu viele Haare auf dem Kopf. Tina überlegt kurz, verlässt das Zimmer und kommt mit einer Küchenschere zurück. Na bravo! In Büscheln nimmt sie meine Haare und schneidet sie erst mal runter. So weit, bis sie sich sicher ist, dass der Rasierer es schafft. Ich spüre, wie es nach und nach kälter auf meinem Kopf wird und ich bin froh, mich nicht sehen zu müssen. Und dann geht es wieder los: Die Klinge des Rasierers ist immer deutlicher zu spüren. Es fühlt sich merkwürdig und erschreckend an. Auf einmal stellt sich das Gefühl ein, etwas Falsches zu machen, aber das ist Unsinn. Meine Gedanken spielen mir wieder Streiche. Schließlich kommt das Okay von Tina: »Fertig, aber erschreck dich bitte nicht! Ich habe einen tollen Hut von meiner Tochter für dich.« Es fühlt sich kalt auf meinem Kopf an. Jetzt erst weiß ich, wie sehr Haare wärmen. Meine Augen richten sich auf den Boden, um mir das Schlachtfeld anzusehen. Da liegen sie: all meine Haare. Der Albtraum geht gerade weiter. Meine Hände streichen zaghaft über meine neu gewonnene Glatze. Ich gehe ins Badezimmer. Der Weg dorthin führt durch den Flur, dessen Spiegel ich einfach ignoriere. Bin aufgeregt. Wie wohl mein neues Spiegelbild aussehen wird? Ich wasche mir die Hände, schaue aber nicht in den Spiegel. Was habe ich gemacht? Bin ich total verrückt geworden? Will in den Spiegel schauen – und auch nicht. Ich tue es nicht. Der Mut fehlt mir dazu. Mir geht es elend und ich versuche, dieses furchtbare Gefühl zu unterdrücken. Dann wieder dieser Drang: hinsehen oder nicht? Nun wage ich es und versuche mich, emotional darauf vorzubereiten. Nehme meinen ganzen Mut zusammen, hebe meinen Kopf und betrachte mich zum ersten Mal. Ich starre mich einen Moment lang an und kann kaum glauben, was mein Spiegelbild mir zeigt. Damit habe ich nicht gerechnet. Jegliche Vorbereitung darauf ist vergeblich. Es sieht viel schlimmer aus, als ich es mir je hätte vorstellen können. Jegliches weibliche Gefühl ist verschwunden. Fühle mich schrecklich. Ich ertrage mein Spiegelbild nicht. Ich kann mich nicht länger ansehen. Ich verlasse das Bad und gehe zurück zu Tina in die Küche. Unsere Blicke treffen sich und sind mit Tränen, Traurigkeit und Hilflosigkeit gefüllt. Ich sehe ihre Traurigkeit, ich sehe auch ihren Schmerz und es tut mir leid, dass ich sie in diese Situation gebracht habe. Plötzlich tun sich Bilder auf, als wir beide 15 Jahre alt waren. Alles war so unbeschwert und verrückt, niemand von uns dachte jemals an schwere Schicksalsschläge – und jetzt? Jetzt stehen wir hier. Mit Tränen in den Augen umarmen wir uns fest und sie versichert mir: »Mach dir keinen Kopf, du bist und bleibst immer eine schöne und tolle Frau. Die Haare wachsen ja wieder nach.« Ich komme auf ihr Angebot zurück und leihe mir den Hut ihrer Tochter aus, der das Bild nicht unbedingt schöner macht. Ich fühle mich so hässlich. So männlich. Wie auf der Flucht fahre ich schnellstens nach Hause. Dort angekommen treffe ich auf meine Schwiegermutter, die völlig schockiert ist. Sie versteht nicht, warum ich das getan habe. Sie sagt nichts. Kein einziges Wort. Kann mich kaum ansehen. Ich sehe in ihren Augen ebenfalls Tränen. Es würde mir jetzt so guttun, wenn sie mit mir weinen, mich umarmen würde. Aber wir tun so, als wäre nichts geschehen, und machen einfach weiter. Zurück bleibt ein mieses Gefühl.

DER TIEFE FALL

Einen Tag später stehe ich wieder vor dem Spiegel, mir geht es total schlecht durch die Nebenwirkungen der Therapie. Ich versuche, optimistisch zu sein, muss aber erst mal weinen. Ich kann es kaum ertragen, mich so zu sehen. Gerade mir muss das passieren. Ich sehe aus wie Sinéad O'Connor zu dieser Zeit – nur, dass sie gesund war und ich krank bin. Ich blicke mir tief in die Augen, falte meine Hände und bete, rede mir ein, dass ich das alles schaffen werde, weil ich stark bin. Ich weine stehend vor dem Spiegel und will meinen eben gesagten Worten Glauben schenken. Voller Hoffnung und eingeredeter Kraft nehme ich meinen kleinen Sohn, der noch immer auf seiner Decke liegt und brabbelt, auf den Arm. Ich fühle mich schwach. Sage mir, dass ich langsam und aufmerksam die Treppe runtergehen muss. Eigentlich bin ich nicht in der Lage dazu, alleine mit meinen Kindern zu Hause zu bleiben, aber niemand hat heute Vormittag Zeit. Weder meine Mutter noch meine Schwiegermutter oder Malte. Niemand kann die Nebenwirkungen einschätzen, samt mir.

Also trete ich mit David auf dem Arm an die Treppe und höre Moritz in seinem Bettchen vor sich hin summen. Seine Tür ist noch geschlossen. Ich möchte eins nach dem anderen machen, aber es stresst mich, weil ich allen und allem gerecht werden will. Möchte ihn sofort nachholen, wenn ich David nach unten gebracht habe. Mit meinem ersten Schritt auf die Stufe rutsche ich aus und stürze samt David auf dem Arm auf dem Rücken die Stufen hinunter. Nichts kann ich mehr steuern. Wir rutschen die komplette Treppe runter. Während ich blitzartig falle, denke ich dennoch wie in Zeitlupe: Was kann ich bloß tun, um mein Kind irgendwie zu schützen… Reflexartig ziehe ich David nach vorne auf meinen Bauch, dort, glaube ich, hat er den größten Schutz. Ich halte beide Arme fest um ihn herum und segle selbst völlig ungeschützt die Stufen hinab. Als ich die letzte erreiche und auf dem Fußboden lande, springe ich sofort auf. Für einen klitzekleinen Moment herrscht Stille und dann schreit David laut und herzzerreißend. Ich bin in totaler Panik und halte mein Kind fest, sehe nach, ob ihm irgendwas fehlt, erkenne auf den ersten Blick, glücklicherweise nichts. Bin total aufgebracht, weine und hyperventiliere, zittere am ganzen Körper und stürme zum Telefon, wähle zitternd 110. Ich kann nur noch stottern, ich stammle und weine im Wechsel. Ich habe so große Angst, dass David etwas passiert sein könnte. Ich könnte das nicht ertragen. Ich stammle nur: »Mein Baby, mein Baby, bitte kommen Sie schnell«, und nenne unsere Adresse, »wir sind zusammen die Treppe runtergestürzt, bitte helfen Sie mir! Jemand muss sofort kommen!« Der Mann an der Rettungsleitstelle versucht mich zu beruhigen, doch ich drehe weiter durch. Wenn mein Kind stirbt, mache ich meinem Leben ein Ende, denke ich. Es ist so furchtbar. Ich gebe nochmals meine Adresse durch und warte aufgeregt. Versuche, mich und mein noch immer schreiendes Kind zu beruhigen. Mein Körper vibriert.

Ich gehe mit ihm durchs Wohnzimmer und bete zu Gott. Ich sage mir immer wieder: Bitte, lieber Gott, lass alles gut sein. Bitte, bitte, bitte… Mir fällt Moritz ein, der noch immer oben in seinem Bettchen liegt und nun weder redet noch singt. Ich möchte zu ihm, aber es geht nicht. Ich denke nach, wie es gleich weitergehen kann. Ich werde auf jeden Fall mit ins Krankenhaus fahren, aber was mache ich in der Zeit mit Moritz? Ich warte neben der Haustür und sehe die Rettungsassistenten, öffne ihnen die Tür – und schneller als ich gucken kann, nehmen sie mir schon mein Kind aus dem Arm, gehen zur Wickelkommode und legen ihn dort vorsichtig ab, um ihn zu untersuchen. Auch sie sehen zu diesem Zeitpunkt keine Verletzungen, wollen ihn aber zur Beobachtung mit ins Krankenhaus nehmen. Einer der Rettungsassistenten fragt mich, ob ich bereits meinen

Mann angerufen habe, was ich verneine. Auf die Frage, warum nicht, antworte ich nur, dass ich ihn dort jetzt nicht stören könne, weil er erst vor drei Wochen den Arbeitsplatz gewechselt hätte. Ich rufe Anne an und bitte sie, zu kommen und auf Moritz aufzupassen, während ich mit David ins Krankenhaus fahre. Es muss fürchterlich sein, was Moritz da oben in seinem Bettchen alles ertragen muss – und ich kann jetzt noch nicht mal bei ihm sein. Meine Gedanken lassen mich nicht los. Ich sitze im Rettungswagen und denke darüber nach, wie Moritz da oben in seinem Bettchen an den Gitterstäben im Halbdunkel steht und uns schreien hört. Das muss schrecklich für ihn sein. Ich wäre so gerne eine starke beschützende Mama. Ich bin verzweifelt, ratlos, ja, überfordert. Ich laufe zusammen mit den Rettungsassistenten auf die Kinderstation. Einer der Assistenten trägt meinen Sohn. Ich darf das nicht. Er wird dort sofort genauer untersucht, aber es werden absolut keine Verletzungen festgestellt. Ich bin so glücklich!!! Ich bin so erleichtert, dass ich sogleich zu weinen beginne. Ich fühle mich wie nach einem Tsunami: Alles wird still um mich herum und auch in mir. Ich fühle mich leer, obwohl ich so dankbar bin, dass es meinem Sohn gutgeht. Ich bin schockiert über das, was gerade passiert ist. Ich verstehe das Leben nicht mehr. Ich frage mich immer wieder nach dem Sinn. Warum ich, warum das jetzt … Es muss doch einen Grund dafür geben, doch eine Antwort bekomme ich nicht. Ich begreife nicht, wie mein Leben seit vier Wochen so aus den Fugen geraten sein kann. Ich kann der Geschwindigkeit der Ereignisse nicht mehr folgen und sie erst recht nicht kontrollieren. Ich lasse mich mit meinem Kind von einem Taxi nach Hause fahren. Mich untersucht niemand. Inzwischen ist meine Schwiegermutter da, die am Nachmittag von meiner Mutter abgelöst werden wird.

Nach und nach spüre ich, was der Treppensturz mit mir gemacht hat. Ich sehe jetzt erst, dass ich an meiner Hand und am Unterarm etwas geblutet habe. Bei der weiteren Begutachtung stelle ich fest, dass mein ganzer Körper mit blauen Flecken übersät ist – vor allem die Wirbelsäule hinunter. Man kann jetzt fast jede Rippe erkennen: jede einzelne ist blutunterlaufen. Alles tut weh und mein Rücken schmerzt besonders. Meine wunderbare Freundin Lena, sie ist Krankenschwester, besucht mich und versorgt mich liebevoll mit Schmerzmitteln und Salben. Sie sorgt sich sehr um mich. Sie meint, mein Zustand sei nicht gerade besonders gut und die Prellungsschmerzen könnten in den nächsten Tagen noch stärker werden. Sie rät mir, am nächsten Tag dem Onkologen davon zu berichten. Eine halbe Stunde nachdem Lena weg ist, bekomme ich Schüttelfrost und Fieber. Ich telefoniere mit Dr. Groß, der mir mit Ratschlägen weiterhilft. Ich versuche, mich daran zu halten und als er nach eineinhalb Stunden nochmals anruft, ist das Fieber gesunken und ich darf zu Hause bleiben. Am nächsten Tag soll ich zur Kontrolle und Untersuchung kommen.

Die Rückenschmerzen sind so unerträglich, dass ich nur schwer gehen kann. Nachdem ich meinen Unfall und die damit verbundenen Schmerzen meinem Onkologen geschildert habe, veranlasst er ein MRT, indem ich kurz danach, lediglich mit meiner Unterhose und einem Shirt bekleidet, liege und friere. Nicht nur, weil mir kalt ist, sondern auch vor lauter Angst. Ich bete wieder. Ich mache es mir zur Gewohnheit, in Extremsituationen vermehrt zu beten und mit mir selbst zu reden. Ich spreche mit mir, wie man mit einem Kind spricht, wenn es Angst hat und man es zu beruhigen versucht. Irgendwie sind diese Radiologiemenschen besonders. Sie sind so dumpf, unnahbar und schauen mich nicht an. Sie sind so kühl wie diese Liege und die Raumtemperatur, stattdessen könnte ich so sehr eine warme Umgebung brauchen.

Ich warte mit meiner Mutter und David auf mein Ergebnis und treffe nach einer langen Wartezeit auf eine Radiologin, die das Zartgefühl eines Bohrhammers besitzt. Sie sagt mir, dass keine Frakturen zu sehen seien, dafür aber eine Auffälligkeit entdeckt wurde, die wie eine Metastase aussieht. Nachdem heute Freitagnachmittag ist, würde die Untersuchung dazu irgendwann kommende Woche stattfinden. Ich solle mir hierfür doch bitte einen Termin an der Rezeption geben lassen. Das ist der Beginn meiner Revolution. Ich bin wirklich mit den Nerven am Ende und werde nicht bis übers Wochenende auf ein weitere Abklärung warten – koste es, was es wolle. Ich werde nicht eher gehen, bis ich nicht eine klare Diagnose bekomme. Ich kann nicht mehr! Was stellen die mit mir an? Denkt hier irgendjemand nach?! Ich mache der Radiologin ziemlich deutlich klar, was klarzumachen ist. 30 Minuten später liege ich wieder auf der Liege des MRT. Mittlerweile nicht nur fertig vor lauter Schmerzen, sondern vor lauter Aufregung, dass weitere Katastrophen bevorstehen und wegen der heftigen vorangegangenen, nervenzerfetzenden Diskussion. Wieder gehen meine Selbstgespräche los. Ich versuche, mir Mut und Vertrauen zuzusprechen. Ich weine, weil ich nur noch leer und kraftlos bin. Die gedanklichen Szenarien, was sein wird, wenn sich der Verdacht bestätigen sollte, nehmen erschreckende Ausmaße an. Aber was soll ich tun? Ich muss hinnehmen, was kommen wird.

Nachdem ich den MRT-Raum verlassen darf, werde ich direkt zu meinem Onkologen geschickt. Er würde dann alles Weitere mit mir besprechen. Vor dem legendären Schreibtisch des Dr. Groß bekomme ich endlich eine gute Nachricht: Auf dem MRT stellt sich lediglich eine Wirbelabnutzung durch mein früheres Leistungsturnen dar. Dr. Groß sagt mir aber auch, dass die Heilung des Rückens länger als im Normalfall dauern wird, da Wunden während einer Chemotherapie nicht so gut heilen – es werden ja nicht nur die Krebszellen zerstört. Mit starken Prellungsschmerzen und einem Schreck, aber der Erkenntnis, dass zum Glück doch alles in Ordnung ist, verlasse ich am Freitagabend das Krankenhaus. Auf dem Weg zum Ausgang blicke ich zu meiner Mutter und meinem vier Monate alten Baby. Wie es da so liegt in seinem Kinderwagen und mich anstrahlt, durchdringt mich Freude und zugleich überfällt mich wieder eine unendliche Traurigkeit.

Kaum zu Hause angelangt, streite ich mich wieder mit meinem Mann. Er will nicht mit mir zur Therapeutin, die ich seit ein paar Wochen aufsuche. Ich glaube, diese Ehe wird zerbrechen. Ich fühle so wenig Verständnis und Unterstützung. Ich wünsche mir Mitgefühl, Verständnis und die Beachtung meiner Bedürfnisse.

GIFT NUMMER 3

Die Therapie macht mir heftig zu schaffen, meine Leukozyten sind nach meinem dritten Zyklus inzwischen so weit gefallen, dass ich Neupogen, einen Wachstumsfaktor für weiße Blutkörperchen, spritzen muss. Zwischen den Therapien muss deshalb immer eine strenge Blutkontrolle eingehalten werden. Die Leukozyten sind weiße Blutkörperchen und sozusagen die Polizei des Körpers. Ihre Aufgabe ist es, den Menschen vor Krankheitserregern zu schützen, was während einer Chemotherapie von großer Wichtigkeit ist.

Die Therapie ist ein ständiges Auf und Ab. In der Regel bekomme ich acht Stunden lang Infusionen verabreicht – danach bin ich erledigt. Bin müde und schwach. Fühle mich total zugedröhnt. Der Tag darauf fühlt sich unvorstellbar bleiern an, schwindelig, benommen. Am schlimmsten ist dann aber die Nacht vom zweiten auf den dritten Tag. In dieser Nacht beginnt die Therapie ihre Wirkung auszuleben. Übelkeit nimmt mich ein, ich bin wie gelähmt. Kann mich vor Schwere kaum aufraffen. Der Schwindel nimmt zu und ich habe das Gefühl, dass ich nichts richtig wahrnehmen kann. Mein Gesicht ist geschwollen und meine Wangen gerötet. Dieser Zustand begleitet mich bis fast zum Ende der Woche. Danach geht es mir zwei Tage gut und dann beginnen die Infekte, weil die Leukos zu tief gesunken sind. Meistens bekomme ich Fieber, was mit weiteren Arztbesuchen in der Klinik verbunden ist und weitere Medikamente nach sich zieht. Letztendlich wird mit Neupogen nachgeholfen, das die Leukozyten künstlich in ihrer Produktion anregt. Dies geschieht im Knochenmark und bereitet heftige Schmerzen. Ich muss mir Neupogen in der zweiten Woche täglich vier Tage lang in den Bauch spritzen. Danach kann ich zwei Tage nicht richtig laufen, weil die Schmerzen im Rücken zu stark sind. Sobald die Leukozyten wieder angestiegen sind, ist mein Körper bereit für die nächste Therapie.

Es ist Sonntag. Da das Fieber weg ist, kann morgen Nummer vier stattfinden. Es ist inzwischen November und dies wird bis zur OP meine letzte Therapie sein. Ich freue mich auf die Verschnaufpause. Malte und ich gehen an diesem Tag mit unseren Kindern zu meiner Mutter. Wir verbringen dort einen wunderschönen Tag. In ihrer Stadt ist Kirmes und Moritz fährt unzählige Male mit dem Karussell. Es macht mir solche Freude, ihm dabei zuzusehen. Es erfüllt mich durch und durch. Mir sind die Momente immer wichtiger. Ich weiß, dass ich die guten Momente ausschöpfen muss. So viele gibt es davon zur Zeit leider nicht – ich selbst kann sie auch nicht steuern. So genieße ich die winzig kleinen »normalen« Augenblicke bis in jede Zelle. Dafür bin ich dankbar. Aber leider streiten mein Mann und ich uns wieder. Was soll ich bloß tun? Ich brauche ihn doch. Ich beschließe diese Situation zu verdrängen und das zu nehmen, was er mir geben kann. Anders schaffe ich es nicht.

FREUNDE: DER SEELISCHE BACK-UP

Zu Hause bringe ich meine Kinder mit unseren Gute-Nacht-Ritualen ins Bett. Ich singe ihnen leise etwas vor und beobachte sie. Ich liebe das. Ich bin so unendlich stolz, ihre Mutter zu sein. Aber so sehr mich dieser Moment auch mit Freude und Stolz erfüllt, es schleicht sich doch die Angst vor der bevorstehenden Therapie ein. Meine Augen füllen sich mit Tränen, weil ich nicht die Mutter sein kann, die ich sein will. Ich gehe in die Küche, um meine Kortisontabletten einzunehmen, und das Telefon klingelt immer wieder. Freundinnen rufen an, um mir für morgen alles Gute zu wünschen. Wie mich diese Anrufe freuen, ist unbeschreiblich. Wie wichtig Freunde sind, erkenne ich in dieser Lebensphase immer deutlicher. Denn viele, die ich Freunde nenne, stellen sich in dieser Zeit nicht als solche dar. Das ist schmerzhaft, enttäuschend und es dauert, dies zu akzeptieren und anzunehmen. Vielleicht hatte ich aber auch nur eine andere Vorstellung von Freundschaft. Vielleicht muss man selbst erst definieren, was Freunde für einen bedeuten und welche Funktion sie im eigenen Leben einnehmen sollen. Ich denke, das habe ich nie gemacht. Umso größer ist die Enttäuschung. Ich merke, dass einige »meiner Freunde« nichts mit der Situation zu tun haben wollen und ich ausschließlich für sie interessant war, als ich noch mit ihnen Partys feiern konnte. Das ist schmerzvoll auf der einen Seite, andererseits bin ich dankbar für diese Erkenntnis. Und dann treten plötzlich Menschen in mein Leben, mit denen ich nie viel zu tun hatte und auch nicht glaubte, eine Schnittstelle zu haben. Sie stellen sich als die wahren Freunde heraus. Ich bin froh, diese Menschen in meinem Leben zu haben und werde ihnen für ewig dankbar sein. Dafür, dass sie mir ihr Mitgefühl schenken. Sogar für mich beten – und auch noch die ganze Kirche an einem Sonntagmorgen dazu bewegen, zusammen für mich zu beten. Ich weiß nicht, ob ich diesen Menschen jemals mitgeteilt habe, wie wichtig das für mich war und wie gut mir das tat. Oft denke ich an diese Situation, wenn ich wieder einmal von der Therapie am Boden zerstört bin und nicht mehr weiter weiß. In diesen Momenten sind nur bestimmte Menschen in meinen Gedanken. Dies ist eine Erfahrung, die für immer bleibt. Und dann gibt es noch die Freunde, die schon immer da waren und die immer bleiben werden. Die sind Gold wert!

VORM SCHERBENHAUFEN

Ich denke sehr viel über mein Leben nach und muss erkennen, dass ich schon länger unglücklich bin. Ich habe mir in meiner Ehe in den vergangenen Jahren selbst Fesseln angelegt und hingenommen, unglücklich zu sein. Habe die Situation überspielt und mir was vorgemacht, nur damit nach außen hin alles passend aussieht. Veränderungen sollten irgendwann später stattfinden. Habe mich in eine Rolle pressen lassen. Sobald ich weiter zurückblicke, sehe ich auch die Verletzungen aus meiner Kindheit. Eine Kindheit, die mit Angst und Verzweiflung gefüllt war. Der fehlende Friede in der Familie, vor allem auch die Sorge und den Kummer um meine Mutter und meinen Vater. Stets sorgte ich mich. Um nicht auch noch Ärger zu machen, stellte ich meine Bedürfnisse hintenan, versuchte brav zu sein. Nie hätte ich es gewagt, meinem Vater zu widersprechen. Dem Druck, den meine Mutter mir gelegentlich machte, konnte ich genauso wenig entfliehen. Ich hatte einfach nicht den Mut, mich alledem entgegenzusetzen. Je mehr ich auf mein

Leben schaue, umso bewusster wird mir, dass ich die Schwere meiner Kindheit noch immer tief in mir trage und sie sich wie ein roter Faden durch mein Leben zieht. Führt dieser rote Faden bis in meine Ehe und die dazugehörige Situation?

So viele Fragen wollen noch beantwortet werden und ich nehme mir jetzt die Zeit dafür. Kaum etwas anderes ist so wichtig, als in meinem Leben aufzuräumen. Selbst wenn das eines der letzten Dinge sein wird, die ich mache: Ich will in geklärten Verhältnissen aus dem Leben gehen. Verschiedentlich versuche ich mit Malte über eine Sitzung bei der Krankenhausseelsorge zu sprechen, aber immer wieder lehnt er ein Gespräch ab. Auch die Tipps der Seelsorgerin, wie ich mit ihm reden soll, scheitern. Wie oft habe ich ihn nun schon um etwas gebeten, meine Bedürfnisse formuliert, ja, ihn angefleht. Meine Situation hat sich dramatisch verändert und damit auch die seine. Wir müssen etwas ändern. Ich muss es und will es mit ihm zusammen schaffen, aber er kann und will das nicht. Will festhalten an dem alten Leben, will, sobald die Therapie vorbei ist, dass alles wieder so wird, wie es mal war. Augen zu und durch. Schweigen. Und dann wieder ganz normal weitermachen. Ich kann diesen Weg nicht gehen. Es schmerzt. Ich kann und will das nicht. Ich hätte ihn so gerne bei den letzten Terminen bei mir gehabt. Wie sehr brauche ich seine Hand, wenn ich durch die Therapie ans Bett gefesselt bin. Wie sehr würde mir sein Dasein helfen. Aber bisher ist er zu keiner Chemotherapie oder Kontrolluntersuchung mitgegangen – und langsam gebe ich die Hoffnung auf. Ich denke zunehmend, nichts wird sich mehr ändern und möchte mich in meiner dramatischen Situation trennen. Also suche ich das Gespräch mit der Krankenhaustherapeutin und erkläre ihr, dass ich so nicht mehr weiterleben und mich trennen möchte. Sie allerdings rät mir in meiner momentanen Situation davon ab. Alleine die Krebsdiagnose und die Therapie durchzustehen ist schon schwierig genug, aber dazu noch eine Trennung mit Kindern … das wäre wohl kaum durchzuhalten. So nehme ich ihren Rat an, halte es allemal für sinnvoll, mich auf meine Genesung zu konzentrieren und meine Entscheidung zu verschieben. Vielleicht bin ich wegen meiner Krankheit ja auch überempfindlich geworden. Dennoch versuche ich innerhalb meiner Ehe weiterhin daran zu arbeiten, leider gelingt mir das aber nicht. Es braucht immer zwei, um eine Beziehung zu führen und mir fehlt die Kraft, mich dagegen zu stemmen. Mich strengt es fürchterlich an, so viel zu reden. Wieder und wieder dieselben Gespräche zu führen. Das bringt Malte und mich einfach nicht weiter. Bislang bleibt alles erfolglos. Warum soll sich jetzt etwas ändern? Im Gegenteil, wir halten an allem fest, was wir haben, um nicht noch mehr Veränderung in unser Leben zu bringen. Und so beginne ich, unbewusst zu resignieren …

WEIHNACHTSCOCKTAIL NUMMER VIER

Es ist wieder Montag. Die vierte und vorerst letzte Therapie bis nach der Operation steht an diesem 8. November 2004 an. Die OP selbst soll dann im Januar stattfinden. Das heißt, ich habe dazwischen einige Wochen Pause und kann – sobald ich mit dieser Therapie fertig und wieder auf den Beinen bin – mit den Kindern ein wenig mein Leben genießen. Ich vermute, dass die nun auf die Chemo folgenden 14 Tage wieder sehr schwer werden, denn die Nebenwirkungen haben sich mit jeder weiteren Therapie verstärkt.

Mit meiner Mutter und meinem kleinen Strahlemann David bin ich wieder auf dem Weg zur Klinik. Mittlerweile wird mir schon übel, wenn ich mir nur die Abteilung der Onkologie vorstelle. Mein Körper lässt sich schon lange nicht mehr kontrollieren, ich beginne zu zittern. Die Angst ist kaum beherrschbar. Als ich reinkomme und den Geruch einatme, möchte ich am liebsten sofort rausrennen. Meine Stimmung ist schwer. Bin wieder sehr aggressiv heute. Es tut mir sogleich furchtbar leid, was meine Mutter alles aushalten muss, aber ich bin kaum Herr der Lage. Wir müssen noch einen Moment im Wartezimmer Platz nehmen. In der Zeit füttere ich David. Die Blicke der anderen Patienten machen mich traurig. Dadurch wird mir jedes Mal bewusst, wie sehr sie mit mir leiden, was mir wiederum signalisiert, wie ich wirke. Eine Frau spricht mich im Wartezimmer an. Sehr freundlich. Sie sagt, dass sie mich schon vorher wahrgenommen habe und meine Angst fühlen kann. Sie spricht mir Mut zu und gibt mir ihre Nummer, sodass wir später ein bisschen plaudern und uns gegenseitig unterstützen können. Auch sie ist an Brustkrebs erkrankt. Sie stellt sich mir mit Linda, 50 Jahre, vor. Ihre Kontaktaufnahme rührt mich zutiefst. Wie sehr mir ihre Worte guttun! So verabschiede ich mich von ihr und gehe an meinen gewohnten Platz und gebe mich der Therapie und den Ärzten hin. Augen zu und durch, denke ich, aber mir wird dieses Mal schon bei den ersten verabreichten Tropfen übel. Ich weiß wirklich nicht, wie ich das heute noch überstehen soll. Ich werde vollgepumpt mit Gegenmitteln und bin dadurch nicht mehr klar ansprechbar. Total vernebelt von Tavor.

Zu Hause angekommen, kann ich mich nur noch erschöpft ins Bett legen und weiß jetzt schon, dass die folgenden Tage ein Desaster werden. So ist es dann auch. Mein Körper spielt total verrückt. Ich gehe mittlerweile jeden Tag ins Krankenhaus, um die Blutwerte überprüfen zu lassen. Der Onkologe möchte, dass ich mich für zwei Tage auf die Krebsstation begebe, weil es mir immer so schlecht geht. Sie könnten mich dort besser behandeln. Außerdem erwarte man weitere Infekte, da die Leukozyten wieder sinken. Was nun kommt, ist eine meiner schlimmsten mentalen Erfahrungen, die ich je machen musste. Dort ist das Elend pur. Ich komme auf ein Zimmer mit einer älteren, mit Krebs befallenen Frau, die im Sterben liegt. Psychisch nimmt mich die Situation stark mit. Ich sage, dass es wohl besser wäre, wenn ich nach Hause gehe, aber man rät mir, dort zu bleiben. Die Nächte verbringe ich in einem körperlich sehr schlechten Zustand und gleichzeitig bekomme ich kein Auge zu, weil sich die Frau neben mir vom vielen Morphium endlos übergeben muss und von Durchfällen geplagt wird. In unserem Zimmer riecht es nach Endstation. Am nächsten Tag gehe ich nach Hause. Ich denke, dass die Frau bald sterben wird. Als ich gehe, ist sie nur noch ein Häufchen Elend. Ich weine und bin so sehr betroffen, dass ich alldem so schnell, wie es geht, entfliehen möchte. Dennoch ist es heilsam. Nie wieder werde ich auf diese Station zurückkehren. Egal, wie es mir geht. Dort zu sein bedeutet, bereits tot zu sein.

Leider halten sich die Leukozyten nicht auf einem vertretbaren Level und ich erkranke ein paar Tage später erneut an einem Infekt. Fieber überfällt mich, Schüttelfrost nimmt mich ein und meine Angst wächst. Ich will auf keinen Fall auf diese Station zurück. Ich messe Fieber: Es liegt derzeit bei knapp 39 Grad. Ich friere weiterhin, was bedeutet, dass das Fieber noch weiter ansteigen kann. Also telefoniere ich mit einer Onkologin, die mich auf der Station wiedersehen möchte. Ich widerspreche. Nie wieder gehe ich dorthin. Als sie spürt, wie sehr ich mich dagegen auflehne, stimmt sie mir schweren Herzens zu und räumt mir die von mir geforderte Frist von einer Stunde ein. Sie versteht nicht, was das bewirken soll, weil das kritische Blutbild für sich spricht. Allerdings muss ich ein Versprechen abgeben und zwar, dass ich nach dieser Stunde ohne meinen gewünschten Erfolg auf die von mir gehasste Krebsstation kommen werde. Ich willige ein, da ich fest davon überzeugt bin, irgendetwas verändern zu können. Meine innere Abwehr ist unermesslich hoch. Unter keinen Umständen will ich dorthin – und das führt mich zu einem Experiment: Ich setze eine Wollmütze auf meine Glatze, ziehe ein paar dicke Sachen an und decke mich zu. Trinke viel, und beginne zu schwitzen. Während ich schwitze, begebe ich mich in eine Art hypnotischen, sehr fokussierten Zustand. Ich konzentriere mich nur noch auf das Sinken des Fiebers. Dabei stelle ich mir vor meinem imaginären Auge immer wieder ein sinkendes Thermometer vor – ununterbrochen sehe ich den blauen Strich auf dem Quecksilber des Thermometers sinken. Während ich das tue, habe ich immer nur einen Satz in meinem Ohr: »Mein Fieber ist weg, mein Fieber sinkt.«

Diese Autosuggestion und Visualisierung mache ich hoch konzentriert konsequent eine Stunde lang.

Nach einer Stunde will die Onkologin erneut anrufen und sich nach meinem Befinden erkundigen. Sollte das Fieber dann nicht gesunken sein, müsste ich auf diese schreckliche Station. Ich glaube fest an das Sinken meines Fiebers durch mein Tun. Ich denke es mir regelrecht runter. Nach einer Stunde und 15 Minuten messe ich erneut und tatsächlich: das Fieber ist auf einen nicht mehr kritischen Stand gesunken. Als sie anruft, empfinde ich so etwas wie Schadenfreude, weil ich tatsächlich geschafft habe, was sie nicht erwartet. Sicherlich tue ich ihr unrecht, denn sie will mich bestimmt auch nicht wieder im Krankenhaus begrüßen. Aber für mich hat das erlebte Experiment Sicherheit gebracht: Es hat funktioniert und ich beginne, immer stärker in meine Fähigkeiten zu vertrauen –

DER KREBS – IMMER FÜR EINE ÜBERRASCHUNG GUT

Langsam erhole ich mich von den Untersuchungen und der Therapie. Natürlich bin ich geschwächt und mein Zustand ist absolut nicht mit einem normalen zu vergleichen, aber für mich ist diese Zeit gerade sehr wertvoll, selbst wenn es nur wenige Wochen sind. Ich versuche, mit meinen Kindern so viel Zeit zu verbringen wie möglich und treffe mich auch mit ein paar Freundinnen. Ihre Anwesenheit baut mich auf. Ich merke, wie neue Kraft in mir aufsteigt. Ein kleines bisschen Alltag kann so schön sein. Das hätte ich vorher niemals gesagt. Auch Linda besuche ich bei ihr zu Hause. Sie hat mich zum Essen eingeladen und für mich gekocht. Einen frisch geschossenen Hirschen von ihrem Mann. Mir wird dieses Treffen immer in Erinnerung bleiben. Wer weiß, wer von uns beiden verlorengeht. Wir haben tolle, tiefgehende Gespräche. Sie tut mir so gut. Sie wirkt so stark und gibt mir Kraft. Unsere Verbindung wächst und wir telefonieren regelmäßig. Welch' ein Segen. Ich liebe diese Frau.

Wenn ich jetzt ins Badezimmer trete und mich im Spiegel anblicke, sehe ich eine blasse, glatzköpfige junge Frau. Kein Haar mehr am ganzen Körper. Keine Wimpern, keine Augenbrauen, nichts. Ich fühle mich nicht schön und trage keine Weiblichkeit mehr in mir. Ich habe eigentlich kein Gefühl mehr zu mir und meinem Körper. Und dennoch nehme ich jeden Tag dankbar an, weil ich schmerzfrei bin. Ich blicke mich an und taste über meinen Körper. Taste den Knoten in der rechten Brust, um zu fühlen, wie sehr er sich verkleinert hat. Das tue ich regelmäßig. Aber gerade stimmt etwas nicht, weil ich nach nur fünf Wochen Pause das Gefühl habe, dass sich der Knoten und auch der Lymphknoten in der Achsel wieder vergrößert haben. Spinne ich? Bilde ich mir das ein? Geht jetzt die Fantasie mit mir durch? Ich rufe direkt in der Klinik an und lasse mich mit meinem Hiobsarzt, der mir damals die Diagnose mitteilte, verbinden. Ich erkläre ihm meinen gerade ertasteten Befund, und er bittet mich, direkt in die Klinik zu kommen. Es will kein Ende nehmen und ich spüre, wie die Angst langsam in mir hochkriecht. Dort angekommen, untersucht er mich und macht eine Ultraschalluntersuchung. Leider bestätigt sich mein Tastbefund. Heute ist Freitag, der 17. Dezember 2004. Die schöne Vorweihnachtszeit, auf die ich mich so gefreut habe, ist mit einem Mal wie weggeblasen. Ich will doch mit den Kindern alles schön schmücken und auch den Tannenbaum kaufen und aufstellen. Pustekuchen. Er möchte, dass ich sobald wie möglich operiert werde. Mein OP-Termin ist für Dienstag, den 22. Dezember 2004, terminiert. Sollte alles nach Plan laufen, werde ich am Heiligen Abend das Krankenhaus verlassen können. Aufgrund des raschen Wachstums haben sich die Ärzte für eine Amputation der Brust und die Entfernung mehrerer Lymphknoten entschieden. Ich bin so enttäuscht und traurig, weil es keine Verschnaufpause gibt und ich wieder nicht bei meinen Kindern sein kann. Und am Weihnachtsabend werde ich eingeschränkt sein, weil ich frisch operiert bin und zusätzlich damit klarkommen muss, dass ich nur noch eine Brust habe und keine vollständige Frau mehr bin. Ich hatte das alles so schön von mir weggeschoben und wollte so sehr meine verbliebene Zeit genießen, bevor ich mich diesen Gedanken aussetze.

»O DU FRÖHLICHE ...«

Einen Tag vor der geplanten OP stelle ich mich auf der Station vor, bekomme mein Zimmer zugeteilt und werde für die OP vorbereitet. Einige Aufklärungsgespräche und kleinere Untersuchungen werden noch vorgenommen. Malte bringt mich hin. Wir reden kaum miteinander. Ich denke, er kann einfach nicht damit umgehen. Mittlerweile ist es okay für mich. Ich habe mich daran gewöhnt oder vielmehr, ich erwarte nicht mehr so viel. Er fragt mich, ob ich noch etwas brauche, sonst würde er langsam nach Hause fahren. Ich kann das inzwischen schon echt gut: Dinge alleine aushalten. Manchmal ist es mir sogar lieber, alleine in die Untersuchungen zu gehen. Der letzte Abend mit meiner Brust. Wie wird es brustamputiert sein? Andererseits komme ich so bei der Bekämpfung des Krebses voran. Was weg ist, ist weg. Dort zumindest. Der Abend naht und ich schlafe mit einer kleinen Tablette friedlich ein. Gleich früh am Morgen rolle ich mit dem Bett in den OP. Die Tablette wirkt noch immer, sodass ich meine Gefühle gar nicht richtig wahrnehmen kann. Ich bin einfach unendlich traurig. Dann schlafe ich im Vorbereitungsraum ein …

Als ich aufwache, denke ich sofort an meine Brust. Ich habe furchtbar Angst, sie zu sehen beziehungsweise das, was davon übrig geblieben ist. Ich weine in meinem noch narkotisierten Zustand. Als ich allmählich wach werde, taste ich langsam, ohne hinzusehen, über die operierte Stelle. Ich fühle einen festen Verband. Nehme dann meine Hand gleich wieder weg, weil ich es nicht weiter ertragen möchte. Ich sehe gleich neben mir meine Mutter sitzen und links davon Malte stehen. Es ist schön, sie beide hier zu sehen. Ich nehme die Hand meiner Mutter und weine. Sie spricht mir Mut zu: »Hey, es ist alles okay. Alles wird gut. Du musst nicht weinen.« Wie sehr mir diese so vertrauten Worte jetzt guttun. So, wie früher als kleines Mädchen, wenn ich mir wehtat. Genauso fühle ich mich nun wieder: wie ein kleines Mädchen. Malte weiß nicht, was er sagen soll. Ich habe keine Erwartungen mehr und freue mich einfach, dass er da ist. Er erzählt mir von unseren Kindern und meint, er bringe sie morgen vielleicht mit, wenn es mir soweit gutgeht. Ich freue mich tierisch darauf. Also muss es mir morgen gutgehen, denke ich …

Am nächsten Tag taste ich nochmals über die operierte Stelle und verbleibe dort mit meiner Hand. Ich spüre das Flache, Harte darunter. Es fühlt sich unangenehm an und ich denke darüber nach, was für eine Frau ich nun bin. Mit 29 Jahren nur noch eine Brust zu haben. Es fühlt sich taub an. Alles fühlt sich taub an. Auch mein Arm ist zum Teil taub, sogar ein Stück den Hals hinauf, selbst unter meiner rechten Achsel und zur Brustbeinmitte hin. Ich spüre Traurigkeit in mir hochsteigen, drücke sie aber ganz schnell weg. Ich möchte mich gerade jetzt nicht hineindenken. Ich möchte mich auf meine Entlassung fokussieren und darauf, dass ich wieder gesund werde. Was ist da schon eine verlorene Brust?

Es klopft an der Tür und eine Physiotherapeutin tritt ein. Ich bin überrascht, weil mit meinem Arm bereits ein Tag nach der OP Übungen gemacht werden sollen. Eigentlich kann ich meinen Arm nicht bewegen, »mehr« kann ich mir auch nicht vorstellen, deshalb bin ich umso überraschter, was alles möglich ist.

Die Übungen werden vorsichtig durchgeführt und ich merke, dass mir diese Bewegungen guttun. Der Gedanke an meine verlorene Brust lässt mir keine Ruhe. Meine Gedanken und meine Stimmung lassen sich nicht einfach wegschieben. Ich gebe nach und blicke nun doch unter mein T-Shirt. Natürlich sehe ich nur den stramm gewickelten Verband und das Flache darunter. Es durchzieht mich ein trauriger wehmütiger Schmerz … Aber es ist, wie es ist, und ich sehe ein, dass Unterdrücken nicht immer das Richtige ist. Die kullernden Tränen und das Trauern befreien mich auch irgendwie.

Lange kann ich sowieso nicht in dieser Stimmung bleiben, weil ich an diesem Tag viel Besuch bekomme: Lena und Nicole besuchen mich und schenken mir Blumen, lenken mich ab, bringen mich auf andere Gedanken. Jedes Jahr – aber das weiß ich da natürlich noch nicht –, werden mir die beiden zum Jahrestag meiner Brustamputation einen großen Blumenstrauß schicken. Wie wertvoll solche Freundinnen doch sind. Wir lachen viel und weinen auch. Ich sehe in ihren Augen Freude, dass es mir so weit gut geht, aber auch Sorge und Mitleid. Früher waren wir frei, feierten und lachten miteinander und jetzt? Wer hätte das jemals gedacht? Auch Linda besucht mich und gibt mir viele Tipps. Sie hat das alles schon hinter sich und macht mir Mut. Hält immer wieder daran fest, den Glauben nicht zu verlieren und stark zu bleiben. Ich spüre jedoch auch ihre Angst um sich selbst. Vielleicht sind die Worte an mich letztlich an sie selbst gerichtet. Ich bin dankbar über die Begegnung mit ihr. Sie ist ein wunderbarer Mensch. Langsam merke ich, welche Strapazen hinter mir liegen und mir wird der Besuch zu anstrengend. Nachdem alle gegangen sind, und bevor Malte mit unseren Kindern kommt, lege ich mich für einen Moment auf mein Bett. Ich freue mich sehr auf meine Mäuse. Ich kann es kaum erwarten. Bin aber auch extrem erschöpft, müde und nicke kurz ein. Ein Klopfen lässt mich aufwachen und meine Kinder kommen mit Malte zu mir. Ich würde sie so gerne auf den Arm nehmen, doch wegen der Wunde funktioniert das nicht. Moritz versteht nicht, warum er nicht zu mir kommen kann. Wir setzen ihn auf mein Bett und ich zeige ihm meinen Verband, sage ihm, dass ich dort eine Verletzung habe und er deshalb nicht in meinen Arm kommen kann. Aber dass es in ein paar Tagen wieder besser sein wird. Malte sagt kaum etwas. Ist distanziert, zurückgezogen. Blickt mich kaum an.

Diese Distanz lässt mich nicht zur Ruhe kommen. Als ich wieder alleine bin, schreibe ich ihm einen Brief. Ich beschreibe ihm alle meine Gefühle, was ich brauche, wie ich ihn wahrgenommen habe und dass ich seine Distanz nicht verstehen kann. Ich schreibe ihm einen warmen, liebevollen Brief. Ein Schrei nach ihm und nach Wärme. Am nächsten Tag, als er wieder geht, überreiche ich ihm meinen Brief. Er wird mich am nächsten Tag abholen. Es ist dann Weihnachten, der 24. Dezember 2004.

Der Tag meiner Entlassung gestaltet sich leider nicht so einfach wie gedacht. Bei der Visite bemerkt man einen Flüssigkeitsstau an der operierten Stelle, nahe der Achsel. Es schmerzt auch sehr und der Druck ist unangenehm. Ich muss wohl punktiert werden und hoffe, dass ich danach trotzdem nach Hause gehen darf. Ich weine, weil ich keine Kraft mehr habe und ich so gerne einmal tief durchatmen würde, mich für wenigstens einige Tage oder Wochen mal erholen und keine Schmerzen mehr spüren will. Es sind jetzt die Nerven, die verrückt spielen, weil nichts wirklich reibungslos verläuft. Immer kommt irgendwas dazwischen. Die Punktion ist etwas unangenehm und auch ein wenig schmerzvoll. Ich hasse es inzwischen, wieder hier zu sitzen und Untersuchungen über mich ergehen lassen zu müssen. Ich spüre, wie die Wut und Aggression in mir hochsteigt. Ich will jetzt nicht mehr! Ich will nach Hause! Nach der Punktion bekomme ich Bescheid, dass ich gehen kann, es aber sein kann, dass die Punktion wiederholt werden müsse. Im Moment ist mir alles egal. Ich will einfach nur raus hier und Weihnachten mit meiner Familie feiern.

Zu Hause versuche ich verkrampft fröhlich zu sein. Schmücke etwas das Haus, soweit das eben geht. Stelle aber sehr schnell fest, dass ich eigentlich zu kaum etwas fähig bin. Bin müde und schwach. Ich lege mich auf das Sofa und schaue meinen Kindern beim Spielen zu und meinem Mann, der alleine weiter schmückt. Im Krankenhaus dachte ich noch, dass ich zu Hause fröhlich Weihnachten feiern und mich der Weihnachtsstimmung hingeben könnte. Für eine Weile meine Krankheit und meinen Zustand vergessen oder verdrängen könnte. Aber nichts von dem geht. Die Stimmung nimmt uns alle ein, weil dieses Weihnachten anders ist, als wir es kennen. Schade, dass man sich Gesundheit nicht zu Weihnachten schenken lassen kann. Es wäre das Einzige, was ich mir wünschen würde. Hätte ich mir jemals einfach nur Gesundheit zu Weihnachten gewünscht? Niemals. Sie war selbstverständlich. Krank werden doch immer nur die anderen. Wie normal Haare, Kraft und Beweglichkeit für uns sind, bemerkt man erst, wenn man sie verloren hat. Wie wertvoll meine Zeit zuvor war … Wie konnte ich das bloß alles immer nur für selbstverständlich halten?

Unser Weihnachten erfreut uns nur so lange, wie unsere Kinder ihre Geschenke auspacken. Sie sind noch so klein, dass es egal ist, was in dem raschelnden Papier versteckt ist. Ich genieße meine Kinder so sehr. Wir kuscheln alle viel zusammen und als ich sie ins Bett bringe – wie immer mit vielen Kinderliedern und Streicheleinheiten –, überfluten mich Dankbarkeit und Traurigkeit. Dankbarkeit, weil ich diese Kinder haben darf und Traurigkeit, weil ich nicht weiß, wie lange ich noch Zeit mit ihnen verbringen kann. Auch traurig darüber, dass ich eine kranke Mutter für sie bin und ihnen nicht das geben kann, was sie bräuchten.

IM ZWIESPALT

Heute ist Freitag, der 27. Januar 2005. Mein letzter Therapietag. Die Therapie konnte vergangenen Montag nicht stattfinden, weil mein Körper sich von der vorletzten Chemotherapie Anfang Januar noch nicht erholt hatte. Wieder hatten mich Infektionen heimgesucht und ich kämpfte mit Fieber. Diesmal aber auch mit starker Übelkeit, schlimmem Schwindel, Durchfall und meine Haut entwickelte Wasserbläschen. Ich war die vergangenen Wochen total fertig. Mir ging es sogar so schlecht, dass ich den heutigen Tag nicht für möglich gehalten hätte. Ich kämpfte mit mir, ob ich den letzten Termin überhaupt noch einhalten soll. Habe mich geweigert und wollte resignieren. Malte war es letztlich, der mich dazu bewegte, den letzten Tag doch noch durchzustehen. Dafür würde ich ihn aber brauchen, sagte ich ihm und bat ihn, zur allerletzten Therapie mitzugehen. Und so fühle ich mich heute einerseits schlecht, weil ich wirklich keine Kraft mehr habe, die Übelkeit nicht wirklich verschwindet und die Wasserbläschen an den Beinen leichte kraterartige Vernarbungen hinterlassen haben. Meine Angst vor den Therapiefolgen ist unermesslich. Manchmal glaube ich, dass mich die Therapie mein Leben kosten wird – und nicht der Krebs. Andererseits fühlt es sich wie ein Finale an. Ein letztes Mal, ein Fest. Danach soll alles vorbei sein. Freuen kann ich mich noch nicht. Aber es tut mir gut, dass Malte hier ist, obwohl es sich fremd anfühlt. Richtig fallen lassen kann ich mich jetzt nicht, aber ich habe ein kleines bisschen die Hoffnung, dass er stolz auf mich ist, wenn er zum ersten und letzten Mal sieht, was ich die vergangenen Wochen durchgestanden habe. Ob es so ist, bleibt mir allerdings verborgen. Ich frage nicht, und er sagt auch nichts dazu. Ich mache mir auch keine Gedanken darüber, wie mein Leben weitergehen wird. Vielleicht will ich es nicht. Vielleicht versuche ich zu verdrängen. Mein Körper fühlt sich seelisch wie körperlich vergewaltigt und misshandelt an. Ich möchte über meinen Körperzustand weinen, habe zehn bis 15 Kilogramm durch die Kortisongaben zugenommen und besitze mittlerweile kein einziges Härchen mehr am Körper. Ich fühle mich schwer und unbeweglich. Hässlich, dick, aufgequollen, fremd. Das bin nicht ich. Meine Kleider passen mir nicht mehr und meine Brustprothese fühlt sich fürchterlich an. Was bin ich inzwischen? Was ist von dem Menschen, der ich vorher war, noch übrig? Bin ich noch diejenige, die ich einmal war?

Meine Infusion läuft in den letzten Zügen und mein Mann sitzt mir schweigsam gegenüber. Doch auch bei ihm spüre ich eine gewisse Erleichterung. Ich weiß nicht, was er denkt. Er sitzt da, spielt mit seinen Fingern und Daumen an seinem Kinn. So, als würde er Grübeln. Vielleicht bin ich ihm inzwischen zu hässlich, zu dick und zu krank. Er hat sich sein Leben sicherlich auch anders vorgestellt. Seit der Diagnose sind wir uns nicht mehr nähergekommen. Im Gegenteil, wir haben uns entsetzlich weit voneinander entfernt.

DIE VERSCHNAUFPAUSE

Nur langsam erhole ich mich von den letzten Monaten. Ich kann nicht glauben, dass ich es wirklich geschafft habe. Infekte überfallen mich immer wieder, aber durch die Aussicht auf das Therapieende bin ich mental besser belastbar. Mein Aussehen verändert sich langsam wieder. Auf meiner Glatze wachsen weiße kleine Härchen. Wie bei Babys, die langsam ihren Haarwuchs bekommen. Sobald ich mit dem Kopf hin und her wedle, kann ich sogar den Flaum spüren, der in mir ein klitzekleines Gefühl von Normalität erzeugt. Ich fühle mich wie nach einem harten Kampf und kann die Bilder nicht aus dem Kopf bekommen. Allerdings haben mich die Erfahrungen auch bereichert. Nie zuvor habe ich den Wind, die Vögel, die Bäume und Blumen so intensiv wahrgenommen, wie ich das jetzt tue. Zwischen den Chemozyklen lernte ich in jeder Sekunde, in der es mir mal gut ging, wie kostbar Zeit ist. Wie wertvoll sie eigentlich immer war und wie oft ich sie verprasst habe, weil ich alles als so selbstverständlich hingenommen habe. Auch meine Freunde, mit denen ich meine Zeit jetzt anders verbringe, gehen mit ihrer Zeit und mir anders um. Über Erkenntnisse, die auch negativ und enttäuschend waren, bin ich letztlich sehr dankbar. Vielleicht wäre ich sonst nie in der Lage gewesen, diese Dinge so zu sehen. Kontrollieren können wir gar nichts. Enttäuschungen finden dann statt, wenn unsere Erwartungen nicht erfüllt werden – und von denen haben wir viel zu viele. Mit den Ängsten, die ich habe, lerne ich nur umzugehen, wenn ich Vertrauen finde. Vertrauen ins Leben und in die

Menschen, die mich umgeben. Und dass die Dinge immer so kommen, dass sie am Ende für mich am besten sind – auch wenn der Weg vorerst nicht verständlich und schwer ist. Das sind meine Hilfsmittel und ich habe keine anderen, an denen ich mich festhalten kann. Ich freue mich über den langsamen Verlust meines Körpergewichts und meine nachwachsenden Haare. Mittlerweile sind es schon Haare, kein Flaum mehr, und sie sind blond. Eigentlich bin ich dunkelhaarig. Ich bin gespannt, wie mein Körper sich noch entwickeln wird.

In unserem noch immer betäubten Leben versucht mein Mann mir wieder näherzukommen. Er macht mir kleinere Komplimente, aber ich fühle wie ein Stein. Richtig annehmen kann ich sie nicht. Ich spüre, dass er mir zu nah kommt… Ich will mir Zeit lassen. Es ist bestimmt noch der Schock über die Diagnose und die Traumata der Chemotherapien, die mich fest im Griff haben. Das rede ich mir ständig ein, aber tief im Herzen weiß ich, weshalb die vergangenen Wochen uns in diesen Zustand geführt haben. Dennoch versuche ich, mir etwas vorzumachen. Was ich während den Therapien gebraucht hätte, sehe ich nicht mehr. Versuche, zu verschönern. Darum kann ich meinen Abstand, den ich zu ihm habe, nicht verstehen. Ich zwinge mich in eine intakte Ehe. Nachdem, was hinter mir liegt, muss ich doch glücklich sein. Das muss ich doch! Ich darf jetzt nicht so empfinden. Ich bleibe einfach hart wie ein Stein. Die Worte meines Mannes kann ich nicht zu mir durchlassen. Ich spüre, wie sich alles in mir dagegen sträubt. Wenn ich genauer hinsehe, fühle ich eine unfassbare Wut auf ihn. Am liebsten würde ich ihn schütteln. Ihn fragen, wieso hast du mich alleine gelassen? Warum hattest du so wenig Verständnis für mich? Warum bist du meinen Bitten, ja, meinem Flehen, nicht nachgekommen. War ich dir so egal? Aber kleinste Ansprachen in diese Richtung werden im Keim erstickt. Es sind laut Malte, »falsche« Gefühle, weil ich mich in einer Ausnahmesituation befinde. Und wieder werde ich nicht wahrgenommen, nicht ernst genommen. Und wieder beginne ich, an mir zu zweifeln und spüre doch einen Widerstand in mir.

Zu den Kontrolluntersuchungen bin ich weiterhin in der Klinik. In einem Gespräch mit meinem damaligen Hiobsarzt, meinem Gynäkologen, fragt er mich, ob in meiner Ehe alles in Ordnung sei. In einer Studie hätte sich nämlich gezeigt, dass sich ein erheblich großer Teil von seinen Partnern trennt. Die meisten Frauen fühlen sich in der Ehe nicht wahrgenommen. Ob es in meiner Ehe ein Problem gäbe? Ich sage »Nein«, aber meine Gedanken beginnen sich zu verbinden: Wie ein Puzzle fügen sich manche Situationen in fehlende Lücken.

Dann drücke ich alles gleich wieder weg und ordne meinem Gefühl und den Erlebnissen die Schwere der Krankheit und der Therapie zu. Ich glaube wirklich daran. Nein, ich liebe Malte und meine Kinder – und ich bin froh darüber. Er rät mir zu einer Erholungskur, um mich von den Strapazen der Chemotherapie zu erholen und Kraft zu tanken. Aber ich lehne es strikt ab, weil ich auf keinen Fall von meinen Kindern getrennt sein möchte. Mit diesem Gedanken kann ich mich nur schwer anfreunden. Ich bitte auch meine Familie und Freunde, mich nicht mehr darauf anzusprechen. Ich brauche meine Kinder, sie geben mir Kraft, Hoffnung und Freude. Bei ihnen will ich sein. Ich weiß nicht, wie viel Zeit ich überhaupt noch mit ihnen haben werde. Ich traue dem Frieden nicht richtig. Angst begleitet mich weiterhin. Warum soll es gut für mich sein, so weit wegzufahren? Doch die Beherzigungen dringen immer stärker zu mir durch und mit der Zeit gebe ich den Worten Raum: der Keim ist gelegt. Allmählich bemerke auch ich, dass mir Erholung und ein Umsorgen gut tun würden. Wenn ich mich wirklich wahrnehme und das vor allem mal zulasse, spüre ich, wie niedergeschlagen und ausgelaugt ich bin. Die Vorstellung, eine Kur zu machen, rückt allmählich immer näher. Schließlich entscheide ich mich dafür: In der zweiten Juniwoche 2005 soll meine Kur in Bad Pyrmont beginnen, doch zuvor werde ich noch meinen 30. Geburtstag feiern –

DREISSIG – EIN TRAUM

Auch wenn ich mich auf die Feier freue, so befinde ich mich noch immer in einer Art Trance. Es wirkt alles so unwirklich. Ich selbst fühle mich in mir fremd, in meinem Körper, mit meinem Aussehen: Meine Haare sind stoppelkurz und das Blond ist mir ebenfalls fremd. Fühle mich schwer und unbeweglich, unsportlich, träge und müde. Zum Feiern ist mir heute eigentlich nicht zumute. Habe das Gefühl, gute Miene zum bösen Spiel machen zu müssen. Also unterhalte ich mich abends, als wir im Saal zu meinem Geburtstag eintreffen, mit verschiedenen Freunden, die mir zuhören, sich für meine Situation interessieren und mir ihr Mitgefühl zeigen. Andere wiederum sind nur zum Feiern gekommen und dabei merke ich, dass mich das überfordert. Meine ganze Lebenssituation hat sich verändert: Was andere als Probleme ansehen, sind für mich Situationen, die sich lösen lassen. Das sind keine Probleme. Aber früher sah ich das ähnlich. Trotzdem oder gerade deswegen gibt mir der Abend ein kleines bisschen das Gefühl von

Normalität. Ich werde gefeiert und wenn das jemand kann, sind es diese Menschen. Ich habe das alles vergessen. Zu sehr bin ich in der anderen Welt verhaftet. Sie haben sich Texte für mich ausgedacht, stehen alle im Kreis um mich herum und singen lauthals ihre selbstgedichteten Lieder. Heben mich sitzend auf einem Stuhl in die Luft und feiern meine 30 Jahre … und ich sehe dabei so hässlich und aufgequollen aus. Drei enge Freundinnen umarmen mich und wollen mit mir nach draußen gehen. Ich will eigentlich nicht, aber ihre Entschlossenheit zieht mich mit. Wir lachen und albern rum wie früher, als wir junge Mädels waren und Blödsinn machten. Das aber war letztlich nur ein Trick, um im Saal Vorbereitungen zu treffen. Als ich zurück in den Raum komme, sitzen alle in Zweierreihen, wie in einem Flugzeug. Sie haben den Passagierraum eines Flugzeugs mit jeweils zwei Sitzreihen, die von einem Gang getrennt sind, nachgebaut. Dort sitzen nun alle meine Freunde, die von mir mit einem nachgemachten Trolley bedient werden wollen. An der Vorderseite des Trolleys ist ein Schild angebracht auf dem »Saftschüppse« steht. Ich bin total ergriffen und überwältigt. Mein früheres Leben, in dem ich als Stewardess gearbeitet habe, wird hier nachgestellt und ich gehe durch die Gänge meines Flugzeuges, ja, meines Lebens. Ich bin so berührt, dass ich weinen muss und fühle mich nicht in der Lage, diese Rolle zu spielen, weil ich das nicht mehr bin. Es fühlt sich einfach anders an. Damals, als Stewardess, fühlte ich mich stark, selbstbewusst, und schön, als Frau, die ihr Leben alleine gestemmt hat. Aber das bin ich nicht mehr. Das wird mir gerade brutal vor Augen geführt. So sehr ich mich auch über diese Aufführung freue, so stark spüre ich einen Unterschied und mir wird plötzlich klar, dass ich hier nicht mehr hingehöre. Es brennt in mir. Zugleich empfinde ich mich als ungerecht. So darf ich doch nun wirklich nicht fühlen. Mein Selbstbild heute ist gebrochen und schwach, ich bin ohne Selbstbewusstsein. Fühle mich ängstlich, klein und hässlich. Im Tun allerdings wird dieses Gefühl in den Boden gestampft und ich schaffe es, mich mitreißen zu lassen. Ich lasse mich fallen, versuche, alles für einen Moment zu verdrängen – und so tanzen wir bis in die Morgenstunden.

BAD PYRMONT: GLÜCK IM UNGLÜCK

Ich steige in den Zug nach Bad Pyrmont. Angst, Unsicherheit und die Trennung von meinen Kindern machen mir jetzt schon zu schaffen. Gleichzeitig sehne ich mich nach einem Ort, an dem ich mich fallen lassen kann, an dem man mich versteht und ich meinen Tränen freien Lauf lassen kann. Das Weggehen treibt mich an, stärker zu werden, und auch das Gefühl, dass ich es schaffen kann. Auch alleine. Vor allem alleine. Nur so wird mein Selbstvertrauen allmählich zurückkehren. Noch aber meide ich die Blicke der anderen Reisenden. Fühle mich total eingeschüchtert und unsicher. Ich blicke aus dem Fenster und denke an meine Kinder, die ich schon wieder alleine lassen muss. Es schmerzt. Ich vermisse sie so unendlich. Ich versuche, vernünftig zu sein und die kommenden drei Wochen als Tankstelle zu sehen, damit ich danach wieder für sie da sein kann.

Der Zug fährt in diesen schönen kleinen Ort ein. Ich staune darüber, wie märchenhaft hier alles aussieht und bin zugleich unsicher, was mich erwartet. Was wird alles in mir zum Vorschein kommen? In den vergangenen Monaten habe ich mich alldem nicht bewusst gestellt. Fühlte mich nicht stark genug. Wie hätte ich das ertragen sollen? Und was wären die Konsequenzen gewesen? Fühle mich noch immer wie gelähmt von meinem Schicksal. Vielleicht werde ich es nie verstehen. Ein Shuttleservice holt mich ab und bringt mich in die Kurklinik. Ich melde mich an, wie so viele, die gerade anreisen. Die vielen Menschen überfordern mich, alles stresst mich, aber ich werde mich die nächsten Wochen wohl damit auseinandersetzen müssen. Mit all diesen Menschen im Saal essen. Dreimal täglich. Ich mag mit niemandem reden und mag auch niemanden ansehen. Ich ziehe mich zurück. Die Mitarbeiterin führt mich durch das Kurhaus und schließlich in mein Zimmer.

Endlich bin ich alleine, aber was soll ich hier? Ich weiß meine Situation und mich nicht einzuschätzen. Im Zimmer angekommen, setze ich mich erst mal auf mein Bett und weine. Es sind Tränen der Traurigkeit, über das was geschehen ist, und Tränen der Einsamkeit. Ich bin so einsam. Nicht erst seit heute. Ich fühle mich seit Beginn dieser Erkrankung so einsam. Ich vermisse meinen Mann. Ich hätte schon seit Langem seine Hand in meiner gebraucht, die mich spüren lässt, dass ich nicht alleine bin, dass er für mich da ist und vor allem an mich glaubt… Mein Blick wandert durch das Zimmer. Versuche aufzunehmen, wo ich die nächsten Wochen wohnen werde. Der Raum ist eigentlich ganz hübsch. Alles ist hübsch im Vergleich zu dem, was ich in den letzten sechs Monaten erlebt und erlitten habe. Ich richte mich ein, stelle einige Möbel so um, dass ich mich wohler fühle und setze mich erneut auf die Bettkante. Der Augenblick löst ein Gefühl von Freiheit in mir aus und das Glück, das Leid, den Schmerz und die Freude zugleich am Leben zu sein. Es ist ein Wechselbad der Gefühle zwischen Glück, Traurigkeit, Angst, Hoffnung, Stolz, Ungewissheit und Einsamkeit. Ich habe immer noch das

Gefühl, einen langen schlimmen Traum zu träumen. Ich packe meine Kleider aus und stelle Fotos meiner Kinder und meines Mannes auf. Sie stehen direkt an meinem Bett. Jeder hat ein eigenes Bild. Der Anblick gibt mir ein Gefühl von Zusammengehörigkeit, aber zugleich schwingt etwas Trügerisches mit, etwas, das nicht der Realität entspricht. Erneut fließen Tränen. Gerade fängt etwas an aufzubrechen, was ich seit Monaten zurückhalte. Meine Finger spielen an meinem Ehering, der mir heilig ist. Daran will ich unbedingt festhalten. Ich sehe ihn an und will diese Verbindung, diesen Halt, den ich einmal glaubte zu haben, wieder spüren, wieder erleben. Vielleicht wird jetzt alles wieder gut … Ich rede mir immer wieder ein, dass alles in Ordnung ist und all meine Wut und Trauer gegenüber meinem Mann nur auf meine Ausnahmesituation zurückzuführen ist. Aber wie oft haben meine Freundinnen mich auf Malte angesprochen. Wie traurig und wütend sie wurden, als ich mich so oft alleine gefühlt habe und sie stattdessen bei mir waren und mir Halt gaben. Was für ein Glück, solche Freunde zu haben. Ich versuche diesen Worten, diesen Gedanken immer wieder auszuweichen und dennoch dringen sie zu mir durch. Es scheint, als würden meine Gedanken und Gefühle keine Grenzen mehr kennen und damit Wände durchbrechen. Was soll ich tun? Ihn verlassen? Nein, eine Trennung kommt definitiv nicht in Frage. Das schaffe ich nicht. Das möchte ich für meine Kinder nicht. Vielleicht wird alles wirklich besser werden. Vielleicht ist mein Mann bald zu Gesprächen bereit und entscheidet sich, mit mir daran zu arbeiten. Vielleicht können meine Wunden dann heilen. Nun bin ich hier und will diese Zeit nutzen, um zu verarbeiten und mich zu stärken. Versuchen, zurückzukehren in ein normales Leben. Ich nehme mir vor, wieder mehr Sport zu treiben, so wie früher. Jetzt wird es mir von Seiten der Ärzte auch wieder erlaubt. Der Gedanke verleiht mir Mut und Kampfgeist.

Mit einem unsicheren Gefühl gehe ich zum abendlichen Essen in einen Saal voller fremder Menschen. Der Speiseraum ist riesig, viel zu groß, mit viel zu vielen Menschen, die mich ansehen. Diese Situation stärkt nicht grade mein Selbstbewusstsein, nein, ich möchte eigentlich im Boden versinken. Möchte lieber auf dem Zimmer essen. Bin schüchtern wie ein kleines Mädchen. In solchen Situationen wird mir klar, wie mich die Krankheit verändert hat. Mein Sitzplatz ist festgelegt, glücklicherweise sitze ich gegenüber von einem netten älteren Ehepaar. Der Platz zu meiner Linken ist leer und bleibt es an diesem Abend auch. Dann gehe ich auf mein Zimmer. Meine Nacht verläuft unerwartet fürchterlich. Ich habe Halsweh, Schnupfen und bekomme Fieber. Ich versuche, die Nacht irgendwie durchzustehen, um dann am nächsten Morgen zum Arzt gehen zu können. Mein Zustand hat sich in den frühen Morgenstunden derart verschlechtert, dass ich mich gerade so zur Krankenstation schleppen kann. Ich vermute, dass der aufkommende Infekt noch sehr mit dem geschwächten Immunsystem der Chemotherapie zusammenhängt. Ich weiß es ja bereits. Kommt ein Infekt, dann wird es heftig. Das macht Angst, denn hier bin ich alleine. Ich drücke die Türklinke des Arztzimmers herunter, aber die Tür ist noch verschlossen. Ich bin zu früh. Ich kann nicht mehr. Spüre das Fieber, meine Schwäche und den Schüttelfrost. Mir ist schwindelig. Ich lege mich also direkt auf die Wartestühle der Station, schließe meine Augen und hoffe, dass bald Hilfe kommt.

Die Tage danach verbringe ich alleine im Bett mit heftigen Erkältungssymptomen. Die Schwestern bringen mir meine Mahlzeiten auf mein Zimmer. Ich weine mir zugleich die Seele aus dem Leib und habe keine rechte Vorstellung davon, wie mein Leben in Zukunft einigermaßen normal verlaufen kann. Ich kann es mir einfach nicht vorstellen. Ich weiß, dass ich niemals mehr in mein altes Leben zurückkehren werde. Es hat sich etwas verändert, ich habe mich verändert. Ich muss mich erst selbst neu kennenlernen. Das Alleinsein hier ist der Anfang vom Wandel und ich spüre, dass die Veränderungen die ganze Familie betreffen werden – früher oder später. Ich gebe mich der gegenwärtigen Situation hin, reiße mich immer wieder aus den auf mich einprasselnden Gedanken und lasse den Infekt seine Wirkung in mir verbreiten, mit dem guten Wissen, dass er wieder verschwindet. Das ist beruhigend und stellt nicht wirklich eine Gefahr dar.

Nachdem die Erkältung überstanden ist, folgen weitere Tage des Zusammenbruchs. Ich weine ununterbrochen. Alles scheint aus mir heraus zu wollen. Wie ich das aushalten soll, weiß ich nicht. Ich kann einfach nicht aufhören zu weinen. Es fühlt sich an, als würden all meine Schmerzen, Enttäuschungen und Ängste in Form von Tränen aus mir herausfließen. Niemand ist bei mir. Niemand hört mir zu. Alles ertrage ich alleine. Ich bin einsam. Fühle mich schon so lange einsam. Nicht gehalten, nicht gestützt. Ich verliere die Kontrolle über mich. Die Einsamkeit lässt Gedanken und Gefühle in mir hochkommen, die mich fast in den Wahnsinn treiben. Sie machen mir noch mehr Angst. Weiß nicht, wohin mit meinem Seelenschmerz und sitze hier alleine auf dem Zimmer. Die Unruhe in mir ist kaum auszuhalten. Ich laufe durch die Flure zu meinen Anwendungen und kann einfach nicht aufhören zu weinen. Ich irre quasi laut weinend durch die Gänge. Ich breche immer wieder zusammen und kann den Tränenfluss nicht stoppen. Ein einziger tagelanger Weinkrampf, der nicht enden will. Ein Patient, der mich seit Tagen nur weinen sieht, spricht mir sein Mitgefühl aus und sagt, ich möge ihm Bescheid geben, wenn er mir helfen soll und sofort fange ich wieder an zu weinen. Ich glaube, dass mir keiner helfen kann. Das, was ich erlebe, ist nicht zu erklären. Und wie kann mir eine fremde Person denn helfen? Sie kennt mich nicht. Ich mag mich niemandem anvertrauen. Mag alleine sein. Zu viel Schmerz ist in mir. Die Situation nimmt einen immer heftigeren Verlauf, sodass ich sogar an Selbstmord denke. Für einen Moment überlege ich, von meinem Balkon zu springen, um dem irren Zustand zu entkommen. Sehe keine Perspektive. Aber dann tauchen meine Kinder vor meinem inneren Auge auf und ich bin noch verzweifelter, weil ich kein Ende setzen kann. Nicht so eines. Ich will das auch eigentlich nicht, aber ich kann nicht mehr. Halte es nicht mehr aus. Und wieder diese Gedanken: Wem soll ich noch was nützen? Ich bin doch nur eine Last. Und Malte denkt sowieso, dass mich die Krankheit wieder heimsuchen wird und ich daran sterben werde. Seine Eltern denken das. Ich glaube, alle denken das. Es gibt keinen Ausweg für mich. Woher soll ich den Mut und die Zuversicht nehmen? Ich sehe auf meinem Behandlungsplan nach, wann ich endlich Hilfe von einem Therapeuten bekomme. Andererseits will ich auch gar nicht hin. Wer weiß, was da noch alles hochkommt?

In den Terminen stellt sie mir viele Fragen und ich spiele immer nur mit meinem Ehering, betone immerzu, wie sehr ich meinen Mann liebe und meine Ehe mein Glück ist. Ich glaube wirklich daran. Ich sage es anscheinend zu oft und so nachdrücklich, dass sie es anzweifelt. Nach und nach erzähle ich ihr, was passiert ist. All meine Enttäuschungen, meine Verzweiflung. Und trotzdem sage ich immer wieder, dass alles gut ist und drehe an meinem Ehering. Sie macht mich immer wieder darauf aufmerksam. Mir selbst fällt das gar nicht auf. Wie sehr ich mich alleine gefühlt habe. Aber ich will das alles hinter mir lassen. Ich beschreibe meinen Tagesablauf zu Hause und sie fragt mich, ob ich es nicht seltsam finde, jeden Abend, nachdem ich meine Kinder zu Bett gebracht habe, um 21 Uhr ins Bett zu gehen und sofort einzuschlafen. Ich denke nach. Sie sagt mir, ich würde meine Probleme wegschlafen. Tagsüber verdrängen und abends schnell einschlafen, um nichts fühlen zu müssen. Die neuen Erkenntnisse lösen Trauer in mir aus. Ich sehne mich so sehr nach Halt und den Armen meines Mannes, in die ich mich legen und das Gefühl von Schutz spüren kann. Ich muss die Realität sehen. Ich muss akzeptieren, wie die Dinge stehen und mich fragen, ob ich damit leben kann. Es fühlt sich schwer an und zugleich tut die Erkenntnis, die Ehrlichkeit mir selbst gegenüber meiner Seele gut. Ansehen, was tatsächlich ist, tut weh, gleichzeitig auch gut. Ich kann die Realität nicht ändern, indem ich sie mir schönrede oder verdränge.

In den nächsten Wochen verbessert sich mein Zustand und ich spüre, wie meine Kraft zu mir zurückkommt, sehe aber auch, wo ich stehe. Und weiß nicht, wie es für mich weitergehen soll. Aber ich will diese Zeit hier nutzen, fühle mich immer freier. Lerne nette Menschen kennen, aus denen sich eine Gruppe zusammenfindet. Wir unternehmen schöne Dinge und haben viel Spaß. Wir sind wie Jugendliche, spielen Tischtennis und ich kämpfe beim Rundlauf bis zum Sieg. Vermutlich kompensiere ich damit meinen Schmerz. Der Erfolg – und sei es nur der Sieg beim Tischtennis – verleiht mir neue Kraft und Selbstbewusstsein. Beeindrucke wohl damit den Mann, der mir seine Hilfe angeboten hatte. Ich lasse meine Sorgen und Anspannungen immer mehr los und genieße das neue Lebensgefühl. Mag nicht mehr darüber nachdenken, wie lange ich noch zu leben habe, oder ob ich gesund bleibe. In diesen Momenten ist es mir egal. Ich genieße mein neu gewonnenes Leben. Dabei lerne ich auch eine Frau namens Kaya kennen. Kaya ist Türkin und hat drei Kinder. Sie wirkt total fröhlich und überhaupt nicht beirrt von ihrem Brustkrebs und der Chemotherapie. Bei ihr ist alles wieder gut und sie hat auch keine Angst, sagt sie. Sie beeindruckt mich. »Hey, warum hast du so 'ne Angst?«, fragt sie mich. »Ist doch vorbei.« Und ihr Lächeln beschreibt Fröhlichkeit und Unbeschwertheit: »Wir sehen zwar aus wie Jungs mit den dünnen, kurzen Haaren, aber wir leben!« Ich mag sie und sie wächst mir ans Herz. Versuche einen Teil ihrer Leichtigkeit auf mich wirken zu lassen. Wir verbringen viel Zeit miteinander und lernen uns fürs Leben kennen. Zu diesem Zeitpunkt ist uns noch nicht klar, dass uns die nächsten Jahre schicksalhaft verbinden.

Die Abende verbringen wir oft alle gemeinsam. Sitzen in der Gruppe draußen im Park oder im Restaurant. Dort führe ich ein tiefergehendes Gespräch mit diesem Mann, der mich auf dem Flur ansprach. Er heißt Noah. Mir gefällt sein Name. Seine Aufmerksamkeit und das Zuhören tun mir unendlich gut. Er hört mir einfach zu! Spüre seine Bewunderung für mich und den Respekt vor dem, was ich durchmache. Durch seine Worte und seine Aufmerksamkeit entstehen Gefühle in mir, die mich wieder an mich glauben lassen, mir wieder das Gefühl geben, eine Frau zu sein, wenn auch nur mit einer Brust und vielen Narben. Die Menschen sehen mich, sind interessiert. Ich werde wieder wahrgenommen. Mein Leben füllt sich und die Lust daran festzuhalten, blüht in mir auf. Auf dem Rückweg verbringen wir noch eine Weile alleine im Gemeinschaftsraum. Ich rede mir die Seele aus dem Leib und möchte diesen Abend nicht enden lassen. Alles kommt aus mir heraus. Und er? Er hört einfach nur aufmerksam zu. Wie wohl mir das tut. Es befreit mich und ich genieße diesen Augenblick. Langsam fühle ich einen leichten Hauch meiner Sinnlichkeit zurückkommen. Jeder liegt auf einem Sofateil, dem Schlaf nahe, aber keiner möchte gehen. Unsere Hände berühren sich, halten einander – sonst nichts – und es füllt mich mit Leben, mit Selbstvertrauen, mit Weiblichkeit und Selbstliebe. Was diese einfache Hand in meiner bewirkt. Ich weine im Stillen und denke an Malte. Wir telefonieren kaum. Er reagiert auf keinen meiner Briefe, nichts, keine Antworten, keine Reaktionen. Sie verstummen im luftleeren Raum. Ich genieße das Gefühl, dass meine Hand in Noahs liegt. An diesem Abend gehe ich mit einem wunderbaren Gefühl zurück auf mein Zimmer. Weitere Gedanken verdränge ich. Das wird alles sein, sonst wird nichts passieren. Aber diese Momente, diese Situation genieße ich. Sie erfüllen mich – wie könnte ich das nicht annehmen. Es wird niemals mehr sein, weil ich mich niemandem mit diesen Narben und der amputierten Brust zeigen werde. Und wir beide verheiratet sind. Alles andere wäre völlig surreal. Wir verbringen die Zeit weiterhin in der Gruppe und die Gespräche, die wir führen, lassen mein Selbstwertgefühl weiterwachsen. Die Welt blüht mit neuen Bildern vor mir auf. Ich bin wieder gesund – und daran will ich festhalten.

Wir sind allesamt als Gruppe auf einem Musikfestival unterwegs. Noah sehe ich nicht. Wünschte aber, er wäre da. Die Musik tut gut und die Umgebung verleiht mir ein Gefühl von Freiheit und Freude. Von einem Leben, das ich in den vergangenen sieben Monaten nicht führen konnte. Plötzlich greift mich jemand von hinten und zieht mich aus der Gruppe direkt auf die Tanzfläche. Noah ist da, er ist so voller Freude und strahlt mich an. Sein Strahlen dringt tief in meine Seele ein. Wir tanzen, als wäre unser letzter Tag angebrochen. Ich fühle mich so frei. Verspüre keinerlei Angst mehr. Gerade ist alles weg. Sauge dieses neue Gefühl tief in mir auf. Es ist das pure Leben. Auch dieser Abend endet mit seiner Hand in meiner. Wie wunderschön!

Am nächsten Morgen sehe ich Noah im Frühstücksraum. Er erzählt mir, dass dies heute sein letzter Tag sein wird und fragt, ob wir ihn alleine verbringen wollen. Ich freue mich und sage zu. Abends treffen wir uns auf einer Wiese, reden, trinken Wein und lachen. Er sagt mir, dass ich mein Leben in Ordnung bringen muss. Dass ich so fröhlich, inspirierend und ein wundervoller, starker Mensch bin. Ich mich nicht kleinmachen lassen soll und dass ich alles schaffen kann. Es ist irgendwie traurig und schön zugleich. Wir wissen beide, dass hier unsere

Zeit endet und jeder wieder in sein Leben zurückkehren muss. Es ist ein Abschied, der mir Energie gibt und auch entzieht und für den ich unendlich dankbar bin. Dankbar für all das, was Noah in mir ausgelöst hat. Ich fühle mich wieder lebendig. Ein Stück Sinnlichkeit und Weiblichkeit ist zu mir zurückgekehrt. Er offenbart mir, dass ich ein wichtiger Mensch für ihn geworden bin und er – sollte ich ihn brauchen – für mich da wäre, aber dass es keine gemeinsame Zukunft für uns geben würde. Er ist verheiratet und hat drei Kinder. Auch für mich gibt es kein Denken daran, aber mir ist auch klar, dass es sicher nicht so einfach wird, wie er es gerade ausgesprochen hat. Er wirkt traurig. Hätte gerne alles und versucht krampfhaft an seinem bisherigen Leben festzuhalten. Ich bin durch meine Krankheit in einer Situation, in der ich nur den Augenblick genieße, weil ich gelernt habe, dass es nicht selbstverständlich ist, keine Schmerzen zu haben und gesund zu sein. Ich nehme es, wie es kommt und trage sowohl den Schmerz über unsere Trennung als auch die wertvolle Erinnerung an uns sowie mein neues Gefühl in mir. Ich gehe mit Noah auf sein Zimmer. Ich spüre, dass er mir näher kommen möchte, aber ich werde mich niemals mit der amputierten Brust zeigen. Mir ist ebenso klar, dass ich nicht weitergehen will, weil ich erst mein Leben mit Malte klären muss. Meinen eigenen Weg klären muss. Ich bin voller Scham. Berührungen kenne ich schon seit langer Zeit nicht mehr. Ein neues Gefecht beginnt in mir. Ein Gefecht zwischen Bedürfnis, Verlangen, Scham und Vernunft. Doch alles kommt anders. Noah bemerkt meine Angst, kommt auf mich zu und küsst mich ganz sanft. Hält mit seinen großen Händen mein Gesicht und gibt mir ein Gefühl von Sicherheit. Ich spüre, wie sich alles dreht und mir diese Berührungen guttun. Ich zerfließe in seinen Händen und weine, weil ich solche Zuneigung nicht mehr kenne. Es ist ein Wechselbad zwischen Hingeben wollen und Kontrolle bewahren. Aber wie kann ich mich jemals jemandem so zeigen? Ich sehe schrecklich aus. Mein Körper ist gezeichnet von Krebs, Therapien und OPs. Ich werde wieder traurig, weil ich genau in diesem Moment feststelle, dass ich nie wieder anders sein werde. Nie wieder meinen Körper zurückbekomme. Ich möchte nicht, dass Noah meine amputierte Brust mit der langen Narbe über dem rechten Brustkorb sieht. Ich habe Angst vor seiner Reaktion, weil ich weiß, wie schrecklich es aussieht. Durch die radikale Operation zieht sich die Haut über die Rippen und mitten durch eine große Narbe vom Brustbein bis in die Achsel. Ich will mich aus der Situation stehlen, aber Noah gibt mir das Gefühl, genug zu sein. Okay zu sein, so, wie ich jetzt gerade bin. »Hab Vertrauen«, flüstert er immer wieder. Er glaubt, dass man Schönheit auch anders betrachten kann und

Narben die Schönheit eines Menschen hervorheben können. Ich lasse mich fallen. Lasse geschehen und zeige mich ihm. Dabei fließen Tränen. In mir vibriert es. Vielleicht empfindet er jetzt Abneigung, ich weiß es nicht. Aber so ist es nicht. Noah streichelt meine Narben und nur das. Er streichelt meine nicht vorhandene Brust und dabei bin ich innerlich zerrissen. Dennoch: Endlich streichelt jemand meine Wunden.

Ich wache auf und mir wird klar, dass dies der Abschiedstag ist. Das Frühstück ist unsere letzte gemeinsame Aktivität. Es ist traurig. Wir blicken uns an und wissen, dass er 400 Kilometer südlich fahren wird und ich 400 Kilometer nördlich wohne. Wir sind weit voneinander getrennt und das hier bleibt eine wertvolle Begegnung, die uns vielleicht einige Zeit mit Kraft versorgen wird. Mir treibt es die Tränen in die Augen und auch seine Augen füllen sich. Das ist der Zeitpunkt, an dem wir unsere Verabschiedung schnell und abrupt vollziehen. So plötzlich dieser Mensch in mein Leben getreten ist, so schnell ist er auch wieder verschwunden. Es bleibt: ein Schatten. Ich setze mich in meinem Zimmer auf den Boden, beginne zu meditieren und versuche, meine Gefühle einzuordnen, wahrzunehmen, meinen Schmerz bis in jedes Körperteil zu spüren und diese wertvolle Begegnung tief in meinem Herzen zu verankern, damit sie mir hilft, in eine hoffnungsvolle Zukunft zu blicken. Ich weiß, dass Gott mir nur das schickt, was ich tragen kann.

Mir bleibt noch eine weitere Woche hier und ich kann mich langsam auf mein Leben zu Hause vorbereiten, auch wenn es nie wieder so sein wird, wie es mal war. Das ist mir schon lange klar, aber hier in diesen drei Wochen hat eine neue Zeit für mich begonnen. Nicht nur wegen meiner Erfahrung mit Noah. Nein, weil es vorher schon zerbrochen war. Vielleicht haben wir noch eine Chance zusammen. Ich hoffe, dass Malte ebenfalls die Gelegenheit genutzt hat, Revue passieren zu lassen und mit mir in eine neue Zukunft starten will. Ich kann den Zeitpunkt kaum abwarten, meine Kinder wieder in die Arme zu schließen. Sie sind alles, wofür es sich zu kämpfen lohnt. Noch immer sitze ich auf dem Boden und muss meine Erlebnisse loswerden. Mir fällt meine Freundin Linda ein. Ich rufe sie an und erzähle ihr von meiner Begegnung. Ihre Worte werde ich niemals vergessen: »Du hast so Schlimmes hinter dir, Liebes, du hast es dir verdient. Nimm dieses Erlebnis ohne schlechtes Gewissen, halte es in deinem Herzen als eine wunderbare Erfahrung und ziehe Kraft daraus, aber bleibe, wo du bist!« Ich wiederhole ihre Worte, lasse sie tief in mich eindringen und weine mit ihr am Telefon, weil wir uns beide in der gleichen Situation befinden, und niemand von uns weiß, was die Zukunft noch bringen wird. So schließe ich mein kleines Geheimnis in meinem Herzen ein und nehme ihren erfahrenen Rat dankend an.

Die letzte Woche vergeht einerseits rasend schnell, andererseits habe ich das Gefühl, mich in Zeitlupe zu bewegen. Fühle mich wie in einen Kokon gehüllt. Am vorletzten Tag besucht mich mein Mann, um die letzte Nacht mit mir in der Kurklinik zu verbringen. Wir sind uns so fremd. Nicht erst seit heute. Es hat sich einfach nichts verändert. Wir sind meilenweit voneinander entfernt. Wir essen gemeinsam im großen Speisesaal und er kann sehen, wie und wo ich die letzten Wochen verbracht habe. Mit dem neuen Abstand beobachte ich meine noch immer in mir lebende Wut und meine Enttäuschung. Und habe keine Ahnung, wie wir das schaffen wollen. Trotzdem trage ich die Hoffnung für einen gemeinsamen Weg mit meiner Hand in seiner.

LOSLASSEN UND LOSLEBEN

Die Räume zu Hause strahlen vergangenes Leid aus. Erinnerungen an die Hölle werden in mir wach. Das nehme ich jetzt erst wahr, nachdem ich mich aus allem einmal befreit habe. Wenn ich durch die Haustür in den Flur trete, stehe ich direkt vor der Treppe, die ich mit David heruntergefallen bin. Die Szene läuft wie ein Film vor meinem inneren Auge ab. Gehe ich in die Küche, sehe ich mich an der Theke sitzen und Tabletten zur Vorbereitung auf die Chemotherapie herunterschlucken. Erinnere mich, wie ich vor dem Essen sitze und nichts mehr schmecke. Sehe aber auch, wie ich meine Kinder im Hochstuhl füttere. Wie David mich stets aus dem Laufstall anstrahlt. Im Wohnzimmer sehe ich das Sofa vor dem Fenster und mich völlig geschwächt darauf liegen. Gehe ich ins Bad, spüre ich meine immerwährende Übelkeit. Am schlimmsten aber ist es, wenn ich in die Kinderzimmer gehe, dort halte ich es kaum aus. Die Kinderzimmer habe ich – damals hochschwanger – mit Malte tapeziert und die Bordüren selbst mit einem Pinsel gemalt. Voller Vorfreude auf David. Die ganzen Zimmerwände entlang habe ich im Wechsel mit Sonne, Mond und Sterne verziert. Alles erinnert mich hier an meine Hoffnungen, an meine Freude – vor allem aber an das danach folgende Leid und die Hoffnungslosigkeit. An Verzweiflung. In Moritz Zimmer saß ich neben seinem Bettchen und habe ihm mit Glatze versucht zu erklären, dass die Haare wieder nachwachsen werden und ich die Mutter bin, die ihre Kinder am allermeisten liebt. Schließlich das Schlafzimmer, ein Ort der Kälte. Hier fand nichts mehr statt, außer Leid, Übelkeit, Schlaflosigkeit, Schmerz – physisch wie psychisch. Und der Verlust meiner Weiblichkeit. Ja, meines Selbstwertes. Es fällt mir schwer, das Vergangene loszulassen. Das Leid steckt in den Wänden, in jedem Ziegelstein. Alles erinnert mich daran. Der Geruch, die Atmosphäre, die Umgebung, ja, auch die Menschen. Ich möchte wegrennen. Ganz weit weg. Das Einzige, was mich über Wasser hält, sind meine Kinder. Für sie lohnt es sich, alles durchzustehen. Wohin mich mein Weg auch führen mag, ich werde so lange kämpfen, bis ich nichts mehr anderes tun kann. Aber jeder Schritt, den ich mache, jeder Raum, in den ich trete, fühlt sich unerträglich an. Ich halte es kaum aus. Sehe mich meine Koffer packen und mit meinen Kindern davonlaufen. Weit, weit weg… Ich rette mich in die Erinnerungen mit Noah. Sie geben mir Halt in der jetzigen Situation. Ich bin jemand. Ich bin eine Frau mit Gefühlen und Bedürfnissen. Das hat Noah mir gezeigt beziehungsweise wieder in mir geweckt. Wenn ich so abtauche, kann ich Noahs Hand in meiner spüren.

Obwohl wir besprochen hatten, keinen Kontakt zu haben, meldet er sich immer wieder. Für mich bedeutet das ein regelrechtes Gefühlschaos. Ich brauche meine Energie, um mir klar darüber zu werden, wie meine Zukunft aussehen soll. Andererseits sauge ich Noahs Fürsorge auf. Dann versuche ich wieder vernünftig zu sein und zu Hause anzukommen, obwohl ich eigentlich schon lange nicht mehr da bin. Ich frage mich, ob ich das alles weiter aushalten und ertragen möchte, nur weil es den gesellschaftlichen Vorstellungen entspricht und ich Malte nicht verletzen will. Nur: Was ist mit mir? Mit meinen Verletzungen? Mit meinem Hunger nach Anerkennung, Halt, Sinnlichkeit, Freude und vor allem Liebe? So sehr ich mich auch als Ehefrau verhalten möchte, ich kann es nicht. Die vergangenen Monate seit der Diagnose und der Kuraufenthalt haben mir endgültig gezeigt, dass ich nicht mehr mit Malte zusammen sein kann. Ich bin verletzt und so voller Wut. Nie fühlte ich mich emotional von ihm gestützt. Niemals durfte ich darüber reden. Nie über meine Ängste und was ist, wenn es mit mir zu Ende geht. Alles wurde immer im Keim erstickt – und nun möchte ich endlich frei atmen. Selbst wenn es alleine schwer werden kann. Ich greife die Worte der Krankenhausseelsorgerin auf und denke darüber nach, ob ich jetzt stark genug bin, mich zu trennen. Obwohl ich es eigentlich nicht will, laufe ich weiter einer längst vergangenen Lebensvorstellung hinterher. Suche noch immer das, was ich nie haben konnte. Vielleicht habe ich mehr in Malte und mir gesehen, als jemals für uns da war. Meine Gedanken schmerzen. Ich versuche, zu verdrängen und die Tage mit den Kindern so gut es geht zu genießen. Ich freue mich über meine zurückgewonnene Kraft. Liebe es, mit meinen Jungs zusammen zu sein. Aber Noah meldet sich unaufhörlich. Er setzt mich unter Druck und ich sage ihm, dass ich das so nicht kann. Habe Bauchschmerzen, weil ich es Malte gegenüber so nicht enden lassen will. Und dann ist er einfach da. Ein Anruf von Noah. Er sagt, er wäre in der Stadt. Er sagt es so voller Freude und in großer Erwartung. Ich zögere und freue mich zugleich. Mag hierbleiben und gleichzeitig sofort losrennen, um mich in seine Arme fallen zu lassen. Aber ich kann mich nicht freimachen. Ich darf das nicht. Doch Noah hat über 500 Kilometer zurückgelegt. Einfach so, auf Verdacht. Ohne zu wissen, ob er mich sehen kann. Schlagartig zieht sich mein Bauch vor Aufregung zusammen. Ich sage ihm, dass ich nicht kommen kann. Aber ihn jetzt einfach so stehenlassen? Und jetzt, da ich weiß, dass er da ist, möchte ich ihn auch sehen. Das kleine Glück, nach dem ich mich so sehne, steht vor der Tür. Es würde mir so guttun. Soll ich es einfach ziehen lassen? Ich denke an meine vergangenen leidvollen Monate zurück und beschließe, dass ich so fühlen darf: Ich möchte fühlen, dass ich am Leben bin. Ich möchte fühlen, dass ich noch lieben kann und geliebt werde. Ich möchte fühlen, dass ich eine Frau bin. Natürlich treffe ich ihn. Ich kann gar nicht anders. Alles schreit danach.

Ich treffe Noah auf einem Parkplatz. Er ist auf der Durchreise und wollte mich sehen. Er kennt meine Situation zu Hause. Immer wieder sagt mir Noah, dass ich hier nicht hingehöre. Dass in mir mehr liegt, als die unbeachtete Frau im kleinen nordischen Städtchen und Malte mir nicht gewachsen sei. Er mir nicht das geben kann, was ich brauche. Mich verwirrt das alles noch mehr. Die Gedanken kreisen in meinem Kopf und ich möchte nicht, dass er so über Malte spricht …

Ich beschließe Malte von Noah zu erzählen, weil wir sowieso am Ende angelangt sind und nur noch an einem Konstrukt festhalten, das es schon lange nicht mehr gibt. Mich befreit dieser Schritt, auch wenn er nicht einfach ist. Es überrascht ihn nicht wirklich. Unsere Situation ist mehr als ungut, dass ich ihn allerdings verlassen würde, damit hätte er nicht gerechnet. Wer geht schon in solch einer Situation? Mit Krebs und zwei kleinen Kindern? Selbst ich hätte nie gedacht, dass ich diesen Mut aufbringen würde. Wir beide müssen jetzt erst mal alles verdauen und ich ziehe ins Gästezimmer um.

Es befreit mich, dass Malte nun Bescheid weiß. Es fühlt sich einfach gut an, Tatsachen geschaffen zu haben. Für mich selbst und auch für alle um mich herum. Während ich mich neu orientiere, gehe ich wieder regelmäßig ins Fitnessstudio. Ich beschließe, eine Ausbildung als Trainerin zu machen. Eine Mischung aus Tai-Chi und Yoga, die Musik dazu hypnotisiert mich. Die Ausbildung nennt sich

Bodybalance – das ist genau das, was ich brauche. Ich tauche ab in meine Kurse und in die Lehrfilme, mit denen ich zu Hause übe. Nach einigen Wochen kündigt sich Noah erneut an. Er wartet in Oldenburg auf mich und obwohl ich mich mit Malte in Trennung befinde, fühle ich mich nicht gut bei der Sache. Kann aber nicht widerstehen, weil ich emotional komplett ausgetrocknet bin. Wir haben offenen Kontakt. Malte ist über alles informiert, auch er verabredet sich bereits mit einer anderen Frau. Das tut weh und zeigt, wie ersetzbar wir beide sind. Doch ich bleibe realistisch, tauche in keine schweren Emotionen ab. Habe keine Zeit zu verlieren. Ich verbringe mit Noah einen Tag und eine Nacht in einem wunderschönen Hotel. Noch heute berühren mich die Erinnerungen, wenn ich daran denke. Die Reise nach Oldenburg wird für mich zur Quelle der Kraft. Vielleicht erlebe ich zum allerersten Mal bewusst, was es heißt, eine Frau mit Bedürfnissen zu sein. Meine Angst, mich brustamputiert vor Noah zu zeigen, ist wie vom Erdboden verschluckt. Mein Selbstbewusstsein, meine Sinnlichkeit und meine Weiblichkeit kehren zu mir zurück – obwohl ich immer noch nur eine Brust und viele Narben habe. Vielleicht ist das Gefühl dieser tiefen Liebe und Leidenschaft zum Leben, das Noah in mir erweckt hat, auch die ausschlaggebende Kraft all das, was noch auf mich zukommen wird, zu überstehen.

CANCER COACHING: KOMMUNIKATION

Wenn ich heute darauf zurückblicke, kann ich kaum glauben, dass ich all das überstanden habe. Geholfen hätte mir damals sicherlich jemand, der mich vorbereitet hätte, vorbereitet auf all das, was möglich ist. Um zu verstehen, was die Krankheit bedeutet und was auf mich zukommen wird. Wie ich mit den Ärzten sprechen, was ich einfordern darf und wonach ich fragen kann. Um den Mut zu haben, von Beginn an zu fordern und nachzufragen – und zwar so lange, bis ich es verstanden habe –, gleichzeitig eine Zweitmeinung einzuholen, auch wenn der behandelnde Onkologe damit in seiner Persönlichkeit verletzt sein könnte. Jemand, der mich durch all diese vielen Termine und Untersuchungen begleitet hätte, um das riesige Durcheinander und die Überforderung in eine Struktur zu bringen, hätte mir vermutlich Sicherheit und Zuversicht gegeben. Heute weiß ich, dass es wichtig ist, aus der Opferrolle herauszukommen und aktiv zu werden. Wieder Verantwortung zu übernehmen und sich aus der Abhängigkeit zu befreien, ist eine weitere wichtige Komponente.

In meinem jetzigen Leben – fast 20 Jahre nach der ersten überstandenen Krebserkrankung – arbeite ich auf diesem Gebiet als Cancer Coach. Ich glaube, dass man seinen Gegner gut kennen sollte, wenn man wirklich gegen ihn antreten will. Das ist für mich mit der Frage verbunden: Was braucht es alles, um gesund zu werden oder ein gesundes Leben zu führen? All meine fundierten und über Jahrzehnte gesammelten Erkenntnisse lassen mich heute meine Herzensarbeit als Cancer Coach in einem umfassenden Netzwerk, sowohl in schulmedizinischer als auch komplementärmedizinischer Weise, umsetzen. Aber das ist nur ein kleiner Teil davon, was es wirklich heißt, an seiner Heilung beteiligt zu sein. Ich weiß, was es bedeutet, und ich kenne den Schmerz, das Leid, die Verzweiflung und die schreckliche Angst, die dahintersteht. Damals, vor der ersten Diagnose, versuchte ich, auf Teufel komm raus alles richtig zu machen. Ich wollte eine fröhliche und liebevolle Mutter sein und zugleich eine starke, schöne und liebende Ehefrau, die alles im Griff hat. Ich wollte stets attraktiv für meinen Mann bleiben und den Raum für uns als Paar schützen. Ich wollte einfach alles sein: Mutter, Ehefrau, Geschäftsfrau, eine verrückte Liebhaberin, Kumpel, Köchin, Sportskanone. Aber so sehr ich mich auch anstrengte, ich konnte nicht alles erfüllen und zu guter Letzt stellt sich natürlich die Frage, warum ich all das überhaupt sein wollte. Letztlich war es ja ein Kampf gegen mich selbst. Woher kam dieser Hang zur Perfektion? Dieses niemals genug sein? Manche Glaubenssätze und Verinnerlichungen rühren von Erlebnissen aus der Kindheit, die wir als Kind oftmals anders verstehen, als es vielleicht gemeint war. Ein Satz aus meiner Kindheit, an den ich mich gut erinnere, ist: »Du musst jeden Tag das Beste aus dir herausholen.« Eigentlich ein schöner Glaubenssatz, nur habe ich ihn anders interpretiert. Und dann wurde ich plötzlich in so eine Krisensituation wie diese Krebserkrankung hineinkatapultiert und nichts war mehr wie vorher. Da hatte Perfektion überhaupt keinen Platz. Denn Krebs ist eine Krise, eine totale Ausnahmesituation – und zwar für alle und zugleich der beste Moment, seine Glaubenssätze und auch Ängste zu prüfen. Es spielt keine Rolle, ob wir eine genetische Disposition haben oder nicht. Alles, was nicht in uns geklärt ist, kann die Entstehung oder ein Fortschreiten einer Erkrankung fördern.

Gerne geben wir dabei die Verantwortung an andere ab. Das können beispielsweise die Eltern oder der Partner sein. Verantwortung zu übernehmen, bedeutet nicht, die Schuld bei anderen Menschen zu suchen, sondern in sich aufzuräumen, herauszufinden, was in einem geschieht, welche Parallelen die heutigen Themen mit einem Blick zurück auf die damaligen haben – und das Vergangene als eine Lernerfahrung zu nutzen. Dabei in die Heilung und den Frieden mit Menschen zu gehen, die einen irgendwann einmal verletzt haben. Wenn wir Verzeihen lernen, stellt sich in uns selbst Frieden ein: Hass, Wut und Groll verlassen uns oder werden weniger. Das ist definitiv keine leichte Aufgabe, aber wenn wir es mutig umsetzen, ist es sehr heilsam für unseren inneren Frieden.

IT'S ALL ABOUT UNDERSTANDING: KOMMUNIKATION IN DER BEZIEHUNG

In der Krankheitsphase können viele Ehen zerbrechen – das erwähnte auch schon mein ehemaliger Gynäkologe. Auch mein damaliges Selbstwertgefühl definierte sich zu großen Teilen über mein Äußeres, das sich während der Krebserkrankung natürlich veränderte und mein Selbstbewusstsein schrumpfen ließ. Mit der Definition des Äußeren meine ich nicht unbedingt ein bestimmtes

Aussehen, sondern vielmehr eine äußere Haltung wie Benehmen, Sprache, Bewegung, eine körperliche Definition über den Sport, Kleidung, gutes Ansehen in der Gesellschaft und so weiter, also alles Aspekte im Außen. Diese, meine Unsicherheit hat natürlich auch Malte gespürt, der sich mir gegenüber hilflos gefühlt hat und um medizinische Dinge sowieso schon immer einen Riesenbogen gemacht hat. Hinzu kam noch, dass in seiner Familie nie geredet und alles totgeschwiegen wurde. Ganz im Gegensatz zu meiner Familie, die aufgrund jüdisch-italienischer Wurzeln oftmals in Endlosdiskussionen verfiel. Das war letztlich unser Konflikt: Dass Malte aus seiner und ich aus meiner Kindheit geprägt waren und wir beide in so etwas Unsicheres gestoßen wurden, obwohl wir eigentlich füreinander da sein wollten.

Im Grunde genommen wollen die Partner zueinanderfinden, fühlen sich in so einer Krise aber total verloren. Und am Ende ist es das gegenseitige Missverstehen, was durch die fehlende, aber auch durch eine falsche und nicht gelernte Kommunikation entsteht und die Beziehung ins Wanken bringen kann. Genau deshalb gehe ich in meinem Cancer Coaching unter anderem auf das Thema Kommunikation ein. Über alledem steht natürlich immer das Ziel, zusammen mit den Patientinnen und Patienten einen besseren Umgang mit ihrer Krankheit und ihren Lebensthemen zu erreichen und ihre Lebensqualität zu verbessern. Dabei sollen die Partner in einer Beziehung, aber auch innerhalb der Familie und Freunde lernen, miteinander zu kommunizieren. Und das können sie wiederum erst, wenn sie anfangen, sich selbst zu verstehen; sich selbst mal beobachten, welche Worte sie dem anderen gegenüber benutzen. Aber auch: Welche Worte verwende ich mir selbst gegenüber und wie bedeutungsvoll sind diese Worte? Setzen die mich unbewusst unter Druck und woher kommt das? Welche Themen bewegen oder triggern mich, sodass mich bestimmte Worte und Erwartungen aus der Kontrolle bringen und mich verletzen? Wenn wir verletzt sind, holen wir meist zum Gegenschlag aus, was aber bei dem vermeintlichen Täter auf Unverständnis trifft, weil wir alle mit unterschiedlichen Prägungen, Traumata und anderen Erlebnissen Beziehungen eingehen – und schon ist der Konflikt da.

Die Veränderung beginnt man in kleinen Schritten, dazu gehört viel Geduld, denn viele Gewohnheiten sind fest eingefahren, daher ist es sinnvoll tief an unserem Ego zu arbeiten und es zu hinterfragen. Nochmal: Wichtig ist erst einmal, sich selbst zu verstehen – das alleine braucht schon seine Zeit. Der nächste Schritt ist dann durch die Brille des anderen zu sehen, um ihn verstehen zu lernen. »It's all about understanding«, wiederholte mein Mediationsausbilder immerzu. Wenn man das schafft, verändern sich viele Dinge und unser Ego rückt ein kleines bisschen zur Seite und ein »aufeinander Zugehen« wird einfacher.

Kommen wir wieder zurück zu unserem eigentlichen Thema: Gerade bei gynäkologischen und urologischen Erkrankungen sowie während der Therapie, bei der man sich äußerlich verändert, macht es Sinn, bei sich zu bleiben. Wenn man sich äußerlich verändert und fragt: Wer oder was bin ich denn jetzt eigentlich? Ich fühle mich überhaupt nicht mehr weiblich beziehungsweise männlich. Ich habe Narben, Schwellungen, Lymphabflussprobleme oder Empfindungsstörungen durch eine Therapie. Muss ich mich so mögen oder geht das nicht? Wie kann ich überhaupt mein neues Äußeres annehmen? Und wie soll mich jetzt mein Partner oder meine Partnerin lieben, wenn ich es selbst noch nicht mal schaffe, mich anzunehmen?

Eine Methode ist dabei, sich erst mal vor den Spiegel zu stellen und sich anzusehen, sich wahrzunehmen und herauszufinden, welche Berührungen überhaupt guttun und welche eher unangenehm sind. Sich zu sagen: Liebe dich doch mal so, wie du es dir von deinem Partner wünschen würdest. Kann ich das überhaupt? Ein weiterer Schritt ist, eine Verabredung für sich alleine festzulegen: Sich etwas Schönes und Wertvolles zu kochen – so als würde man sich mit seinem Partner treffen –, den Tisch festlich zu decken, eine Kerze anzünden, sich zu schminken, Schmuck anzulegen und ein schönes Kleid zu tragen und sich dann zu sich selbst zu setzen. Als Nächstes zelebriert man es mit dem Partner oder der Partnerin und führt ein offenes Gespräch über das neue Empfinden. Denn aus der Hilflosigkeit heraus passiert es nicht selten, dass die falschen Worte gewählt oder ein falscher Ton getroffen wird. Und auch das Gegenüber sollte sich den Raum nehmen dürfen, sich um seine eigene Seele zu kümmern, es darf sich nicht in der Krankheit seines Partners verlieren. Denn wer sich nur aufopfert und sich nicht um seine Belange sorgt, hat auch keine Kraft mehr, für den erkrankten Partner oder die Partnerin in den wichtigen Momenten da zu sein. Wobei wir gleich beim nächsten Thema wären: dem Annehmen. Viele von uns haben es ja nie gelernt, ich selbst gehörte auch dazu, sich helfen zu lassen. Aber letztlich brauchen wir uns alle gegenseitig. Ich selbst habe bereits als Kind vieles mit mir alleine ausgetragen, es ist sicherlich auch ein Charakterzug, keine Schwäche zeigen zu wollen. Denn dann würde man sich ja noch hilfsbedürftiger zeigen, als man sich ohnehin schon fühlt. Nur findet man so nicht zueinander. Es ist wichtig, sich zu öffnen, Erwartungen zu kommunizieren, sie teilweise auch herunterzuschrauben, damit man selbst nicht enttäuscht ist, und gleichzeitig seinen Partner nicht überfordert.

Diese achtsame Art der Kommunikation – wenn beide Partner sich auf einer Augenhöhe begegnen – ist wesentlich: Dass man sich traut zu äußern, was einem guttut. Oder eben, was einem nicht so guttut. Durch eine ungünstige, aber wohl gutgemeinte Kommunikation besteht die Gefahr, schnell peinlich berührt zu sein. Manche sind dann gekränkt und gehemmt und das führt wiederum dazu, erneut verunsichert zu sein. So kann die leicht geöffnete Tür wieder zufallen. Hat man dieses Fundament aber erst mal geschaffen – und das ist nicht nur ein Gespräch, dazu muss man immer wieder miteinander kommunizieren, reflektieren und offen bleiben –, können die Partner auch wieder zusammenkommen. Leider schenken viele der Kommunikation keine große Beachtung. Fängt man jedoch an, sich selbst zu mögen und zu lieben, kann man das auch seinem Partner entsprechend vermitteln. Oftmals denken wir nicht daran, da wir davon ausgehen, dass der andere weiß, was in uns vorgeht. Unsere Sprache wird allerdings weicher, je mehr wir unsere hoch gebauten Mauern fallenlassen und Sanftheit zulassen können. Das Institut für Sexualwissenschaft und Sexualmedizin CCM an der Charité, Universitätsmedizin Berlin, schreibt, dass 80 Prozent der Betroffenen einer Brustkrebserkrankung unter sexuellen Problemen leiden.* Diese Studie zeigt, dass es sich um kein Einzelthema handelt, sondern viele Partnerschaften betrifft.

MEIN GUIDING ALS CANCER COACH

Der Beginn einer Zusammenarbeit mit Patientinnen oder Patienten und Angehörigen basiert in meinem Coaching auf einer umfassenden Aufklärung über alle Möglichkeiten einer verbessernden Lebensqualität und dem Umgang mit der Krise. Das betrifft ein Guiding durch die Krankheits- und Rekonvaleszenzphasen, wobei eine individuelle Ausrichtung auf den Hilfesuchenden stattfindet. Für mich ist eine Vertrauensbasis der ausschlaggebende Faktor für eine

---

* https://sexualmedizin.charite.de/forschung/ag_female_desire/sexualitaet_nach_brustkrebserkrankung/; abgerufen am 1.6.2023.

gute Zusammenarbeit und Erfolg. Erfolg hat viele Facetten. Sollten sich während des Coachings weitere Fragen ergeben, die ich nicht guiden kann, versichere ich mich an entsprechend qualifizierten Stellen, so beispielsweise bei Onkologen, falls sich die Frage auf ihren medizinischen Fachbereich bezieht. So kann sich der Betroffene sicher fühlen, dass nichts vergessen wird. Angefangen bei der Diagnose über weitere Diagnostikmöglichkeiten, die ergänzenden integrativen Therapiemethoden, Nebenwirkungen, Ernährung, den onkologischen Sport, Yoga und Meditation, Möglichkeiten aus dem Ayurveda, Mentales bis hin zur Arzt-Patienten-Kommunikation sind das alles Bausteine der Aufklärung. Nach der individuellen Festlegung der Prioritäten folgt das Umsetzen und das erforderliche Verändern von Lebensgewohnheiten. Ist dies passiert und wird diszipliniert trainiert, schließt sich die mentale Phase des Coachings an.

Dieses ganzheitliche, von mir entworfene Konzept gründet in der Rückschau auf meine Erkrankung, auf die eigentlichen Bedürfnisse, deren Erfüllung mir verwehrt blieb, da Angebote in dieser umfassenden und tief reichenden Art nicht vorhanden waren. Heute findet man gerade in den sozialen Medien viele Angebote, die bei genauerem Hinsehen Qualität, fundiertes Wissen und tatsächliche Fürsorge vermissen lassen. Unterstützung in einer Krise – vor allem in einer lebensbedrohlichen Lage – ist essentiell, aber die Quelle sollte wirklich gut geprüft werden. Ich finde es total wichtig, dass Menschen ihre Geschichten teilen, ohne in eine Selbstdarstellung zu geraten. Dabei finde ich es wünschenswert, nicht zu sehr in negative als auch positive Extreme abzurutschen, sondern nah an guter Information und Realität, beziehungsweise Authentizität zu bleiben. Denn aus den geteilten Geschichten können wir lernen und heraussuchen, was zu uns passt. Geht es aber um Ratschläge und Hinweise auf mögliche Heilverfahren, Therapien, Medikamente, Nahrungsergänzungsmittel oder Wechselwirkungen et cetera – die Liste ist lang –, ist es wirklich unerlässlich, gründlich zu prüfen, woher diese Informationen stammen und welche Qualifikation dahintersteht. Und vor allen Dingen, ob diese auch zu unserem individuellen Heilungsweg passen und förderlich sind.

Ich selbst bin sehr vorsichtig mit Empfehlungen. Wenn ich Hinweise gebe, sollten sie immer mit den behandelnden Onkologen besprochen werden, selbst wenn ich das bereits in meinem Netzwerk und mit Kooperationspartnern diskutiert habe. Wir alle sind so unterschiedlich und individuell, dass ein Konzept nicht auf alle anderen umgemünzt werden kann. Die Therapien sind verschieden und die Forschung ist schnell. Außerdem gehören ebenfalls viele persönliche Eigenschaften dazu, die jeder für sich selbst herausfinden sollte. Als Begleitung und Wegweiser habe ich gern Anteil an der jeweiligen Entwicklung und kann vermutlich sehr behilflich dabei sein, den individuellen Weg zu erforschen und ihn letztlich auch umzusetzen.

Es gab mal eine Zeit, in der ich dachte, wenn ich diese drei Diagnosen und einen Herzstillstand überlebt habe, könnten das alle. Ich wollte jeden retten, habe mich verrannt und wurde traurig, dass es manche nicht schafften. Auch ich musste erst lernen, dass mein Konzept nicht für alle umzusetzen ist. Es gibt wichtige Aspekte, die auf einem Heilungsweg relevant sind, aber die innere Haltung, der Mut, der Wille, die Kraft und der Glaube, gekoppelt mit den Erfahrungen, Traumata, Prägungen, Glaubenssätzen und den gegebenen Umständen sind bei uns allen so unterschiedlich, dass sich die Dinge individuell fügen dürfen und auch sollen. Auch der Deutsche Krebsinformationsdienst weist deshalb immer wieder darauf hin, wie wichtig es ist, sich an qualifizierte Stellen zu wenden. Oft interessiert das nicht unbedingt die Masse, weil sie beispielsweise auf Instagram einfache und kostenlose Ratschläge bekommt. Jedoch bietet der Krebsinformationsdienst eine kostenlose telefonische Beratung für einzeln aufkommende Fragen an. Allein die Frage, ob man beispielsweise Grapefruit während der Therapie essen darf oder nicht, bekommt oft viele unterschiedliche Antworten – selbst hier gehen die Meinungen der Onkologen weit auseinander. Wenn der eine Onkologe dafür ist und keine Bedenken hat, Grapefruit etwa während der antihormonellen Therapie zu verzehren, kann ein anderer schon wieder eine gegenteilige Meinung besitzen. Das ist verwirrend und ich weiß, dass viele Patientinnen und Patienten hier genervt und hilflos sind. Aus meiner Erfahrung heraus kann ich nur sagen: »Höre auf deinen Bauch. Decke dich mit Wissen ein, fokussiere dich auf dich selbst, sortiere und fühle, was für dich das Beste ist.« Es ist wichtig, bei sich zu bleiben, sich nicht zu sehr auf andere zu konzentrieren. Tun wir das, geraten wir leicht in einen Vergleich und in einen unbewussten Wettstreit. Nicht zu unrecht lautet ein Zitat: »Das Vergleichen ist das Ende des Glücks und der Heilung«. Instagram, Facebook, TikTok und so weiter sind Plattformen, die für unser Ego nicht besonders förderlich sind. Sie lenken uns ab. Ich frage mich immer, wie Heilung passieren kann, wenn wir ständig abgelenkt sind, uns vergleichen und in fremdes Leid miteinsteigen. Es setzt uns unter Druck und führt zu weiteren Verwirrungen und negativen inneren Bildern, die unser Unterbewusstsein beeinflussen. Ich selbst bin bei Instagram, weil es auch eine Businessplattform ist und ich so meine Informationen und Angebote transportieren kann. Das ist meine Intention. Aber ich merke manchmal auch, dass ich mich drängen lassen und ich an mir zu zweifeln beginne, ob ich nicht noch mehr machen müsste. Hierbei reflektiere ich immer wieder neu und ziehe mich zurück, falls es notwendig ist. Wenn ich mir nun vorstelle, ich hätte das zur Zeit meiner Erkrankung erlebt, hätte es mir vermutlich das letzte bisschen Boden unter den Füßen weggerissen, weil ich mich nicht auf das hätte fokussieren können, was ich wirklich gebraucht habe.

Vielleicht möchte man an dieser Stelle einmal in sich hineinspüren und beobachten, ob das für den eigenen Heilungsweg förderlich sein kann. Ich denke, dass ein ehrliches sich selbst Gegenübertreten hilfreich für eine gute Lebensqualität ist. Regelmäßiges Meditieren, in die Stille gehen, um das Bewusstsein zu sensibilisieren, kann hierbei ein sehr gutes Hilfsmittel sein. Intensives Meditieren, der Rückzug von allem, die Stille und das sich daraus ergebende Reflektieren haben mir persönlich deutlich gemacht, was für mich wirklich wichtig ist. Dies ist ein Entwicklungsprozess, der erlernt wird, an dem man aktiv teilnimmt, wenn man es wirklich will. Mir machte es deutlich, dass viele Entscheidungen, Empfindungen, Verletzungen – um nur einige zu nennen – von meinem Ego gesteuert werden. Das sind menschliche und natürliche Eigenschaften, welche unterschiedlich ausgeprägt sind. Das Ego kann uns Hindernisse in unserem Lebensweg und in den Weg mit Menschen legen, die uns in diesem Leben begleiten. Das Ego kann man jedoch nicht ausschalten. Es zeigt sich unaufhörlich, wenn wir es nicht versuchen, in Schach zu halten. Dies gelingt meiner Erfahrung nach sehr gut mit konsequentem Meditieren und Achtsamkeitsübungen (auf Seite 175 ff. gehe ich noch einmal ausführlich auf diesen wichtigen Bereich des Cancer Coachings ein). Sicher gibt es unterschiedliche Methoden und hier ist es wichtig herauszufinden, welche zu einem passen, so banal sich das vielleicht auch anhören mag.

Für die gemeinsame Arbeit, das Übermitteln meiner strukturierten und fundierten Bausteine des Cancer Coachings sowie ein konsequentes »Ich will es« – das aktive sowie eigenverantwortliche Zutun –, braucht es als oberstes Gebot eine Vertrauensbasis. Mein Herzenswunsch ist es dabei, etwas zu bewegen, etwas anders zu machen. Aktiv an den Kern seines Seins zu gelangen und letztlich an der Wurzel zu heilen. Dabei möchte ich nochmals wiederholen, dass der Schwerpunkt nicht in der Heilung liegt, sondern in der verbesserten

Lebensqualität, einer besseren Kommunikation, einer leichteren Einstellung zu den Lebensthemen, alte Erlebnisse vergangen sein zu lassen, freier zu sein im Denken und im Handeln. Eine tiefe Klärung in seinem Leben zu erreichen ist meiner Erfahrung nach das Wichtigste, was wir brauchen, um wahre Authentizität zu leben und wann auch immer, in die andere Welt überzutreten. Denn diese Fragen, diese Themen werden spätestens dann kommen, wenn wir uns in unserer letzten Stunde befinden und nur noch wenig oder vielleicht nichts mehr klären können. Schaffen wir es, eine gute Lebensqualität zu erreichen, kann das natürlich auch zu einer Heilung führen – und: Heilung gibt es auf unterschiedlichen Ebenen.

Um Verantwortlichkeit und die Arzt-Patienten-Kommunikation in den führenden Krebsklinken geht es unter anderem auch im nächsten Interview mit Professor Dirk Jäger, dem Direktor des Nationalen Centrums für Tumorerkrankungen in Heidelberg, der mich damals bei meiner dritten Krebserkrankung sehr unterstützt hat, und dem ich für seine damaligen Worte – und natürlich auch seine Vorgehensweise – sehr dankbar bin.

GESPRÄCH
MIT PROF. DR. DIRK JÄGER
VOM UNIVERSITÄTSKLINIKUM HEIDELBERG, MEDIZINISCHE FAKULTÄT

GESCHÄFTSFÜHRENDER DIREKTOR DES NATIONALEN CENTRUMS FÜR TUMORERKRANKUNGEN (NCT) HEIDELBERG; ÄRZTLICHER DIREKTOR MEDIZINISCHE ONKOLOGIE (UKHD)

Prof. Dirk Jäger kam nach der dritten Diagnose in mein Leben, als ich nach einer objektiven Meinung suchte, um meinen beabsichtigten Weg »abzusichern« (was natürlich nie möglich ist). Ich traf ihn als einen Arzt, der mich mit den neuesten Weiterentwicklungen aus der Medizin versorgte und mich in der Nachsorge sicher begleitet. Jeder sollte einen Arzt haben, dem er aus tiefsten Herzen vertraut. Prof. Dirk Jäger ist für mich ein Ausnahmearzt und -mensch. Er steht mir zur Seite, wenn es um Patientenfragen geht. Seine Meinung wäre die erste, die ich hören will, wenn es einen Verdacht gäbe oder ich unsicher wäre. Aus diesem Grund war mir das Interview mit ihm sehr wichtig. Uns verbinden nunmehr 14 Jahre.

Sarah Blumenfeld: Ich fang jetzt gleich mit einem sehr schwierigen Thema an, nämlich mit der Arzt-Patienten-Kommunikation. Manche Aussagen von Ärzten sind für die Patienten teilweise sehr entmutigend. Sie sind da ganz anders, aber es gibt leider immer noch viele Ärzte, die wenig empathisch mit Patienten umgehen. Und wenn man da nicht resilient ist, dann ist so ein Keim, den einem ein Arzt mit einer Aussage einpflanzt, vielleicht auch entscheidend, weil er sich ins Unterbewusstsein eingraben kann. Heute gibt es ganz andere Möglichkeiten auf Informationen und Unterstützung zurückzugreifen, aber das alles war seinerzeit noch nicht denkbar. Was mir damals geholfen hätte, wäre zu verstehen, warum Ärzte so reagieren und mit mir so sprechen. Ich glaube, das Prinzip dem anderen erst mal das Gute zu unterstellen, ist dabei natürlich immens wichtig. Es hat ja auch viel mit dem Klinikalltag zu tun, mit dem Druck, dem Zeitmangel unter dem die Ärzte stehen.

Ich höre von ganz vielen Patienten immer wieder, dass keine Gespräche auf Augenhöhe stattfinden. Sie haben das Gefühl, dass sie dort abgestempelt

werden. Was müsste hier passieren, um diesen Zustand zu verbessern? Vielleicht, dass bereits im Studium Patientenkommunikation gelehrt wird? Und was könnte man jetzt dafür tun?

Professor Dirk Jäger: Also, ein Hauptproblem in der Onkologie ist, dass wir immer mit Statistiken hantieren. Die Prognose eines Patienten wird aus einer Statistik runtergebrochen, von der wir glauben, dass wir eine große Sammlung von wahrscheinlich vergleichbaren Situationen haben mit gleichem Outcome. Und dann glauben wir, dass wir dem Patienten sagen müssen: Ihr mittleres Überleben ist neun Monate – laut Statistik. Viele Kollegen reflektieren aber gar nicht, dass neun Monate tatsächlich ein Mittelwert von einer ganz breiten Gauß-Verteilung sind, bei der es in aller Regel Patienten gibt, die signifikant länger leben oder vielleicht sogar dauerhaft und durch die Erkrankung nicht mehr beeinträchtigt sind – so wie Sie – und manche, die deutlich kürzer leben. Von daher erlebe ich einige Kollegen, die bemerken: Oh, das ist eine Situation, die kann schwierig werden oder die Erkrankung ist formal vielleicht auch für die meisten Patienten sehr bedrohlich oder nicht heilbar. Und dann versuchen sie, sich selbst zu entlasten, indem sie das transportieren und dann das Gefühl bekommen, sie hätten die Verantwortung wieder dem Patienten übergegeben, denn er wüsste ja jetzt Bescheid. Er hat eine schwere Erkrankung, sein Überleben ist wahrscheinlich beeinträchtigt und ich habe meine Schuldigkeit getan …

Um die Verantwortung schnell wieder loszuwerden? Aber ist denn manchen Ärzten nicht bewusst, was für harte Aussagen das sein können?

Ja, das sind harte Aussagen … Ich unterstelle den meisten Kollegen, dass sie mitempfinden: Da steht jetzt ein Mensch vor ihnen und sie »wissen«, es sieht nicht gut aus – das belastet sie ja selbst. Für viele ist das sicherlich eine Art Selbstschutz, weil sie es einfach nicht mittragen können oder wollen und deswegen transportieren sie das auf den Patienten. Und danach kommt ja auch gleich der nächste Patient, für den bin ich dann wieder frei. Solche Situationen sind ja tatsächlich belastend. Ich sehe das jeden Tag in der Sprechstunde, wenn ich überschauen kann, wer als nächstes kommt. Und dann denke ich: Oje. Weil ich schon genau weiß, das wird schwierig, das sieht nicht gut aus. Wie transportiert man das am besten? Wie findet man eine Strategie und ein Ziel? Das ist einfach sehr belastend und manche belasten sich damit gerne und andere eben ungerne – und versuchen, das dann loszuwerden. Wir haben statistisch gesehen ungefähr zehn Minuten am Tag für solche Gespräche und das ist natürlich viel zu kurz.

Was auch häufig berichtet wird und ich auch erlebt habe, ist folgende Situation: Es gibt noch keine klare Diagnose oder aber etwas wurde in der Bildgebung gesehen, und dann kommen Ärzte zu einem und sagen: »Sie haben Brustkrebs. Machen Sie bitte vorne an der Rezeption einen Termin aus.« Und dann geht der Arzt wieder raus und lässt den Patienten alleine sitzen. Wenn ich im Coaching solche Patienten betreue, versuche ich sie aufzufangen. Und natürlich kenne ich die seelische Belastung auch, ich befinde mich ja zwischen Arzt- und Patientenseite und kann sehr gut nachempfinden, dass man sich abgrenzen muss. Nichtsdestotrotz kann man so eine Kommunikation auch lernen, sodass beide Seiten quasi zufriedengestellt sind: die eine Seite sich abgrenzen kann, aber gleichzeitig der Patient nicht noch mehr ins Loch gestoßen wird.

Das ist richtig. Im Studium kam früher so was komplett zu kurz – in meiner Studienzeit gab es Kommunikationstechniken und Ähnliches nicht. Das hat sich ein bisschen geändert, aber letztendlich müsste das professionell zu einer Weiterbildung oder einer Assistenzarztausbildung dazugehören, dass man solche Kommunikationstrainings macht, auch überwachte. Wir führen die häufig auf freiwilliger Basis durch, aber es wird von der Ärztekammer nicht gefordert und da haben wir Nachholbedarf. In anderen Ländern findet das professioneller statt. In den USA ist es zwar fast so ein bisschen geschauspielert, aber da sind solche Gespräche sicherlich trainierter …

Aber ist es da wirklich so viel anders? Ich hatte im Rahmen einer Arzt-Patienten-Kommunikation eine Unterhaltung mit einem Arzt aus San Francisco, da habe ich mir gedacht: das ist ja fast noch schlimmer.

Ja, da wird auch viel geschauspielert. Ich glaube, dass es da keinen einfachen und einzig richtigen Weg gibt. In erster Linie muss ich mir ein Bild von dem Patienten machen: Wer sitzt da wirklich vor mir? Was versteht er, was versteht er nicht? Wie versteht er was? Und dann muss man das in kleinen Dosen rüberbringen, die verdaulich sind und verstanden werden – und auch getragen werden können. Wie man da vorgeht, ist von Patient zu Patient sicherlich ein bisschen unterschiedlich.

Klar. Aber würden hier zum Beispiel auch kleinere Kommunikationstrainings oder Workshops seitens der Patienten helfen, die beide Seiten erläutern. Ich höre das beispielsweise auch aus dem Umfeld der Selbsthilfegruppen: Vor Kurzem war jemand von der Prostata-Selbsthilfegruppe in der Charité und hat für Ärzte einen solchen Workshop durchgeführt. Wäre so etwas für Sie auch denkbar?

Ich finde das super – man muss beide Seiten trainieren: den kommunizierenden Arzt, aber auch den Patienten. Wenn der ein bisschen Bescheid weiß und eine Vorstellung davon hat, was ein Tumor und was ein Karzinom ist und dass es Graubereiche gibt. So kann man natürlich viel besser mit ihm kommunizieren und mit größerer Sicherheit das transportieren, was man möchte. Und es wird eher verstanden. Die meisten Patienten haben ja zum Teil ganz komische Vorstellungen davon, was eine Tumor- und was eine Krebserkrankung ist. Das würde sehr helfen.

Also Aufklärung – eine für beide Seiten. Quasi ein Training für Ärzte, aber auch ein Training für Patienten. Wären Patienten dazu bereit, was meinen Sie?

Ich denke schon. Im Rahmen der Erweiterung des Nationalen Centrums für Tumorerkrankungen ist das Thema der Patientenbeteiligung auch von Seiten des Ministeriums her viel klarer gesetzt als früher. Wir müssen ja Strukturen darstellen, in denen wir im Prinzip professionelle Patientenvertreter haben, die wir – oder andere – natürlich erst mal ausbilden müssen. Das hat in Deutschland eher wenig Tradition, aber natürlich müssen in den Zentren erst mal Strukturen geschaffen werden, die die Patienten in die Lage versetzen, besser in solche Gespräche reinzugehen, mit derartigen Informationen umzugehen – und auch geschulter, professioneller fragen und verstehen können. Ich glaube schon, dass das helfen würde.

Wenn eine lebensbedrohliche Diagnose mitzuteilen ist, wie machen Sie das? Sie geben keine Prognose, oder?

Ich scheue mich immer, mit Zahlen zu hantieren. Denn meistens liegt man falsch. Man weiß es ja selbst nicht. Und selbst wenn es statistische Mittelwerte gibt – wie etwa mittleres Überleben laut Studienlage elf Monate –, dann sind immer Patienten dabei, die leben drei Jahre und andere leben zwei Monate. Insofern kann man nur falsch liegen. Aber ich versuche schon, dem Patienten vorsichtig klarzumachen – falls es wirklich sehr unwahrscheinlich ist, dass man ihn krankheitsfrei bekommt oder wenn es sehr wahrscheinlich ist, dass er an der Erkrankung stirbt –, dass seine Lebenserwartung durch die Erkrankung schon erheblich beeinträchtigt ist. Wie sehr, muss man im Einzelfall sehen. Und dann sieht man ja, wie die Patienten reagieren, wenn man das vorsichtig in den Raum stellt. Manche wollen überhaupt nichts weiter wissen und andere wollen es sehr genau wissen und fragen: »Wie sehr ist es denn eingeschränkt?« – »Was bedeutet das für mich?« und »Muss ich jetzt mein Testament machen?« Wieder andere negieren das, gehen überhaupt nicht darauf ein – dann brauchen wir wahrscheinlich ein paar Gespräche. Man kann Patienten nicht dazu zwingen, innerhalb der nächsten Viertelstunde die Diagnose und alles andere zu akzeptieren. Da muss man auch von Patient zu Patient schauen, wie man das transportieren kann.

Apropos Transport: Wie Patientendaten kommuniziert werden, ist ja auch ein umstrittenes Thema. Für wie wichtig halten Sie die Digitalisierung von Patientendaten?

Unser Arbeiten wäre natürlich wesentlich leichter, wenn wir eine IT-Infrastruktur hätten, die dafür sorgt, dass Patientendaten, molekulare Daten, Follow-up-Daten, Diagnose-Listen, Begleitmedikation jedem Behandler zur Verfügung stehen würden – dann passieren auch weniger Fehler. Sonst verhindere ich eine offene Kommunikation. In anderen Ländern sind sie damit auch schon viel weiter.

Was braucht es, damit sich da etwas bewegt?

Das ist in Deutschland schwierig, wegen des Datenschutzes … Es wird sich nicht leicht ändern lassen. Am einfachsten ist es tatsächlich, wenn man über Systeme nachdenkt, bei denen der Patient selbst seine Daten sammelt und dann überall teilt. Das ist wahrscheinlich das Einfachste: Eine Patientenakte, die der Patient kontrolliert.

Das ist das, was ich zu Hause auch gemacht habe – in einem Aktenordner. Rate ich auch immer den Patienten …

Schauen Sie, Sie haben zum Beispiel das Long-QT-Syndrom, das kommt nicht so häufig vor – also denkt auch keiner darüber nach. Nachdem man das nicht irgendwo einsehen kann, wird das leicht übersehen und wenn Sie in eine Situation kommen, in der es Ihnen nicht gut geht und Sie nicht kontrollieren können, welche Medikamente Sie bekommen – wupps, hat man was ausgelöst. Wenn es also ein System gäbe, was ganz klar in rot sagen würde: »Cave! Hier mit den Medikamenten aufpassen!« Das wäre doch nur zur eigenen Sicherheit.

So sehe ich das auch. Aber wenn der Patient doch einwilligt, dann verstehe ich das Problem mit dem Datenschutz an der Stelle nicht.

Der Patient muss für jeden einzelnen Vorgang einwilligen – das ist das Problem. Man kann nicht einen Grundkonsens aussprechen, und dann sind die Patientendaten überall einzusehen, nein, der Patient muss dann überall das jeweilige Formular unterschreiben – und das ist das Schwierige. Ich darf ja nicht mal Ihren Arztbrief als Attachment einem behandelnden Kollegen mailen. Das ist verboten.

Was viele Patienten auch nicht gut kennen, ist die Präzisionsmedizin. Die ist auch bei den Krebspatienten kaum Thema, sehr selten sprechen mich Patienten darauf an. Warum wird das so wenig von Ärzteseite kommuniziert?

Präzisionsmedizin bedeutet, dass man letztendlich versucht, die Tumorbiologie besser zu verstehen und dann – basierend auf dem Verständnis der Biologie – individuell zielgerichtete Substanzen einzusetzen. Das funktioniert in Einzelfällen ganz gut, in vielen Fällen aber auch nicht, das muss man ehrlich sagen. Deshalb gefällt mir das Wort »Präzisions-Onkologie« auch nicht, weil das etwas suggeriert, was wir so noch nicht halten können. Ein Hauptproblem ist, dass selbst das Verständnis der tiefen Tumorbiologie vielfach nicht die Konsequenz hat, dass wir tatsächlich ein geeignetes Medikament identifizieren können, das in der Situation hilft. Und die meisten zielgerichteten Substanzen, unter denen ausgewählt wird, sind die Tyrosinkinase-Inhibitoren, die bei soliden Tumoren in der Regel nur marginal wirksam sind. Uns fehlen derzeit noch die geeigneten Waffen, um das Thema Präzisions-Onkologie wirklich ernst zu nehmen. Etwas besser verhält es sich mit den sogenannten Zelltherapien, die wie nach bestimmten Antikörpern und genveränderten Zellen benamt sind. Die sind zum Teil sehr wirksam und dort würde ich das auch rechtfertigen können, von Präzisions-Onkologie zu sprechen. Im Moment ist es eher Präzisionsdiagnostik, die wir betreiben. Ich bin so ein bisschen vorsichtig, den Patienten zu suggerieren, dass damit die Therapien hoch signifikant besser werden. Das ist nun mal nicht so.

Können Sie mit Ihren Worten nochmal beschreiben, was aus Ihrer Sicht die Präzisionsdiagnostik ist? Was gehört dazu? Was ist anders als bei der Standarddiagnostik?

Die Kollegen schauen den Tumor nicht nur standardmäßig unter dem Mikroskop an und beschreiben ihn morphologisch: Wie sieht der Tumor aus? Sondern sie machen in der Regel eine Sequenzierung, also eine molekulare Diagnostik. Man macht entweder Panel, bei denen man 500 Gene komplett durchsequenziert, von denen man ausgeht, dass sie relevant sind, bis hin zu einer Ganz-Genom-Sequenzierung, bei der man das komplette Erbgut durchliest und versucht, jede genetische Veränderung zu erfassen und daraus Konsequenzen zu ziehen.

Okay. Aber die Diagnostik ist erst mal notwendig, um die Krankheit immer besser zu verstehen …

… man weiß, welches Gen wie mutiert ist und wie jedes der 25.000 Gene exprimiert ist. Also: Man sieht, was an der Tumorzelle anders ist als an der normalen Zelle. Nur die Konsequenz daraus ist noch etwas unklar. Habe ich deswegen wirklich eine bessere Therapie in den Händen? In den meisten Fällen nicht.

Und die Immuntherapie?

Die ist natürlich sehr spannend. Für mich gibt es nichts effektiveres, spezifischeres als das Immunsystem, das in der Lage ist, sehr sensitiv eine nicht normale von einer normalen Zelle zu unterscheiden, fremde abzustoßen, sich selbst zu schützen. Das ist schon faszinierend, wie gut unser Immunsystem ist. Und ich glaube, dass die Immuntherapieverfahren die nächsten Jahre klar dominieren werden.

Kann man die bei jedem Patienten anwenden?

Nein. Es gibt natürlich Tumorvarianten, die sich einer Immunantwort entziehen.

Da wir gerade bei dem Thema Immunsystem sind: Es gibt ja viele Patienten, die auch komplementär medizinisch ihr Immunsystem stabilisieren und das ist ja auch Teil meiner Beratung. Was halten Sie davon?

Sicher sinnvoll. Wir verstehen wahrscheinlich noch zu wenig, welche Mechanismen das wirklich sind und die Datenlage – welche Verfahren geeignet sind, immunstimulierend zu wirken – ist noch dünn. Man hätte natürlich gerne größere Studien, die klar zeigen, dass die oder die Intervention auch den gewünschten Erfolg hat. Auf diesem Sektor existieren natürlich auch viele Glaubenssachen, für die es keine wirkliche Evidenz gibt. Insofern würde ich mir hier noch mehr Evidenz wünschen. Aber ich bin mir sicher, dass es viele Verfahren gibt – wie Sport zum Beispiel. Ich bin fest davon überzeugt, der Hauptmechanismus von Bewegung ist eine Immunstimulation, die zu einem günstigen Anti-Tumor-Affekt führt. Das mag es für viele komplementäre Verfahren geben. Ich hätte gerne Studien dazu, die das auch wirklich belegen.

Was halten Sie von der antihormonellen Therapie? Ich habe einige Patienten, die sagen: Ich will die nicht machen. Ich selbst habe sie ja nach der dritten Diagnose verweigert und mir die Frage gestellt: Was braucht es denn, damit die Hormone ins Gleichgewicht kommen? Und habe dann viel reflektiert: Wie ist mein Tagesablauf? Wie ist mein Schlaf-Wach-Rhythmus? Welchem Stress setze ich mich aus? Wie gehe ich überhaupt mit Stress um? Und diese Bereiche habe ich versucht zu beeinflussen, erst einmal auch über den Sport. Damals, 2004, hatte man mir noch gesagt: Bloß nichts machen, nur hinlegen. Ich war immer Sportlerin und das war für mich natürlich die Hölle. Aber in dem Moment, als die ersten Ergebnisse zu mir durchdrangen – ich glaube, das war 2008, und 2009 hatte ich die dritte Diagnose –, fing ich mit dem Sport an. Ist natürlich logisch, dass Sport auch was mit den Hormonen macht, natürlich auch mit dem Stress, außerdem zur gleichen Zeit ins Bett zu gehen, zur gleichen Zeit aufzustehen. Auch das Meditieren und die Ernährung spielen für mich eine Riesenrolle. Bei mir ist es gut gegangen. Oft ist deshalb eine Frage von Patienten: Wie hast du das gemacht – und kann ich

das auch so machen? Ich bin da immer sehr vorsichtig in meiner Aussage. Ich kann nur sagen, dass ich mit allen Konsequenzen dahinterstand und dann gebe ich den Ball auch gerne wieder an den Onkologen ab. Aber wenn ein Patient partout keine antihormonelle Therapie machen möchte, dann sollte der Patient auch unbedingt Sport machen, weil das tatsächlich die Lebenseinstellung beeinflussen kann.

Schwierige Frage. Es gibt natürlich viele Studien, die alle klar aussagen, dass eine antihormonelle Therapie wirksam ist. Auch statistisch gesehen kann man in der adjuvanten Situation mit primären Operationen, hormonabhängige Tumore mit der besseren Prognose versehen. Die adjuvante Hormontherapie hat einen ganz klaren Stellenwert: Statistisch gesehen überleben mehr Patienten, wenn sie solche Substanzen nehmen. Natürlich habe ich Verständnis, wenn ein Patient das – aus welchen Gründen auch immer – partout nicht will. So eine Therapie verändert den Menschen, sie verändert das Empfinden und letztendlich muss das jeder für sich selbst entscheiden. Ich glaube, wir sind verpflichtet, eine Risikoabschätzung abzugeben: Um wie viel reduziere ich mit einer Hormontherapie das statistische Risiko? Aber wenn man sie aus guten Gründen ablehnt, muss man das respektieren. Dabei muss man den Patienten auch begleiten und überlegen, was man für ihn sonst noch alles tun kann. Ernährung ist sicherlich ein spannendes Thema. Wenn wir ehrlich sind, wissen wir nicht so richtig, wie wir beraten sollen. Es gibt wenige Daten, die wirklich einen klaren Effekt zeigen, und das macht mich dann ein bisschen zurückhaltend. Ich bin der Meinung, dass wir in der Regel alle ein ganz gutes Körpergefühl haben und merken, was uns guttut und was uns weniger guttut. Und darauf sollte man hören.

Aber was ist mit den Patienten, die sich ketogen ernährt haben? Das haben ja mittlerweile viele gewagt. Ich glaube, der wichtige Punkt bei der ketogenen Ernährung ist die Disziplin. Es ist eine Herausforderung, so diszipliniert zu sein. Und man muss sich natürlich auch gut auskennen, damit man kein Gewicht verliert – das muss man mit entsprechenden Fetten ausgleichen. Ich selbst bin ja auch meine Halbmarathons ketogen gelaufen. Beim Marathon habe ich ein bisschen zugeführt und ich merke jetzt auch – im letzten Jahr habe ich das ein bisschen schleifen lassen und mehr Kohlenhydrate gegessen – einen großen Unterschied. Ich habe nicht mehr die Leistung gebracht, ich war viel müde, habe schlecht geschlafen und fühlte mich auch mental überhaupt nicht mehr

so stark. Das habe ich jetzt wieder umgestellt und ich merke, dass ich wieder mehr Energie bekomme. Für mich ist es der gesündere Weg und ich nehme auch nicht ab. Was ist mit den Patienten, die bei sich einen positiven Effekt beobachtet haben? Gibt es dazu noch keine aussagekräftige Studie?

Hier bin ich ein bisschen gespalten, weil ich auch viele Patienten kenne, die sich ketogen ernährt haben, bei denen ich aber einen eindeutig negativen Effekt sehe. Die nehmen Gewicht ab, die haben explodierende Tumorerkrankungen. Ich bin da sehr, sehr vorsichtig. Ich glaube, jeder Patient muss für sich selbst herausfinden, was geht. Was tut ihm gut und wenn es nicht gut tut, es auch wieder seinlassen. Denn die wissenschaftliche Datenlage für eine ketogene Diät ist sehr, sehr offen. Wir wissen nicht, ob das sinnvoll ist. Wir wissen nicht, ob das wirklich einen Anti-Tumor-Effekt hat. Wir wissen nicht, ob sie – wenn sie gut gemacht ist – mit einer besseren Prognose einhergeht. Insofern, wenn es den Patienten hilft, sich besser, stärker und klarer zu fühlen, dann mag das eine sinnvolle Sache sein, wenn sie nicht an Gewicht verlieren. Aber bei einer ganzen Reihe von Patienten scheint es auch nicht gut zu gehen.

Für mich ist eigentlich immer klar, wenn das nicht gut gegangen ist, der Patient etwa an Gewicht verloren hat, dann wurde die ketogene Diät nicht korrekt durchgeführt. Das kann anstrengend sein und man braucht auch eine gute Begleitung. Wenn Sie sagen, dass es neben einem Gewichtsverlust auch zu Explosion gekommen ist – das habe ich nur bei Leuten beobachtet, die das ohne tieferes Wissen und ohne ärztliche Begleitung gemacht haben. Da gab es erst mal einen Stillstand und dann haben sie plötzlich eine Antwort von den Kliniken bekommen: Essen Sie doch wieder mal normal. In dem Moment, in dem sie dann wieder normal zugeführt haben, sind die Tumore explodiert. Und wenn ich noch einmal darauf zurückkommen darf, es ist ja so, dass bei der ketogenen Ernährung der Insulinspiegel auch nicht so hoch ansteigt, oder? Wenn ich jetzt das PET-CT als Beispiel nehme, bei dem eine radioaktive Lösung mit einer Zuckerlösung als Kontrastmittel gegeben wird, weil der Tumor Zucker aufsaugt, dann macht ein Zuckerverzicht doch Sinn?

…es ist egal, wie Sie sich ernähren, der Blutzuckerspiegel bleibt ja konstant. Wenn Sie keinen Zucker essen, dann bildet der Körper Zucker. Wir haben einen Glukosespiegel von ungefähr 100 und es ist völlig egal, wie man sich dabei ernährt – außer man ist Diabetiker. Insofern sind ziemlich ernährungsunabhängig ständig etwa 100 Milligramm pro Deziliter Zucker in der Zirkulation. Und wenn Sie keine Glukose essen, dann bauen sie Glukose. Insofern halte ich eine Ernährungsintervention, die darauf abzielt, sich wirklich kohlenhydratfrei zu ernähren, obwohl das den Blutzuckerspiegel nicht ändert, für nicht so relevant wie gedacht.

Ich muss noch mal ein bisschen tiefer bohren: Aber ich kann doch den Blutzuckerspiegel durch die Ernährung beeinflussen. Der schießt doch auch höher als 100.

Bei Diabetikern mal, aber bei »Nicht-Diabetikern«, die einen normalen Kohlenhydrate-Stoffwechsel haben, nicht. Natürlich ist der nach dem Essen auf 120 oder so, aber das sind ganz moderate Schwankungen. Ob das jetzt einen tumorfördernden Effekt hat, ist untersucht, ob nun eine kohlenhydratarme oder -freie Diät das Immunsystem positiv beeinflussen kann oder aber beeinträchtigt – ich halte es im Moment für Glaubenssache. Für mich ist es völlig unklar, ob das eine ausreichende Evidenz hat, um es zu empfehlen. Für den Einzelfall – ich höre immer auf den Patienten: Wenn er sich gut oder besser fühlt, meint, es ist richtig für ihn, dann nehme ich das ernst. Aber ich würde den Teufel tun, so was im Moment zu empfehlen. Dafür gibt es keine Datengrundlage.

Nein, es geht auch nicht um Empfehlungen. Damit bin ich vorsichtig. Ich nehme nur mich als Beispiel und die Patienten, die sich dafür entschieden haben und die ich begleite, aber ich gehe nicht aktiv mit diesem Thema auf sie zu. Ich habe beobachten können, auch im Austausch mit anderen Ärzten und Patienten, dass es entweder zu einer Tumorrückbildung kommt oder auch zum Stillstand oder Verlangsamung.

Ich habe das noch nie gesehen, dass das die einzig relevante Therapie ist, die erklärt, dass es zu einer Tumorrückbildung kommt. Ich habe keine gesehen.

Ich meine auch nicht die einzig relevante Therapie. Das glaube ich ebenfalls nicht. In Kombination der Therapien. Eine Frage noch zum Oncotype-Test, der den Nutzen einer Chemotherapie abschätzen kann. Hier werde ich immer wieder gefragt: Soll ich das machen? Was ist Ihre Meinung dazu?

Oncotype bei Mammakarzinom hilft in manchen Situationen, das Risiko besser einzuschätzen. Wie hoch wirklich mein individuelles Rückfallrisiko ist, das hängt durchaus an einer bestimmten Gen-Signatur. Insofern ist es für manche Fälle wirklich sinnvoll, das Oncotype zu machen, um zu überlegen: Brauche ich wirklich die Chemotherapie oder habe ich auch ohne Chemotherapie ein vergleichbar niedriges Risiko? In solchen Situationen ist es sinnvoll.

Eine Frage noch zu Krebs während der Schwangerschaft: Ist es besser, das Kind früher zu holen …?

Es gibt Tumoren, die sind wahrscheinlich wenig hormonabhängig, aber die meisten Mammakarzinome sind ziemlich hormonabhängig. Und ja, solche Tumoren können in der Schwangerschaft viel schneller wachsen als ohne Schwangerschaft. Wenn es vertretbar ist, das Kind früher zu holen, würde ich es eher früher holen, als es bis zum Schluss auszutragen.

Die letzte Frage geht ganz banal um Grapefruit: Grapefruit nach der Therapie ist ja in Ordnung, aber während der Therapie sollte man darauf verzichten, oder?

Grapefruit verursacht, dass viele Medikamente anders verstoffwechselt werden, weil es mit Cytochrom interagiert. Und deswegen halte ich es für vertretbar – wenn man keine Medikamente einnimmt – Grapefruit zu essen. Ich wüsste nicht, warum man keine Grapefruit essen sollte. Aber falls man regelmäßig Medikamente einnimmt, muss man genau schauen, wie die verstoffwechselt werden.

Gilt das für alle Medikamente oder nur für die während der Chemo?

Nein. Es gibt aber auch andere Substanzen, die klar mit Grapefruit gehemmten Cytochrom-Abbauwegen interagieren. Deshalb sollte man bei jedem Medikament überprüfen, ob Grapefruit ein Problem ist oder nicht.

Ich danke Ihnen.

Sehr gerne.

CANCER COACHING: DIAGNOSTIK

Das Beispiel mit der Grapefruit zeigt die Komplexität der Themen. Diese und einige andere Beispiele erfordern sowohl in den Social-Media-Kanälen als auch bei mir im Cancer Coaching immer wieder Klärung. Was im Interview mit Professor Jäger – neben der Arzt-Patienten-Kommunikation – auch angeschnitten wurde, sind einige der Therapieformen, die es derzeit gibt und solche, die sich zukünftig wohl noch stärker etablieren werden. Womit wir gleich zum nächsten Thema kommen: Die meinem Coaching zugrundeliegende Beratung über verschiedene Diagnostikmöglichkeiten, die eine individualisierte Therapie und Vorgehensweise für den Patienten ermöglichen können und gerade von Beginn an wichtig sind. Dazu gehören auch die komplementären Ansätze, die unterstützend zur systemischen Therapie von großer Bedeutung sein können.

Eine intensive und individuelle Begleitung der Patienten können sich meistens weder die Ärzte in den Kliniken noch die niedergelassenen Onkologen oder Gynäkologen mit ihren eng getakteten Terminplänen leisten. Manchmal haben sie nicht einmal mehr Zeit, auf gesund erhaltende Optionen – wie etwa den Onkosport, der teilweise in den Kliniken selbst angeboten wird – hinzuweisen. Dies bedeutet jedoch keine Nachlässigkeit seitens der Ärzte, die sich aufgrund des Gesundheitssystems, wegen Zeitmangel und knapper Kapazitäten – um nur einige Punkte zu nennen – in einem streng geschnürten Korsett befinden. Manche Ärzte befürworten eine separate Aufklärung, was die Zusammenarbeit mit dem Patienten erleichtert. Aber auch ein Verständnis der Patienten gegenüber den Ärzten hilft bei der gemeinsamen Arbeit und Therapie, obgleich das mutige Nachfragen der Patienten niemals zurückgestellt werden sollte und von den Ärzten nicht abgeblockt werden darf. Seinen eigenen Wissensstand zu vertiefen, indem man sich über schulmedizinische als auch komplementäre Ansätze informiert, ist Teil der eigenen Selbstverantwortung, die meines Erachtens für eine bessere Lebensqualität und eine Heilung notwendig ist. Nur so kann man auf einer breiten Informationsbasis selbst entscheiden, welcher Weg zu einem passt. Bei dieser Strukturierung stehe ich unterstützend an der Seite des Patienten. Ich selbst hätte mir das damals genauso gewünscht und aus diesen Fragen baut sich meine heutige Arbeit auf.

DIE WICHTIGSTEN BAUSTEINE MEINES CANCER COACHINGS

Und so beginnt die erste Cancer-Coaching-Sitzung mit einer Profilerstellung in Form von sich kennenlernen, Raum geben für Fragen, Wünsche und Ängste des Betroffenen sowie erste Anleitungen. Hierbei wird Grundsätzliches zu Sport und zur Ernährung, zur Lebensphase, Familie, zum Beruf et cetera, aber auch zu eventuellen Nebenwirkungen der Therapie besprochen.

Die weitere Vorgehensweise bildet sich dann aus der Zusammenarbeit mit dem Betroffenen heraus, wobei die persönlichen Möglichkeiten und Fähigkeiten natürlich berücksichtigt werden. Das Einbeziehen eines ayurvedischen Profils, um eine Typbestimmung durchzuführen, ist ebenfalls hilfreich. Die Auswertung der Ayurveda-Anamnese kann dem Betroffenen schließlich helfen, sich besser zu verstehen, Lebensumstände und Ernährung anzupassen und somit in ein angenehmeres Gleichgewicht zu gelangen. Sollte Bedarf bestehen, tiefer in den Ayurveda einzusteigen, verweise ich an entsprechende Ayurvedaärzte, genauso wie weitere Fragen ebenfalls an entsprechende Institutionen weitergeleitet werden. Meiner Meinung nach geht ein Cancer Coaching weit über eine rein schulmedizinische Begleitung hinaus, aber keinesfalls ohne sie.

Neben der umfassenden medizinischen Diagnostik und Therapie ist für mich eine integrative Begleitung ebenso wichtig – vor allem, wenn es um die Nachhaltigkeit des Wohlbefindens geht. Deshalb sehe ich den Einklang von Körper, Geist und Seele, der sich mir während meiner Ausbildung zur Yogalehrerin in der Yoga-Philosophie eröffnet hat, als weiteren bedeutsamen Bestandteil an. Hierbei geht es unter anderem um eine mentale Ausgeglichenheit, um das Verständnis und die Kontrolle des Verstandes und des Egos. Ziel des Yogas ist es, dass der Geist in der Stille innehaltend die Wahrnehmung durchlässt. Dies wiederum kann nur durch die lange und konzentrierte Beschäftigung mit einem einzigen Thema erreicht werden. Eine intensive Fokussierung kann dabei helfen, ein Thema zu verstehen, zu er- und verarbeiten, um an sein persönliches Ziel zu gelangen. Über die Übungen (Asanas) versuchen wir Yogalehrer an den Geist zu kommen. Oftmals bedarf es dabei einer körperlichen Wahrnehmung – das Spüren –, um leichter zum Inneren zu gelangen. Auf der mentalen Ebene ist überaus viel möglich, weshalb Meditationen und Visualisierungen ein gutes Hilfsmittel sein können mental stabil zu werden. Auch darauf gehe ich ab Seite 175 genauer ein.

Der nächste Step beinhaltet eine Aufklärung über die Ernährung während einer Krebserkrankung und einer Therapie. Erste Tipps können dabei helfen, sich langsam und ohne zusätzlichen Stress in die Ernährungsumstellung hineinzubegeben. Dabei sollte beobachtet werden, ob sich die individuelle Ernährungsumstellung gut anfühlt, sich die Lebensqualität verbessert, Nebenwirkungen gelindert und das Gewicht gehalten werden kann. In den folgenden Sitzungen besprechen wir immer wieder die Vorgehensweise und die aufkommenden Fragen, um die Umstellung so weit zu vertiefen, bis sie sich implementiert hat. Die Ernährung sollte ebenfalls immer Teil eines Gespräches mit dem behandelnden Onkologen sein. Manchen Betroffenen geht es aus der Angst heraus, sterben zu können, nicht schnell genug und sie setzen sich mit der Ernährungsumstellung unter Druck und so zusätzlichem Stress aus. Eine gute Führung und Aufklärung sind daher hilfreich. Hierbei sehe ich meine Aufgabe immer wieder darin, Ruhe reinzubringen und Vertrauen zu vermitteln, sowie die alltäglichen begleitenden Themen anhand positiver Denkweise mit Übungen, Arbeitsblättern und positiver Kommunikation zu guiden.

Last, but not least ist der Sport ein sehr wichtiger Baustein meines Cancer Coachings: Die Aufklärung darüber, welche Vorteile ein onkologisches Bewegungsprogramm mit sich bringt, ist hier immer der bedeutsamste Schritt. Denn nur wer verstanden hat, was die einzelnen Elemente für einen persönlich bewirken können, kann eine intrinsische Motivation entwickeln – und die intrinsische Motivation ist für die Nachhaltigkeit und Konsequenz ein entscheidender Punkt. Dabei greife ich auf die neuesten evidenzbasierten Studien in Bezug auf Sport bei Krebs zurück. Sucht mich beispielsweise ein Patient mit dem Wunsch auf, Onko-Yoga bei mir zu praktizieren, muss eine Stabilitätsabklärung des behandelnden Onkologen angefordert und Rücksprache gehalten werden. Nur dann kann sich der Patient sicher fühlen und ein individuelles Onkologisches-Bewegungs-Programm für ihn ausgearbeitet werden. Ein medizinischer Bericht ist immer Teil aller Cancer-Coaching-Sitzungen. An dieser Stelle muss unbedingt erwähnt werden, dass Onko-Trainer in Bezug auf Menschen mit einer Krebserkrankung, deren Therapien und Nebenwirkungen ausgebildet werden. In einem Onko-Training muss vieles berücksichtigt werden und nur wer sich gut auskennt, kann wirklich dem Patienten unterstützend zur Seite stehen. Manchmal erlebe ich es, dass auf die Onkologie nicht spezialisierte Trainer die Arbeit mit einem Krebspatienten auf die leichte Schulter nehmen. Hier wäre es ratsam die Patienten zu sensibilisieren.

ESSENTIELL: EINE UMFASSENDE SCHUL- UND KOMPLEMENTÄRMEDIZINISCHE DIAGNOSTIK

Bleiben wir aber bei der Diagnostik und der Präzisionsdiagnostik, um die es hauptsächlich in diesem Abschnitt gehen soll – und die das Immunsystem unterstützen können. Sollte der Patient hier nicht alles verstanden oder die Zeit bei den Ärzten für eine ausführliche Aufklärung gefehlt haben, fungiere ich als Bindeglied und kläre ggf. ergänzend auf. Bei Bedarf halte ich dabei auch Rücksprache mit den entsprechenden Ärzten, was ich im Coaching an den Patienten weitertransportiere und so mein Guiding anpassen kann. Ziel der Diagnostik ist es, eventuelle Mangelerscheinungen auszugleichen und bei Erfordernis ergänzende Präparate oder Infusionen zu erhalten, was natürlich in Zusammenarbeit mit den behandelnden Onkologen und Komplementärmedizinern passiert, um so Komplikationen und Kontraindikationen auszuschließen. Gemeinsam mit dem Betroffenen erstelle ich schließlich einen Plan nach den Ergebnissen der Ärzte. Regelmäßige Blutkontrollen nach Einnahme der ergänzenden Präparate zeigen, ob sich die Mängel langsam ausgleichen lassen oder es einer Anpassung bedarf. Auf diese Weise wird sukzessive feinjustiert, damit der Betroffene ins Gleichgewicht kommen kann, was er körperlich und auch mental meistens spürt.

Vorsicht ist geboten, wenn Menschen Fehlinformationen beispielsweise aus den sozialen Medien aufgreifen oder Empfehlungen von anderen Betroffenen bekommen. Die zu beherzigen kann sich unter anderem ungünstig auswirken, wenn beispielsweise die Diagnosen nicht identisch sind, es Nebendiagnosen gibt, andere Allergien und Nahrungsmittelunverträglichkeiten vorherrschen, aber eben auch unterschiedliche Mängel vorhanden sind, die man u. a. anhand von Blutkontrollen herausfinden kann. Und schließlich gibt es noch den Menschen an sich: Jeder reagiert unterschiedlich und das ist unbedingt unter eine dementsprechend ärztliche Aufsicht zu stellen. Ein Informationsaustausch kann wichtig sein, jedoch ist anzuraten, immer Rücksprache mit dem behandelnden Onkologen zu halten.

Ärzte, die diese umfassende Diagnostik durchführen, finden sich nicht leicht, was bedeutet, dass man sich unter Umständen an mehrere Adressen wenden muss. Dies kann eine zusätzliche Belastung für den Patienten darstellen. In meinen Coachings kann hierzu ein Guiding erfolgen, damit auch eine entsprechende Institution konsultiert werden kann – dafür nehme ich auch gerne mehrere Stunden Fahrzeit in Kauf. Die unterstützenden Maßnahmen können bereits während einer Chemo- oder Strahlentherapie erfolgen. Manche Onkologen sind da anderer Meinung, wie beispielsweise bei einer Stabilisierung des Magen-Darm-Bereichs. Vermutlich ist das deshalb so, weil die Offenheit gegenüber den komplementären begleitenden Maßnahmen noch eingeschränkt ist. Ein Austausch zwischen der jeweiligen Ärzteschaft könnte hier ein echter Gewinn für die Patienten sein. Auch die endokrinologische Untersuchung (Hormone) ist während der Therapie sehr wichtig, da sich beispielsweise die Werte der Nebennierenhormone unter der Therapie verändern können. Eine endokrinologische Untersuchung einzuleiten ist deshalb ebenfalls Teil meines Cancer Coachings. Das Stresshormon Cortisol kann etwa mittels einer Speichelanalyse darstellen, zu welchen Zeiten die Cortisolausschüttung am höchsten ist. Dies sind für mich wichtige Hinweise, um meine Coachings zu den Themen Stressreduktion anzupassen – so kann ein erhöhter Cortisolspiegel etwa auch mit schlechtem Schlaf einhergehen.

Das alles sind Beispiele für eine umfassende Anamnese, damit ein guter, begleitender und ergänzender onkologischer Plan mit dem Patienten erstellt werden kann – schließlich entsteht daraus ein Leitfaden, den Patienten auch umsetzen können. Eine Institution, in der alles zusammenfließt, wäre eine wundervolle Sache, aber vermutlich wird das erstmal ein Traum bleiben. Dennoch wäre es gut, dieser Thematik mehr Beachtung zu schenken, da die Nachfrage vieler Patienten, was sie zusätzlich zur Schulmedizin noch tun können, immer lauter wird. Das darf nicht weiterhin mit der Antwort »Kann man machen oder auch sein lassen« abgewunken werden. Hier würde eine Einleitung von komplementären Studien für Onkologen vermutlich von Bedeutung sein.

Im nächsten Interview mit Professor Andreas Schneeweiss, dem Leiter der Sektion Gynäkologische Onkologie am NCT Heidelberg, erfahren wir viel über die Diagnostik aus schulmedizinischer Sicht und auch über meine Tumorerkrankungen. Aber auch die Arzt-Patienten-Kommunikation wird wieder thematisiert und es gibt sehr interessante Einblicke in den Klinikalltag. Professor Schneeweiss spielt erst im nächsten Kapitel, bei meiner zweiten Krebserkrankung, eine große Rolle, das, was er zu sagen hat, passt aber ausgezeichnet an diese Stelle, weshalb ich das Gespräch mit ihm hier vorgezogen habe. Bedanken möchte ich mich nochmal bei ihm, weil seine damaligen Worte meinen Mut zum Kampf gegen die ausgesprochene Prognose stark unterstützt haben. Er war der letzte Strohhalm, an den ich mich klammerte.

GESPRÄCH MIT PROF. DR. ANDREAS SCHNEEWEISS VOM UNIVERSITÄTSKLINIKUM HEIDELBERG, MEDIZINISCHE FAKULTÄT

LEITER DER SEKTION GYNÄKOLOGISCHE ONKOLOGIE AM NATIONALEN CENTRUM FÜR TUMORERKRANKUNGEN (NCT) HEIDELBERG, UNIVERSITÄTSKLINIKUM UND DEUTSCHES KREBSFORSCHUNGSZENTRUM HEIDELBERG

Prof. Dr. Andreas Schneeweiss war von der ersten Minute an, als ich mich in Heidelberg vorstellte, an meiner Seite. Zwar behandelten mich auch immer wieder Ärzte aus seinem Team, aber er blieb immer als direkter Ansprechpartner und als ein Arzt, der alles im Blick hatte, an meiner Seite. Uns verbinden nunmehr 18 Jahre seit dem Kampf gegen meine damalige Krebserkrankung, auch wenn wir oftmals unterschiedlicher Meinung waren und sehr kontrovers diskutierten. Genau das macht ihn so besonders und ist der Grund, warum ich ihm immer vertraut habe.

Sarah Blumenfeld: Ich war damals ja sehr jung an Brustkrebs erkrankt und hatte zwei kleine Kinder. Später kam dann noch die Trennung und meine zweite Krebsdiagnose hinzu, mit der ich ans NCT nach Heidelberg gekommen bin – sozusagen der rettende Strohhalm …

Professor Andreas Schneeweiss: … als die Lebermetastasen aufgetreten waren.

Exakt. Und bis ich nach Heidelberg kam, war ich neben der onkologischen Abteilung in Aurich auch in verschiedenen Kliniken, darunter Mainz, Bremen, Oldenburg und München. Aber überall bekam ich unabhängig voneinander die gleiche Diagnose und Prognose: Noch sechs Monate zu leben und das war's. Mehr geht nicht, waren die damaligen Aussagen. Mein letzter Versuch war Heidelberg und kam glücklicherweise zu Ihnen. Selbst wenn ich – und auch Sie – damals meine Situation kannten, haben Sie es nicht ausgesprochen. Im Gegenteil, Sie sagten: »Wir kriegen das irgendwie hin.« Ich wollte nicht wissen, wie sie das meinen. An dieser Stelle wollte ich mich ganz bewusst selbst betrügen, um dem Satz noch mehr Kraft zu verleihen.

Stimmt. Ich erzähle Ihnen am besten, wie wir an die Krankengeschichte der einzelnen Patienten herangehen. Wir versuchen, bevor wir mit den Patienten sprechen, erst mal die ganze Krankengeschichte zu analysieren. Das heißt: Eine Geschichte – das habe ich von meinem alten Lehrer Professor Hunstein gelernt – des jeweiligen Patienten zu erzählen. Und nachdem wir die medizinische Geschichte zusammengestellt haben, sammeln wir zu dieser Geschichte unsere Überlegungen. Also: Was ist jetzt nach dem onkologischen Standardvorgehen und unserer individuellen Expertise sinnvoll? Was ist gut gelaufen, was nicht? Welches Vorgehen macht zum Zeitpunkt, an dem diese Person zu uns kommt, Sinn? Und mit diesem Vorwissen gehen wir ins Gespräch, aber niemals mit einer vorgefertigten Meinung. Gerade bei Patienten, die mit einer gestreuten Erkrankung zu uns kommen, stehen über allem – und das muss man auch leben – die Vorstellungen, Werte und Wünsche des Patienten. Diese diktieren das Gespräch. Wenn Sie also mit einer metastasierten Erkrankung zu mir kommen, bei der wir sagen, okay, nach derzeitigem Wissensstand ist statistisch gesehen – und das ist nämlich genau der Knackpunkt – die und die Prognose wahrscheinlich, dann sagen wir nicht: Das ist Ihre Prognose. Sondern wir fragen: Was wünschen Sie sich? Wohl wissend und alles beachtend, wie die Prognose statistisch gesehen ausfällt. Und wenn Sie dann sagen, Herr Schneeweiss, ich kenne die Daten – und Sie kannten ja auch die Daten. Sie waren eine Frau, wie wir sie sehr mögen, eine sehr differenzierte, sehr engagierte, auch eine fordernde Frau, aber eine zugängliche – Sie haben durchaus mit sich reden lassen, Sie waren nicht verbohrt, aber Sie haben Ihre Vorstellungen gehabt. Dann versuchen wir, Sie so in die Materie einzuführen, dass Sie informiert entscheiden können, Ihre Prognose kennen und wissen, dass Ihr Weg nicht der wahrscheinlichste ist und vielleicht nicht dem Standard entspricht, aber es Ihr Weg ist. Und wenn Sie sich schließlich informiert entscheiden – nicht aus falscher Hoffnung oder falscher Angst heraus –, dann sind wir bei Ihnen und unterstützen Sie genau auf diesem Ihrem Weg. Das haben wir ja auch bei Ihnen gemacht. Sie kamen mit einer sekundär metastasierten Erkrankung zu uns, bei der man sagt, im Einzelfall kann man da durchaus noch mal aggressiv rangehen. Wir nennen das »oligometastasiert«, also eine Metastasierung, mit der man eigentlich durch eine lokale Therapie – sei es durch eine Operation oder Strahlentherapie – ein Stadium erreichen kann, in dem man keine Tumormanifestation mehr sieht. Wohl wissend, dass es noch welche gibt, weil mikroskopisch klein im Körper alles unterwegs ist. Und wenn in so einer Situation eine junge Frau sagt: »Ich will aber!« Ich will diesen, wir sagen »aggressiven, multimodalen Weg« gehen, um das Ziel zu erreichen, dass diese Krankheit verschwindet und wir gleichzeitig das Gefühl haben, die Patientin kann das richtig werten, sie weiß, was das bedeutet mit allen Nachteilen, Nebenwirkungen, Langzeitproblemen und den potenziellen Vorteilen – dann machen wir mit. Dann ist eben unser Vorgehen »optimale Systemtherapie gefolgt von lokaler Therapie der Metastasen«. Für den damaligen Zeitpunkt war das die optimale Systemtherapie, dann lokale Therapie – also den Tumorrest entfernen – und die Systemtherapie weitermachen, die gewirkt hat. Und dann kam bei Ihnen noch dazu, dass danach, ich weiß nicht wie viele Jahre später, dieses supraklavikuläre Lymphknotenrezidiv kam.

Zweieinhalb Jahre später.

Und da haben wir gesagt: Okay. Obwohl man eigentlich sagen würde: Frau Blumenfeld, dieser Weg war jetzt nicht erfolgreich. Eigentlich. Aber hier sind wir genauso vorgegangen, wie anfangs erwähnt. Wir haben uns unsere Gedanken gemacht und wenn Sie wollen – und Sie wollten mit all den Konsequenzen und waren informiert –, machen wir noch mal das Gleiche: eine lokale Behandlung plus Systemtherapie. Allerdings wollten Sie die Systemtherapie nicht mehr. Aber auch da sind wir bei Ihnen geblieben, weil in der Situation, in der die Krankheit gestreut hat, heißt das oberste Prinzip: Was will der Mensch? Wenn wir eine hohe Wahrscheinlichkeit haben, dass wir Heilung anbieten können, dann übernehmen wir ein wenig die Leitung und sagen, dass man diesen schrecklichen Umstand beheben kann, indem man – nachdem was wir wissen – das so und so macht. Diese konsequente Therapie sollten Sie nun machen und dann erreichen Sie das höchste Ziel und diese Krankheit kommt niemals wieder. Wenn das nicht klappt, müssen wir ganz individuell werden und uns am Wunsch des Patienten orientieren. Aber daran orientieren heißt dann eben nicht, mit Ihnen einfach alles durchdeklinieren, was geht. Es bedeutet am Ende das Ganze zusammenzufassen und mit dem Patienten zusammen zu entscheiden. Das heißt nicht, mich über Sie hinwegzusetzen, aber auch nicht, Sie alleine zu lassen, sondern zusammen zu entscheiden. Das ist eine »shared decision« und die haben wir, mein Team und ich bei Ihnen gemacht.

Stimmt, so haben Sie und Ihr Team das gemacht, aber dass andere Ihrer Kollegen es anders machen, ist auch völlig normal, weil jeder seine eigenen Vorstellungen hat. Dennoch haben Sie es aber anders gemacht: Denn Sie haben mir

die Freiheit gelassen und ich fühlte mich trotzdem sicher bei Ihnen. Weil Sie auch immer versucht haben, in meinen Bahnen zu denken.

Genau. Ich muss aber auch sagen, Frau Blumenfeld, wenn Sie mich zehn oder fünfzehn Jahre früher getroffen hätten, wäre ich noch nicht so weit gewesen, verstehen Sie? Das ist – ich sag mal: Erfahrung, das Alter. Am Anfang sind sie als Arzt sehr in den Standards verhaftet, weil sie eben noch nicht so viel Erfahrung haben. Und je erfahrener sie werden, desto eher merken sie auch, was die Standards bringen und umso lockerer werden sie.

Ich kenne Sie ja seit 15, 16 Jahren und ich weiß, Sie waren auch nicht immer so wie heute. Eine Zeit lang war ich auch verärgert über sie.

Klar, das ist auch gut so!

Das war damals noch in der alten Frauenklinik. Man muss ja als Arzt, Therapeut oder Coach auch auf sich selbst aufpassen – das merke ich in meinem beratenden Job als Cancer Coach auch. Eine Zeit lang fühlte ich mich damals ein bisschen verloren. Es war jedes Mal ein anderer Arzt für mich zuständig der widerum andere Vorstellungen hatte als der vorherige. Es war zwar Ihr Team, aber es waren immer wieder auch junge Ärzte dabei, die ein anderes Fundament hatten …

… die an Standards festgehalten haben …

Und wer unerfahren ist, dem fehlt es vielleicht auch noch an Empathie. Und das war schwer. Ich glaube, dass das immer noch für viele Patienten ein großes Thema ist. Ich sehe zwar, dass sich ganz viel tut, aber bei vielen existiert einfach noch der Standard. Das kann man immer wieder aus dem Coaching mit Patienten heraushören. Bei der dritten Diagnose, das subclavkuläre Rezidiv, hatten wir wieder das Vergnügen miteinander, ich kann mich noch gut erinnern, dass das in diesem Zusammenhang heftig diskutiert wurde. Es gab damals einen Arzt, der ging sehr intensiv vor. Mit ihm habe ich mehrere Gefechte geführt, er wollte unbedingt seine systemische Therapie durchsetzen, ohne mich wirklich zu verstehen. Damit ist er bei mir auf großen Widerstand gestoßen und wir hatten entsprechend energieraubende Auseinandersetzungen.

Da muss ich immer an meinen alten Chef Professor Hunstein denken. Er war 26 Jahre der Ordinarius der »Poliklinik Heidelberg«, der jetzigen »Medizinischen Klinik V« mit den Schwerpunkten Hämatologie, Onkologie und Rheumatologie der Universität Heidelberg, wurde 1996 emeritiert und ist 2012 gestorben. Das war ein sehr brillanter Arzt, meiner Meinung nach einer der letzten breit ausgebildeten Internisten in Deutschland. Seine Differentialdiagnose-Vorlesungen waren berühmt-berüchtigt: Er hat Studenten herausgeholt und sie richtig vorgeführt. Aber immer mit dem Ziel, dass sie aus ihren Fehlern lernen. Und ich war einer seiner letzten Privatassistenten … Bei ihm haben sie gelernt, eigenständig zu arbeiten. Er hat mir Verschiedenes beigebracht und eines davon war die »Art of Oncology«. Er sagte immer, es gibt eine Kunst in der Onkologie und diese Kunst ist, alles Wissen, das wir haben, auf den jeweiligen Patienten individuell zuzuschneiden und in seinem Sinne zu handeln. Und das habe ich versucht zu verinnerlichen. Das hat er auch brillant gekonnt, weil er extrem erfahren war.

»Ein guter Arzt«, auch so ein Spruch von ihm, »den erkennt man daran, dass er irgendwann nicht mehr weiterweiß und den Patienten weitergeschickt.« Und das war auch bei Ihnen so. Ich hatte immer das Gefühl, Sie wissen genau, was Sie wollen. Meine Aufgabe bestand darin, Ihnen das Für und Wider zu erklären und dann zu schauen, ob Sie Ihre Meinung ändern. Ich will immer aufzeigen, was es alles für Möglichkeiten gibt. Letztendlich muss aber der Patient selbst entscheiden. Aber – und jetzt kommt das Aber – man muss auch empathisch sein, denn man darf den Patienten nicht alleine lassen. Und Empathie, das haben sie vollkommen richtig erkannt, muss da aufhören, wo man sich selber belastet. Mit meinen ersten drei Patienten bin ich mitgestorben und das werde ich nie mehr tun. Und deswegen bin ich zwar empathisch, aber wenn es zu eng wird, dann merken sie ganz genau, dass ich mich zurückziehe und sage: »Okay, Frau Blumenfeld, jetzt haben wir alles besprochen. Sie können mich immer alles fragen, aber an Ihrer Stelle würde ich jetzt das und das machen.« Und dann müssen Sie entscheiden. Wir haben auch jetzt immer mehr Frauen wie Sie, die mit einer gestreuten Erkrankung lange leben können, manchmal sogar »geheilt« werden, d.h. die Erkrankung nicht mehr voranschreitet. Sie sehen ja die Daten … Ich sag mal, in den Nullerjahren waren sie etwa im einprozentigen Bereich, jetzt sind sie ungefähr im zehn- bis zwanzigprozentigen Bereich. Es werden also immer mehr Frauen, die überleben. Ich würde mal sagen, derzeit bis zu jeder zehnten Frau, die im Zentrum mit unseren modernen Methoden behandelt wird.

Als ich die dritte Diagnose erhalten habe, habe ich gesehen, dass Sie das emotional bewegt hat. Ist das richtig?

Ja, klar. Ich mag in der Regel meine Patienten. Ich bin immer professionell, aber wenn ich jemanden mag, weil er alles so mutig angeht, dann leide ich auch ein bisschen mit. Aber da werden Sie irgendwann gemerkt haben, dass ich mich auch zurückgezogen habe. Weil ich dann merke, jetzt muss ich aufpassen. Ich bin bei allen professionell und auch empathisch. Aber mit manchen Patienten findet man eine besondere Arbeitsebene – da stimmt's einfach. In den Patienten kann man ein bisschen lesen, die kann man führen. Die lassen sich auch führen, aber bringen ihre Wünsche mit ein. Das war bei Ihnen so. Das macht es dann sehr angenehm. Und wenn es dann erfolgreich ist, ist es brillant.

Aber Sie würden schon sagen, dass ich zur damaligen Zeit ein Ausnahmefall war – so zu überleben, oder?

Wir haben damals, als Sie 2009 mit dem neu aufgetretenen Rezidiv zurückkamen, mit dieser Strategie angefangen. 2006 bekam ich die Leitung der Sektion Gynäkologische Onkologie am Nationalen Centrum für Tumorerkrankungen (NCT) übertragen. Die leite ich jetzt noch immer und das hat es mir damals ermöglicht, das Ganze zu restrukturieren. Und dann, nach ein paar Jahren eben, 2009, habe ich gesagt: Okay, das sind meine Strategien und dazu gehörte eben auch, dass wir – wenn eine Frau wie Sie Metastasen hat, aber es mit einem innovativen Ansatz immer noch die Möglichkeit gibt, vielleicht doch mehr zu erreichen als nur Kontrolle – das dann machen.

Genau, davor hatte ich nur noch eine Kontrolltherapie und …

… und wenn Sie mich wahrscheinlich 2004, 2003 oder 2002 kennengelernt hätten, dann hätte ich gesagt: Eigentlich sollten wir das nicht machen. Ich habe sie erst auf dem Schirm ab 2009. Und ich habe im Grunde genommen die Strategien, die ich wollte, erst nachdem ich die Sektion bekommen hatte, so langsam leben können. Vorher war ich ein Internist und onkologischer Oberarzt in einer großen Klinik. Ich war so oder so ein Neuling: ein internistischer Onkologe in einer Gynäkologie. Jetzt bin ich in Deutschland bekannt. Die Gynäkologen mögen mich, die Internisten mögen mich, aber vorher …

Als ich 2009 diese Diskussion geführt hatte, lagen schon die Statisktiken vor, dass bei 80 Prozent der Burstkrebspatientinnen eine Standardtherapie eigentlich gar nicht so wirksam ist. Wie ist das heute?

Das ist immer noch so.

... damals 2009 – ich vermute, Sie können sich nicht mehr erinnen – hatte ich dieses Thema angesprochen. Sie ließen sich nicht auf die Diskussion ein. Ungefähr ein Jahr später besuchte ich wieder ein Ärztesymposium – ich wollte ja immer up to date sein – da sah ich Sie, wie sie genau dieses Thema plötzlich referierten und diese Ergebnisse präsentierten. Ich habe mich gefragt, was nun passiert ist?

Ich erzähle Ihnen gerne, was passiert ist. In den 1950er-Jahren, als wir keine medikamentöse Therapie bei nicht metastasierten neuen Brustkrebserkrankungen gemacht haben, sondern »nur« operiert und eventuell bestrahlt haben, konnten wir gut die Hälfte der Patienten heilen – das wissen wir aus alten Daten, etwa 50 bis 55 Prozent. Zum jetzigen Zeitpunkt deuten die aktuellsten Daten darauf hin, dass wir, wenn sie bei uns im NCT oder einem anderen zertifizierten Brustkrebszentrum sind, mindestens 80 Prozent heilen, vielleicht sogar schon ein Tick mehr – und diese 25 Prozent Gewinn liegen an der medikamentösen Therapie. Aber Sie können natürlich das Ganze auch umdrehen, können sagen, mit unserer ganzen medikamentösen Therapie heilen wir 25 Prozent Patienten mehr, aber die anderen 75 Prozent, die wir auch medikamentös behandeln, haben gar nichts davon. Natürlich.

Man kann es immer noch nicht testen?

Wir werden besser, aber wir haben zwei Probleme: Einmal die Frau zu identifizieren, die wirklich Medikamente braucht. Also die Prognose individuell besser abschätzen zu können. Welche von den Patienten, die neu an Brustkrebs erkrankt sind, haben denn schon Mikrometastasen? Und die brauchen Medikamente. Und welche hat keine, welche wird alleine durch lokale Therapie geheilt? Das ist das erste Problem. Da werden wir besser in der prognostischen Abschätzung. Und das zweite Problem ist, wenn wir eine Frau identifizieren, die Mikrometastasen hat, wie können wir die am besten killen, man also vorhersagt, ob eine Therapie wirkt – und an beiden Stellschrauben arbeiten wir. Wir sind jetzt beim Brustkrebs durch die hohe Heilungsrate einerseits so weit, dass wir bei einigen versuchen zu deeskalieren. Das klappt aber noch nicht so gut, weil Deeskalationsstrategien immer schwierig sind, weil sie viele Patienten erfordern. Andererseits bei den circa 20 Prozent, die eben nicht geheilt sind, wie Sie auch, zu eskalieren. Zu diesen Eskalationsstrategien gehören Therapien vor oder nach der Operation oder Therapien bei Metastasierung.

Also am Anfang habe ich von Ersterkrankung gesprochen. Man sieht keine Metastasen, und da wissen wir, dass bei 80 Prozent die Krankheit nie mehr wiederkommt, wenn wir modern interdisziplinär behandeln. In den 1950er-Jahren waren es 55 Prozent plus heutzutage diese 25 Prozent mehr, bei denen die Krankheit nie mehr wiederkommt, was man mit der medikamentösen Therapie erreicht. Und sollte die Krankheit dann wiederkommen – da sind wir auch besser geworden, wie bei Ihnen –, da haben wir auch durch verschiedene Strategien eine Besserung erreicht. Ich will Sie jetzt nicht irritieren, aber ich persönlich bin der Meinung, dass wir durch unsere ganzen Therapien den Tod an einer Krebserkrankung nur hinter den Tod an einer anderen Erkrankung verschieben. Weil, Frau Blumenfeld, wir würden alle an Krebs sterben, wenn wir es erleben würden. Es ist die letzte Waffe der Natur, die Älteren sterben zu lassen, damit die Jungen Platz haben. Und wir altern ab dem 25. Lebensjahr kontrolliert. Das ist ein festes Programm. Wir werden älter gemacht und wenn dieser Schalter nicht wäre, würden wir niemals altern. Wir könnten ewig leben. Aber das ist eine hoch konservierte Möglichkeit der Natur, Individuen absterben zu lassen, damit neue Menschen Platz haben. Das werden wir hoffentlich zunächst einmal nicht verändern können. Und zum Altern gehört das Anhäufen von Fehlern und zu den Fehlern gehört Krebs. Das heißt, wenn wir alle Patienten vor Infektionen, Herz-Kreislauf-Erkrankungen, anderen Erkrankungen heilen würden, würden wir alle an Krebs sterben. Alle. Und auch wenn wir dann die erste Krebserkrankung vielleicht noch heilen können, es kommen weitere und neue. So ist das.

Noch mal zu meiner dritten Erkrankung. Da gehe ich schon auch ein bisschen in die Kritik mit dem, was ich erlebt habe. Weil das noch mal widerspiegelt, was auch andere Frauen erleben und ich glaube, dass es wichtig ist tiefer in das Thema einzusteigen, damit sich noch mehr ändern kann. Und weil ich ja genauso wie Sie mit den Patienten zusammenarbeite, mit der Frage verbunden: Was wollen Patienten und wo kann ich sie abholen? Wo kann ich sie stärken?

Für mich gehört die Schulmedizin, aber auch die ganzheitliche Medizin dazu. Was kann man sonst noch tun, um das Immunsystem zu stärken?

Ich mag diese Unterteilung in Schulmedizin und nicht-Schulmedizin nicht.

Warum nicht?

Weil wir als ausgebildete Mediziner den Menschen auch als Ganzes sehen. Ich spreche eher von evidenzbasierter und nicht-evidenzbasierter Medizin. Aber wir können auch beides. Ich glaube, dass die Naturheilkundler oder diejenigen, die komplementäre Therapieformen anbieten, uns immer in so eine Ecke stellen wollen, um für sich eine Daseinsberechtigung zu bekommen. Ich mache das nicht. Das Problem sind die Komplementärmediziner, ich nenne sie mal so, die daraus ihre Daseinsberechtigung generieren. Wir brauchen das nicht. Wir haben eine Daseinsberechtigung. Deswegen stellen sie uns in eine Ecke, während wir eigentlich ganz offen sind.

Vielen Dank für Ihre Einschätzungen und Ihre Zeit!

Ich wünsche Ihnen alles Gute, bleiben Sie eine gesunde Mutter!

TIME LIMIT

Mit einem Gefühl des Aufblühens und zugleich des Erdrückens, gehe ich am 22. August 2005 zu meiner ersten großen Nachsorgeuntersuchung. Ich gehe alleine und in der jetzigen Situation passt es auch besser. Außerdem gibt es mir das Gefühl, stark zu sein.

Wenn jemand bei mir wäre, würde ich mit einer weiteren Diagnose rechnen – und falls es wirklich so sein sollte, möchte ich nicht in eine Opferrolle verfallen. Die noch nicht lange zurückliegende Chemotherapie steckt mir noch sehr in den Knochen. Sie ist noch immer allgegenwärtig. Mein Körper und meine Seele fühlen sich von den Ereignissen misshandelt – ich bin eine einzige große Wunde. Die Angst kehrt langsam, aber voller Kraft zu mir zurück, ich versuche allerdings das Katastrophendenken zu verdrängen. Sie führt mich nicht weiter. Das habe ich gelernt. Sie katapultiert mich nur noch mehr ins Unglück. Ich will mich nicht von vornherein in eine schlechte, noch nicht vorhandene Situation hineinmanövrieren. Es kommt, wie es kommt. Das ist die Realität. Ich kann nur den Moment steuern, sonst wirklich nichts.

Ich warte auf dem Flur vor dem Ultraschallraum meines Onkologen Dr. Groß. Der Flur ist lang und schmal, es stehen nur zwei Stühle da. Auf einem davon sitze ich. Ich blicke nach links und rechts. Der Flur ist leer. Nur ich. Eigentlich fühle ich mich stark und mit dieser Krankheit, den Umständen und dem Onkologen sehr vertraut. Wir haben in den letzten Monaten ja eng zusammengearbeitet ... Ich lernte ihn kennen und er mich. Freunde waren wir nicht immer. Nun sehe ich ihn im Flur auf mich zukommen, er tritt zur Tür neben mir, hält kurz inne und bittet mich dann ins Untersuchungszimmer. Er lächelt mich an und gibt mir ein leichtes Gefühl – es wird schon alles in Ordnung sein. Wir unterhalten uns oberflächlich, versuchen, eine gewisse Lockerheit in die Situation zu bringen. Vielleicht sogar zu erzwingen. Uns auf einer anderen Ebene zu begegnen – bisher kennen wir uns ja nur aus dem Krisenmodus. Wirklich gemocht habe ich ihn nie, eben weil er diesen Job macht und dabei meint er es nur gut. Ich rede viel, weil ich dadurch meine Nervosität überspielen kann und hoffe, dass er so nichts finden wird. Verrückt, welche Methoden wir plötzlich annehmen, um Situationen vermeintlich beeinflussen zu können. Eigentlich vibriere ich vor lauter Angst.

Jede Zelle in mir zittert und meine Atmung kommt durcheinander. Ich bemerke, wie ich mir einrede, dass alles in Ordnung ist und ich nur ruhig bleiben müsse. Versuche, meinen Atem gleichmäßig zu steuern, was mir nicht leicht fällt. Versuche, die Contenance zu halten. Denke, durch Starksein, durch Härte kann nichts in mich einbrechen, kann mir nichts passieren. Meine Haltung dem Leben, den Ereignissen und mir gegenüber verändert sich stetig. So schnell, dass ich mich manchmal selbst nicht richtig verstehe. So nett das gerade mit meinem Onkologen ist, es ist gespielt – so empfinde ich das, und ich hoffe, ihn nie mehr wiedersehen zu müssen. Er soll einfach aus meinem Leben verschwinden. Seine Arbeit woanders machen. Ich würde ihm wahnsinnig gerne abschließend danken und mich dann für immer und ewig von ihm verabschieden.

Während wir locker miteinander sprechen, entledige ich mich meiner Kleidung und lege mich auf die Liege für die Ultraschalluntersuchung. Im lockeren Miteinander fährt er mit dem Ultraschallkopf auf meinem Bauch hin und her. Es dauert. Meine Nervosität potenziert sich. Mein Herz klopft noch fester und lauter, sodass ich es in meinem ganzen Körper pulsieren spüre. Mein Bauch zieht sich zusammen. Ich rechne mit nichts, versuche, sämtliche negative Gedanken zu verdrängen und scanne währenddessen ganz genau seine Gesichtszüge, seine Blicke und seine Atmung, um herauszulesen, ob er beunruhigt ist. Hoffe, dass ich so schnell wie möglich hier raus kann und die Untersuchung nicht so lange dauert. Ich will das nicht aushalten. Mein Herz springt mir inzwischen fast aus der Brust. Ich möchte das nicht mehr erleben. Ich will es einfach nicht mehr. Ich möchte hier weggehen und alles hinter mir lassen. Bitte, bitte, bitte! Lass alles gut sein. Sein Gesichtsausdruck wird ernster und nachdenklicher. Ich spüre, dass etwas nicht in Ordnung ist. Er sagt mir, dass er noch genauere Untersuchungen benötigt und auch kurz mit seiner Kollegin sprechen möchte, aber ich solle mich nicht beunruhigen …

Ich bleibe zurück mit dieser Aussage und weiß, dass ich schon längst wieder draußen wäre, wenn er nichts Auffälliges gesehen hätte. Natürlich bin ich beunruhigt. Wie wahnsinnig bin ich innerlich. Mir schnürt es den Hals und den Magen zu. Ich spüre, dass ich hier nicht so rausgehen werde, wie ich das erhofft hatte. Die Zeit, bis er wieder da ist, fühlt sich wie eine Ewigkeit an. Schon wieder dieses ewige Warten in Ungewissheit – und wieder alleine. War es wirklich richtig, alleine zu gehen? Wahrscheinlich schon, weil ich spätestens jetzt zusammenbrechen würde. Weil ich mehr von meiner Selbstverantwortung abgeben und mich das Gefühl, Opfer zu sein vereinnahmen würde. Ich versuche, weiterhin stark zu sein, meine äußere Schale wird hart. Ich bin ruhig in meiner inneren Aufregung und möchte klare Gedanken behalten. Möchte nicht wieder in unrealistische, noch nicht bestätigte Fantasien abrutschen, weil ich weiß, wie sehr sie meinen Zustand verschlimmern können. Vielleicht bin ich auch schon abgehärtet, abgestumpft – ich weiß es nicht. In der Zwischenzeit ziehe ich mich an und setze mich voller Nervosität auf meinen Stuhl. Als wäre es gestern gewesen, sitze ich wieder vor diesem Schreibtisch, vor dem ich so nicht sitzen will und habe entsetzliche Erinnerungen und Gefühle. Ich hasse Schreibtische. Schreibtische, an denen ich auf der falschen Seite sitze. Dr. Groß betritt das Zimmer und setzt sich mir gegenüber. Unsere Blicke treffen sich. Spannung liegt in der Luft und es ist längst klar, dass ich nicht gesund bin. Es wahrscheinlich nicht eine Sekunde seit meiner Diagnose war. Ich bin auf Schlimmes gefasst. Er ist jetzt nicht mehr so locker und gut drauf, wie er das eben noch war, und mein Bauch zieht sich noch ein bisschen fester zusammen. Mir wird wieder schlagartig übel, wie damals. Schalte plötzlich in den inneren Filmmodus um. Es fühlt sich an, als würde alle Kälte durch mich hindurchfließen … Mein fragiles Kartenhaus fällt mit einem einzigen Lufthauch in sich zusammen. Wie in einem weiteren schlechten Traum. Alles farblos. Alles entfernt sich von mir und ist doch so präsent: Als würde man die Linse einer Kamera versuchen einzustellen, so bewegt sich alles, mal nah, mal fern. Mein ganzes Blut fließt nach unten. Ich habe das Gefühl, dass ich oben leer bin und sich der letzte Rest Blut in den Füßen befindet und mich in die Tiefe reißt. Kälte- und Hitzewellen schlagen abwechselnd über meinem Körper zusammen. Ich weiß, er wird jetzt nichts Gutes sagen! »Ich muss Ihnen leider sagen …« Der Ton entfernt sich wieder von mir. Wie die Lautsprecherbox einer Musikanlage schaltet sich ein Teil ab, beginnt zu piepen, gibt Störgeräusche von sich. Zwischendrin ploppen Schlagwörter auf. Ich höre seine Stimme weit entfernt: »… ich habe mehrere Metastasen in Ihrer Leber gesehen.« Ihm fällt es offensichtlich auch nicht leicht. Das ist unschwer zu erkennen. Auch er habe mit so einem Ergebnis nicht gerechnet, sagt er. Ich glaube, er ist selbst berührt. Überfordert und darüber enttäuscht, dass die Therapie nicht erfolgreich war, vermute ich. Auch für ihn eine niederschmetternde Diagnose. Ich weiß gerade nicht, ob ich für ihn oder für mich weinen soll.

Ich weine diesmal gar nicht, weiß gerade nicht, ob ich resigniere, einfach nur keine Angst habe oder in Schockstarre verfallen soll. Ich bleibe ungewöhnlich ruhig und warte im Flur auf den Bescheid, dass ich zum MRT gehen kann. Ich bin alleine und habe auch nicht das Bedürfnis, jemanden anzurufen. Möchte es erst mal für mich behalten, wie damals, als ich erfuhr, dass ich zum zweiten Mal schwanger bin und mein erster Sohn erst 13 Monate alt war. Ich wusste zu dem Zeitpunkt nicht, wie ich der Aufgabe gerecht werden konnte. In solche Situationen wächst man rein. Das ist etwas Erfreuliches, aber diese Nachricht hier ist niederschmetternd. Wie soll ich sie bloß vermitteln? Wer könnte das verstehen, wenn ich es schon nicht kann? Ich möchte nicht mehr, dass man traurig und in Sorge wegen mir ist. Ich bin nur noch eine Belastung für alle. Wie soll ich diese Nachricht meiner Mutter überbringen? Eine Nachricht, die zum Tode verurteilt, aber noch nicht ausgesprochen ist?

Warum auch immer, ich fühle mich stark. Es geht wieder los. Der Untersuchungsmarathon beginnt von Neuem und ich will es nicht wahrhaben. So schnell. Ich hatte kaum Zeit zum Verschnaufen. Es ist ernüchternd und ich frage mich, ob ich das alles weiter ertragen kann und ich jetzt wirklich sterben werde. Wie oft ich mir diese Frage schon gestellt habe. Ich kann nicht mehr! Und wieder kreisen die gleichen Gedanken um meine Kinder und um die Zukunft. Erneut geht genau das weiter, was ich gerade voller Mut begonnen habe loszulassen. Mein Atem noch durcheinander von der letzten Schlacht und schon geht es in die nächste. Ich kann diese Realität nicht annehmen und dennoch gehe ich anders damit um.

Dann die Nachricht, dass ein MRT heute nicht mehr machbar ist. Das sagt mir eine Krankenschwester und drückt mir einen Terminzettel für den morgigen Tag um neun Uhr in die Hand. Das fühlt sich schwer an. Kann hier niemand verstehen, dass ich Gewissheit haben möchte? Aber ich muss das jetzt aushalten und warten. Ich verlasse das Krankenhaus. Im Auto auf dem Weg nach Hause weine ich mit Haltung. Meine Gefühle sind irgendwie versteinert. Ich befürchte sonst zusammenzubrechen. Die Zeit meines Rückwegs nutze ich dazu, Noah Bescheid zu geben. Ich habe bereits viele Nachrichten von ihm erhalten, weil er wissen möchte, was bei der Untersuchung herausgekommen ist. Ich rufe an und höre seine Stimme. Ich bin zerbrechlich und stark zugleich. Nach meiner Berichterstattung herrscht Stille, dann: »Ich liebe dich.« Ich spüre seine Nähe über 600 Kilometer. Meine Augen werden feucht, aber noch immer halte ich fest an meiner inneren aufrechten Haltung. Die Angst davor, einen Zusammenbruch zuzulassen, beherrscht mich. Ich will mich noch fassen, um zu Hause kein weiteres Drama auszulösen. Die letzten Kilometer höre ich nur noch der Musik meiner Playlist zu und sehe mich selbst wie durch ein Fernrohr. Ich fühle Emptiness und glaube, nicht mehr zu wissen, wie es jetzt weitergeht. Das Verkrampfen meines Bauches, das immer wieder durchkommen will, versuche ich zu kontrollieren, weil ich dieses schreckliche Gefühl nicht mehr aushalten will.

Zu Hause angekommen, stürzen meine Kinder, die gerade im Sandkasten spielten, in meine Arme. Der Scan meiner Mutter sagt ihr, dass etwas nicht stimmt. Sie versucht, die Kinder wieder zurück in den Spielkasten zu locken, um mit mir reden zu können. Während sie versucht, meine Jungs dafür zu begeistern, obwohl sie am liebsten in meinen Armen hängen bleiben würden, bin ich gefasst und doch in einer anderen Welt. Ich spiele den Jungen heile Welt vor. Es erdrückt mich. Ich fühle mich nicht gut dabei. Versuche, nicht zu weinen. Ich beobachte meine Mutter mit Moritz und David durch das Wohnzimmerfenster. Sie versucht, mit Wasser, Sand und Eimer die Kinder zu motivieren, um Raum für ihre Fragen zu bekommen und ich habe das Gefühl, auf einem abgebrannten Feld zu stehen. Dann kommt meine Mutter zu mir ins Haus und fragt mich, was los ist. »Du warst ungewöhnlich lange weg, ich habe mir schon Sorgen gemacht. Ist etwas passiert? Ist die Untersuchung nicht gut ausgefallen?« Alles an mir verrät ihr, dass ich nicht okay sein kann und ich erzähle ihr, dass ich eine neue Diagnose bekommen habe. Sie setzt sich hin, fasst mit der Hand an ihren Kopf, kneift zuerst die Augen zusammen, nur um sie gleich danach wieder aufzureißen. Ihr Gesicht wird rot, die Augen glasig. Ohne mich anzusehen sagt sie mit zusammengepressten Lippen: »Okay, auch das schaffen wir. Ich gehe mit dir bis ans Ende dieser Welt, um dich zu retten. Es ist einfach nicht fair.« Unsere Blicke treffen sich, meine Augen glänzen nun, während ich alles zurückhalte, was ich zurückdrängen kann, um ja die Haltung zu bewahren. Keine Schwäche fühlen. Die Angst erneut in die Opferrolle zu fallen, wie bei meiner ersten Diagnose, ist zu groß. Ich spüre die dicken Mauern, die ich schon vor einiger Zeit um mich herum errichtet habe.

Malte ist noch immer bei der Arbeit, aber er wird bald da sein. Meine Mutter verabschiedet sich, weil ich mit Malte alleine sprechen möchte. Kurz nachdem wir uns verabschieden, rollt sein Auto in die Auffahrt. An meinem Blick ist unschwer zu erkennen, dass es Neuigkeiten gibt. Nachdem die Jungs auch ihn mit Geschrei und Gehopse begrüßt haben und wieder spielen, sprechen wir – so wie man mit zwei kleinen Kindern eben sprechen kann. Ich erzähle ihm von meiner neuen Diagnose. Er scheint betroffen zu sein. Anders als beim ersten Mal und dennoch fühle ich keine Wärme. Ich teile ihm mit, dass ich alleine zu den Untersuchungen gehen kann, aber diesmal bietet er mir seine Unterstützung an. In dem Moment werde ich traurig, weil ich zurückschaue und ich mir das bei der ersten Diagnose so sehr gewünscht habe. Aber es ist zu spät. Und genau das lasse ich ihn wissen. Ich sage ihm, dass ich trotzdem ausziehen werde. Ich kein Vertrauen mehr in ihn habe und es seine Entscheidung ist, ob er mich zu den

Untersuchungen begleitet. Malte möchte dennoch mitgehen und ich fühle zum ersten Mal seit Beginn meiner Krankheit eine Art Bemühung. Der Abend endet, nachdem ich meine Kinder mit Geschichte und Liedern in den Schlaf gesungen habe. Danach ziehe ich mich in mein Zimmer zurück und meditiere. Um mich zu spüren. Klare Gedanken zu fassen und mich zu fragen, ob ich sterben werde.

UNTERSUCHUNGSMARATHON, DER ZWEITE

Am nächsten Tag wird wieder das volle Programm aufgefahren. Malte ist heute dabei. Er will unbedingt mitgehen. Damit habe ich nicht gerechnet. Es fühlt sich fremd an. Natürlich lasse ich ihn mitgehen. Das schaffe ich nicht alleine. Fallen lassen kann ich mich leider nicht bei ihm. Die Angst ist zurück. All meine Gelassenheit, die ich gestern noch hatte, ist spurlos verschwunden. Ich bewege mich wie in einem Film, aus dem ich nicht raus kann. Ich bin so nervös, dass mir schlecht wird. Wir gehen zusammen durch die Flure der Onkologie. Der Geruch der Zytostatika durchdringt mich und ruft eine widerliche Erinnerung in mir hervor. Mir wird schwindelig bei den Gerüchen und diesem Ort. Er widert mich an. Ja, ich hasse diesen Ort. Eine Mitarbeiterin führt mich in einen Behandlungsraum. Dort bekomme ich von einer Ärztin meinen Zugang für die Infusion gelegt. Ich strecke ihr meinen Arm hin und breche in diesem Moment zusammen. Nichts mehr ist kontrollierbar. Meine Nerven drehen durch. Bekomme einen Weinkrampf. Panik durchdringt mich und es gelingt mir nicht, die Kontrolle zu behalten. Dr. Groß kommt hinzu und empfiehlt, mir Tavor zu verabreichen, damit ich ruhiger werde, nicht so gestresst bin und die Angst mich nicht in den Wahnsinn treibt. Da ich keinen Ausweg mehr sehe, nehme ich die Medikamente und bin entsprechend abgeschossen. Spüre mich nicht mehr. Alles ist stumpf in mir und um mich herum. Tranceartig gehe ich zum MRT, CT und Szintigraphie, zuletzt ein Thorax-Röntgenbild. Alles wie damals. Damals. Damals? Das war doch alles gerade erst passiert und mir ging oder geht es eigentlich total gut. Ich verstehe das nicht. Warum ich? Ich bin noch so jung. Alle Gedanken kehren wieder zurück.

Ich lege mich auf die kalte Liege des MRT und fühle mich wie ein Lamm, das zum Schlachten geführt wird. Fühle mich klein und schwach und vor allem so machtlos! Ich lasse – mit Tavor zugedröhnt – geschehen, was geschehen muss. Und damit ich nicht völlig durchdrehe, sage ich mir immer wieder zwei Sätze:

»Ganz ruhig. Alles ist gut.« So lange, bis das MRT vorbei ist. Ich konzentriere mich auf nichts anderes mehr als auf diese Sätze, weil ich sonst den Verstand verliere. So mache ich es jedes Mal bei den Untersuchungen. Versuche regelmäßig zu atmen und ein grundloses Vertrauen zu ergattern. Woher das kommen soll, weiß ich nicht, aber es ist das Einzige, was ich tun kann. Ich wäge ab, welche Wahl ich habe. Entweder ich habe es einfach, oder mein Verstand dreht vor Angst bald durch. Das Einzige, was mich jetzt über Wasser hält. Egal, wie und egal, woher, aber ich muss Vertrauen haben. Ganz nach dem Motto: »Tu so, als ob!« Tu einfach so, als wäre alles in bester Ordnung. Und das tue ich in Zukunft immer wieder. So bringe ich meinen Untersuchungstag irgendwie über die Bühne. Die Ergebnisse gibt es dann morgen. Das Warten ist eines der schlimmsten Dinge. In dieser Zeit, gehen mir viele Szenarien durch den Kopf und ich habe diese Kraft nicht mehr – denke ich wieder einmal. Denn die Fantasie ist genau das, was alles so schlimm macht. Denn in der Fantasie können wir viel mehr ausmalen, als die Realität zeigt und unser Gehirn verwertet es als die Wahrheit und das ist das Problem. Alle Gedanken sind reine Spekulation. So mache ich mir Stress, den es vielleicht gar nicht geben müsste. Ich wünschte, ich könnte das besser steuern. Über die Macht der Fantasie bin ich mir noch gar nicht bewusst. Aber wenn es negativ wirkt, muss es auch umgekehrt funktionieren. Je mehr ich in der positiven Fantasie bleibe und das ist natürlich nicht so leicht, desto besser wird mein Zustand und meine Motivation wächst.

Ich stelle mich auf ein langes gedankendrehendes Wochenende ein. Doch am Abend – völlig unerwartet – klingelt das Telefon. Dr. Groß ist am Apparat, um mir die Untersuchungsergebnisse mitzuteilen. Die Untersuchungsergebnisse sind schon da und weil er weiß, wie aufgeregt ich bin, möchte er mir so schnell wie möglich Bescheid über die Lage geben. Es handele sich um drei Herde in der Leber, also drei Tumore. Diese sind Ansiedlungen des Primärtumors, also des Brusttumors. Alle anderen Bildgebungen zeigen keine weiteren Herde. Ich soll nun eine Chemotherapie für zwei bis drei Monate wöchentlich verabreicht bekommen und ein Port soll gelegt werden. Das wollte ich nie. Das war bislang immer ein Zeichen dafür, dass ich nicht mehr gesund werde. Endstation sozusagen. Einerseits bin ich erleichtert, dass die Chemo eine leichte und auch nur zwei bis drei Monate dauern soll und andererseits beunruhigt mich das, weil eine Lebermetastasierung doch etwas Schlimmes ist. Ist diese Metastasierung denn nicht so schwerwiegend? Warum leicht und kurz? Mehr erfahre ich erst mal nicht.

Ich finde mich irgendwie nicht richtig aufgeklärt. Mein Gefühl sagt mir, dass hier etwas nicht stimmt.

Die Nacht ist nicht sehr erholsam. Die neue Diagnose haut mich um und parallel ist Moritz erkältet. Wir sind die ganze Nacht immer wieder wach und inhalieren und nebenher weine ich still vor Verzweiflung. Versuche immer zu lächeln, wenn er mich ansieht. Es tut mir so leid, dass ich keine gesunde Mutter bin und ihm kein normales Leben bieten kann. Halte ihn fest und habe Angst, nicht mehr lange für ihn da sein zu können. Moritz und ich schlafen eingekuschelt ein und ich genieße jede Sekunde davon. Ich liebe seinen Geruch, seine Liebe und seine Händchen in meinem Gesicht. Dieses Gefühl durchdringt mich, füllt mich mit Stärke. »Jetzt erst recht!« und »Du kriegst mich nicht!«, denke ich bei mir.

Ab und zu telefoniere ich mit Noah, der gerade alle Hebel bei den Ärzten in Heidelberg in Bewegung setzt für mich. Er will mir helfen, will mir Kontakte zu Ärzten vermitteln, die sich meine Unterlagen nochmals ansehen. »Vielleicht sind deine Ärzte nicht so gut«, sagt er. Vielleicht ist alles gar nicht so schlimm. Ich bin verzweifelt und hoffe, dass er recht hat. Seine warmen Worte und Liebe füllen mich mit Stärke und Hoffnung. Meine Gedanken schweifen ab ins Selbstmitleid, mein Leben ist ein einziges Chaos. Durchzogen von allen Dramen. Meine Ehe ist zerbrochen, zwei kleine Kinder, und dieses bislang unausgesprochene Todesurteil. Und dann kommt Noah noch dazu. Ist er ein Teil des Chaos oder vielleicht sogar ein Glücksfall? Ich weiß es nicht. Ich verstehe mein Leben und mich selbst nicht mehr. Ich weiß nicht, wie oft ich mich das frage. Wie sehr ich mir wünsche, dass mir jemand diese Fragen beantwortet. Ich muss akzeptieren, was gerade Realität ist. Alles dreht sich in mir. Angst und Verzweiflung halten ein Wettrennen in mir ab. Ich bin durcheinander, orientierungslos und haltlos. Der Druck steigt in allen Bereichen. Ich weiß einfach nicht, wie ich mich entscheiden soll. Was soll ich denn nur machen? Die Realität wird immer mehr zum Horrorfilm, ich kann sie natürlich nicht annehmen. Sollte es aber, denn eine Annahme von schweren Situationen ist ein erster Schritt in eine Klarheit und Klarheit ist so wichtig für die weiteren Entscheidungen. Diese Erkenntnis habe ich aber zu diesem Zeitpunkt noch nicht. Ich übe mich, immer mehr ins Vertrauen zu gehen, weil ich sowieso nichts ändern kann. Setze Hebel in Bewegung und zugleich greife ich nach jeder Hand, die mir gereicht wird und gehe durch jede Tür, die sich öffnet. Ich bin bereit, alles Mögliche auszuprobieren.

Zu Hause herrscht drückende Schwere. Malte und ich reden kaum mehr miteinander. Ich weiß nicht, wo er ist und wohin er will. Ich wünschte, er würde mehr von seinen Gefühlen preisgeben, würde mir mal sagen, »ich hab so schlimme Angst, dich zu verlieren,« oder »ich will nicht, dass unsere Kinder ohne ihre Mutter aufwachsen.« Vielleicht würde das etwas ändern. Ich sehne mich nach Wärme, Liebe und unterstützenden Gesprächen. Nachdem ich die Jungs mit Liedern in den Schlaf gestreichelt und gesungen habe, kommt die Ruhe vor dem Sturm zurück. Ich spüre meinen Zustand und meine Angst. Die Angst nimmt unfassbare Steigerungen an. Weinen, Trauer, Wut, Befürchtungen, der Schrei nach Hilfe und Erlösung für diese besch … Situation.

Malte und ich reden kurz darüber, aber ich spüre, dass er gedanklich nicht bei mir ist. Er verkündet mir, dass er zu einer Freundin gehen will, die er gerade kennengelernt hat. Ich vermute, dass er sich dort den Trost holt, den ich ihm nicht mehr geben kann. So ist es jetzt nun mal. Aber als er gehen will, bitte ich ihn dazubleiben. Ich möchte nicht alleine sein. Ich kann das jetzt nicht, aber er möchte gehen. Er rät mir, mit den Kindern zu meiner Mutter zu fahren. Das würde mir sicher gut tun. Er geht, die Tür fällt ins Schloss. Ich bleibe allein im Flur zurück und es wird ganz ruhig um mich herum. Das gesamte Haus ist still und einsam, traurig, voller Leid. Höre nur noch mein Herz klopfen und das Angstrauschen in meinem Ohr. Ich weine. Alles tut weh. Ertrage die Stille gerade nicht. Bin verzweifelt und breche auf dem Boden zusammen. Alles tut weh. Das pure Sein tut weh; die Luft, die ich atme, meine Gefühle, der Anblick meines Lebens und des Spiegelbilds. Ich blicke auf ein Häufchen Elend: eine gebrochene, brustamputierte, kurzhaarige, noch Kortison aufgequollene Frau, die einsam, verloren und ohne Hoffnung ist. Mein Verstand droht durchzudrehen. Wie kann ich die Fassung bewahren? Ich weiß nicht, was ich tun kann. Einsamkeit dringt von außen in mich ein. Meine Gedanken retten mich, weil ich mir Noah vorstelle. Ihn vor meinem inneren Auge sehe, wie er mich hält, mich streichelt und mir das Gefühl gibt, an mich zu glauben. Eine starke Frau zu sein. Mir sagt, dass er mich liebt und mit mir alt werden will. Ich schreibe ihm, ob er mit mir Telefonieren kann. Da seine Situation noch immer nicht geklärt ist, sind Telefonate ad hoc nicht möglich. Dann ruft er an. Ich kann nicht beschreiben, wie glücklich und dankbar ich bin, Noahs Stimme zu hören. Ich breche in Tränen aus und beschreibe ihm meinen Tag und die jetzige Situation. Ich fühle mich für die Zeit des Telefonats getragen, aber sobald wir auflegen, überfluten mich Angst und Einsamkeit sofort wieder. Nach wenigen Stunden bin ich so verzweifelt, dass ich Malte anrufe und ihn nochmals bitte, zu mir zu kommen. Ich bin mit Angst mittlerweile durchtränkt. Er kommt tatsächlich. Damit habe ich nicht gerechnet. Wir reden über unsere Situation, nicht aber über meine Angst, und was jetzt gut für mich wäre. Ich weiß, dass er mich längst aufgegeben hat. Mich zerreißt meine Situation und die meiner Ehe. Das Leid, welches in der Luft liegt, erdrückt mich. Es macht mir noch mehr Angst. Ich muss ihn loslassen und dennoch ist er mein Mann, den ich mir immer noch anders wünsche, dessen Nähe ich brauche. Ich bitte ihn, mich in den Arm zu nehmen, bis ich eingeschlafen bin. Zum ersten Mal tut er das. Seine Arme liegen um mich und ich halte mich fest an ihm, bis ich eingeschlafen bin.

CHANCENLOS

Mein Tag der Portimplantation ist gekommen. Die Port-OP ist für mich ein Schritt in eine Situation, die die Ernsthaftigkeit meiner Krankheit unterstreicht. Ein Port war immer eine Endstation für mich. Mechanisch gehe ich den Dingen nach, die mir geraten werden. Fühle mich machtlos und lasse alles über mich fast resigniert ergehen.

Nachdem ich den Port operativ eingesetzt bekomme, wache ich auf und habe Besuch. Seine Hand in meiner: Ich fühle Wärme, Halt und Liebe in dieser einen Hand. So schrecklich diese Situation gerade ist, aber ich bin überaus glücklich, dass Noah jetzt hier ist. Ich weine vor Freude und zugleich vor Verzweiflung. Am liebsten würde ich ihn anflehen, mich gesund zu machen. Weiß er, was er tut? Will er wirklich bei mir sein? Bei einer Frau sein, die diese Krankheit vielleicht nicht überlebt? Ich weiß nicht, ob ich ihm vertrauen kann, aber ich halte alles fest, was ich gerade festhalten kann. Er will mich zu meiner Mutter bringen, wo auch meine Kinder schon auf mich warten. Ich bin mit den Kindern jetzt seit einigen Tagen bei meiner Mutter und werde dort auch erst mal bleiben.

Über meine Situation mit Malte versuche ich nicht nachzudenken. Das würde mich zerstören. Also gehe ich über in den Verdrängungsmechanismus. Ich darf keine Gedanken denken, die mir zusätzlichen Schmerz zufügen. Ich darf jetzt nur noch Gedanken denken, die mir wohltun. Aber wie geht das? So versuche ich im Chaos ein bisschen Ordnung zu schaffen. Versuche mit klarem Kopf Struktur in diese Situation zu bringen. Im Mitleid unterzugehen, bringt mich nicht weiter und ich versuche, mir das zu geben, was mir nun guttut, ohne darüber nachzudenken, ob ich damit jetzt wieder andere Gefühle verletzte oder Erwartungen nicht erfülle. Das wäre jetzt ganz sicher der falsche Ansatz. Ich übe mich darin, dem Schrei meiner Seele zu folgen. Ich höre dich und will dich hören. Versuche zu verstehen, was mir mein Körper und das Leben signalisieren.

Inzwischen gibt es den ersten Kontakt zu einem Arzt aus der Uniklinik Mainz, dem ich vor ein paar Tagen meine Unterlagen zugesandt habe: zu Dr. Hering. Leider sind die Aussagen von dort noch niederschmetternder. So hatte es Dr. Groß nicht geäußert – vermutlich auch bewusst. Aber ich muss die Wahrheit wissen, sonst kann ich nicht richtig kämpfen. Allerdings fällt es mir schwer, mit dieser Diagnose an Erfolg zu denken: Es sei eine ganz ernste Sache, er habe mehr als zwei Herde auf der Leber gesehen und sieht absolut keine Chance für mich. Seine Prognose beträgt höchstens sechs Monate. Mein Gewichtsverlust wäre ein erstes Anzeichen dafür, dass die Metastasen sich vermehren. Man solle mich in ein Hospiz bringen, um mir dort die baldigen und sicheren Schmerzen erträglich zu machen und mich in einen würdevollen Tod zu begleiten. Dunkelheit breitet sich in und um mich herum aus. Kann nicht mehr schlucken. Mir schnürt es den Hals zu. Jetzt kann ich nicht mehr richtig atmen. Panik steigt in mir auf. Jetzt schnappe ich nach Luft und drohe zu ersticken. Dann Wut, danach Angst, Gänsehaut und oh nein, meine Kinder. Ich will nicht sterben. Bitte lieber Gott, lass mich nicht sterben. Kann das wirklich wahr sein? In einem halben Jahr soll ich nun sterben? Ich kann nicht beschreiben, was ich fühle. Dafür gibt es keine Worte, keinen Ausdruck, nur pure Verzweiflung.

Bevor ich komplett durchdrehe, versuche ich mich wieder zu beruhigen. Ich atme. Schließe die Augen, versuche mich zu spüren, mich zu beruhigen, die Kontrolle zu bewahren. Versuche, zu beobachten und wahrzunehmen, was die Worte alles in mir bewirken und auslösen. Wenn ich mich dem jetzt hingebe, werde ich den Verstand verlieren, aber zugleich höre ich auch auf meine innere Stimme. Auf mein Urgefühl, spüre dorthin, wo meine Seele sitzt, und das gibt mir irgendwie Sicherheit. Warum weiß ich nicht, aber das Gefühl ist so stark, dass ich nicht anders kann, als ruhig zu werden. Gedanken schießen mir durch den Kopf. Ich brauche Contenance, um klar denken zu können. Ich kann mich nicht von Gefühlen und Angst so beherrschen lassen. Also, was ist derzeit tatsächlich mit mir los? Ich konzentriere mich auf mein Befinden: Ich habe keine Schmerzen, ich fühle mich nicht schwach und auch nicht sterbenskrank. Das ist Fakt und darauf fokussiere ich mich. Alles andere sind erst mal nur Worte. Psychisch ist das eine extreme Herausforderung. Das ist der derzeitige Stand. Nicht mehr und nicht weniger. Ich passe auf, dass die Worte von Dr. Hering keine negativen Fantasien ergeben. Ich möchte klar sein, das steht fest, denn nur dann kann ich kluge Entscheidungen treffen. Möchte Struktur in meine derzeitige Situation bringen, selbst wenn diese Struktur im Tod endet. Angst möchte ich nicht haben, weil mir das meinen Blick vernebelt und mir die Schönheit des Moments nimmt. Denn das, was ich jetzt noch habe, ist nur der Moment. Ich versuche, mit einem Gemisch aus Intuition und Rationalität einen Weg für mich zu finden und mich diszipliniert daran zu halten. Lasse mich von den Worten der Ärzte nicht führen. Will mich selbst führen und sehen, was ich selbst noch ändern kann. Wenn der Plan dann immer noch nicht aufgeht, werde ich mich verabschieden und alles annehmen. Ich habe nichts mehr zu verlieren – ich kann nur noch gewinnen.

Für diese Botschaft kam Noah also zu mir und zerschmetterte mir jegliche Hoffnung, die ich zunächst noch hatte. Er kam nicht, um mich zu sehen, weil ihn die Sehnsucht zu mir trieb, sondern um mir persönlich das Todesurteil zu überbringen. Er führte vorab das Gespräch mit Dr. Hering und beide besprachen, dass es wohl besser sei, wenn er zu mir fahre und es mir in aller Deutlichkeit nochmals beibringe: Dass es wirklich keine Hoffnung mehr für mich gäbe. Noah ist mit mir auf einen Feldweg gefahren. Wir stehen neben dem Auto. Seine Augen sind leer, weil er mir gerade sagt, dass ich sterben werde und er mir nicht helfen kann. Ich stehe schockiert und zunächst stumm vor ihm. Noch begreife ich nicht, aber alle meine Lebensenergie läuft gerade aus meinem Körper in den Boden. Es entsteht ein Moment der Ruhe. In meinem Kopf ist es leer, dann beginnt sich etwas in Bewegung zu setzen und Wut steigt in mir auf, weil er nicht wegen mir, sondern wegen des Urteils gekommen ist und auch, weil er nicht an mich glaubt. Mein Herz pumpt so stark, dass ich es bis in den Kopf pulsieren spüre. Dann kribbeln meine Hände und klares Wasser durchläuft meine Seele. Ich bekomme Kopfschmerzen und sehe in seinen Augen Verzweiflung und dass er mich aufgegeben hat. Ich fühle tiefe Enttäuschung. Ich bin verletzt und extrem wütend. Gekommen, um mir den Todesstoß zu verpassen. Kennt er mich? Weiß er, wer vor ihm steht? Alles bäumt sich in mir auf – nach dem Motto: Jetzt erst recht! Anscheinend sind die Worte des Arztes wirksamer als der Glaube an mich. Ich spüre noch mehr Wut in mir aufsteigen. Es zittert in mir. Die Wut geht gegen ihn, weil er mich aufgibt und gegen den Arzt, der das sagt. Wut gegen den Krebs. Wut, weil dieses Leben nicht fair ist. Meine Seele schreit, ich schaue nach oben in den Himmel, als würde Gott gerade zu mir runterschauen: Ich bin erst 30 Jahre alt, was denkst du dir dabei? Was denkst du dir eigentlich dabei? Nie zuvor habe ich mehr geweint als in dieser verzweifelten Lage. Ich verliere mein

Leben. Das ist ganz schön großer Mist gerade. Verdammt. Ich werde es nicht behalten können.

Wahrscheinlich bin ich ungerecht Noah gegenüber, aber in mir sammelt sich die ganze Wut und sprudelt nach außen wie ein aktiver Vulkan. Alles spuckt nach außen – direkt in sein Gesicht. Ich schreie ihn an, dass ich es auch ohne ihn schaffen werde. Soll er doch gehen, am besten sofort. So was kann ich nicht gebrauchen. Menschen, die sich nicht trauen zu kämpfen. Nicht trauen, Hoffnung und Vertrauen zu haben. Die alles einfach so hinnehmen. »Du kennst mich nicht! Dann fahr und komm nie wieder zurück! Für mich gibt es nur noch eine Glaubensrichtung: Ich schaffe das! Ich weiß zwar nicht wie, aber ich schaffe es! Ich werde in sechs Monaten nicht tot sein – auch ohne dich! Ich will nichts anderes mehr hören!« Diese Worte und diese Wut lösen Stärke in mir aus und gleichzeitig falle ich vor Erschöpfung in mich zusammen.

Danach ist Stille! Nur das Auto und wir auf dem Feldweg. Noch immer stehen wir uns gegenüber. Noah mit schockiertem Gesicht und ich noch voller Wut und roter Wangen vor Aufregung. Seine Augen füllen sich mit Tränen. Mein Gesicht spiegelt sich in seinen feuchten Augen, dann ein tiefer Atemzug, ein leichtes Lächeln, seine Hände greifen nach meinen. »Ich weiß nicht, was das bedeutet«, sagt Noah. »Ich sehe deine Kraft und ich sehe das Leuchten in deinen Augen. Ich habe so was noch nie vorher gesehen, aber ich glaube dir! Ich verspreche, ich werde an deiner Seite sein, egal wie es am Ende ausgehen mag, aber ich bin mir sicher, dass du es schaffen wirst. Du hast so viel Feuer in dir. Deine Augen brennen vor Lebenswillen. Wenn es einer schafft, dann du, dessen bin ich mir sicher.« Ein Satz aus der positiven Psychologie, den ich zum ersten Mal viele Jahre nach meiner Erkrankung in einer Fortbildung höre, ist: »Wenn auch nur ein einziger Mensch an dich glaubt, entsteht Hoffnung und aus dieser Hoffnung kann Heilung entstehen und eine Kraft auslösen, die Undenkbares herbeiführen kann«. Damit habe ich jetzt nicht mehr gerechnet. Ich sah mich schon alleine kämpfen. Ich sah ihn wegfahren. Ich wäre allein zurückgeblieben und ich weiß nicht, was dann passiert wäre. Eines ist mir klar, dass ich leben will und bereit bin, richtig zu kämpfen. Richtig kämpfen heißt, leidensfähig zu sein, durch Schmerzen zu gehen und einen langen Atem zu bewahren. Ich werde durch eine schwere Zeit gehen und an Stellen steckenbleiben, an denen ich nicht mehr weiß, wie es weitergehen wird. Und dann liegt es an mir, weiterhin hoffnungsvoll zu sein und an mein Ziel zu denken. Gestern ist vergangen und der morgige Tag ist noch nicht da.

DAS LETZTE QUÄNTCHEN HOFFNUNG

Bei allem, was passiert, suche ich immer und immer wieder nach einer Erklärung. Suche die Hoffnung, um am Leben zu bleiben. Ich denke ununterbrochen an meine Kinder, die ohne mich hilflos wären. All die Werte, die Fürsorge und Erlebnisse, die ich ihnen zeigen wollte, verschwinden direkt vor mir. Ich nehme ganz bewusst und präsent die kleinen, runden Kulleräuglein von Moritz wahr. Dann sehe ich in Davids Augen. Sie sind Blau. Der eine braune wie sein Papa und der andere blaue Augen wie ich. Sehe diese kleinen weichen speckigen Ärmchen, die kleinen Füßchen, die ich so gerne streichle. Diese hilfsbedürftigen kleinen Menschen, für die ich da sein will. Für die ich alles tun würde, die ich mir so sehr gewünscht habe. Die meine Lebensenergie am Leben halten. Ich genieße jede Sekunde mit ihnen. Wenn ich meine Jungs im Arm halte, fühle ich ihre Haut, ihre Wärme, ihre Zuneigung und ihre Liebe. Ich kann sie riechen und ich werde diesen Geruch und dieses Gefühl niemals vergessen. Ich weiß, dass dies ein Moment ist, an den ich denken werde und in mir aufleben lassen kann, wann immer es meine Situation benötigt. Aber ich bin auch so realistisch zu wissen, dass es mich tatsächlich das Leben kosten kann – vermutlich stimmt das sogar. Aber bis dahin kämpfe ich. Das verspreche ich. Ein Abkommen, ein Schwur, mir selbst und meinen Jungs gegenüber.

Meinen Kindern habe ich mal eine Geschichte über Versprechen vorgelesen und darin wird beschrieben, dass Versprechen niemals gebrochen werden. Und genau daran denke ich in diesem Moment. Ich weine vor Hilflosigkeit, Wut und Kampfgeist zugleich. In meiner Phantasie entsteht ein Bild: Meine dunklen langen Haare zurückgebunden, eine Feder steckt darin. Mein Gesicht erhält eine Kriegsbemalung wie bei den Indianern, die sich auf einen harten Kampf vorbereiten. Im Herzen die Liebe für das Leben und für die Familie – und der eiserne Wille, dieses zu verteidigen und zu siegen.

David ist jetzt ein Jahr alt. Ich trage ihn auf meinem Arm, er guckt mich an mit seinen großen blauen Augen. Mit seiner Flasche in der Hand. Immer wieder gehen meine Gedanken in die Verzweiflung, weil die bedrohliche Krankheit mir das nehmen will, was ich am meisten liebe. Und mit der Zeit passiert etwas Wichtiges. Ich lerne meine Wut besser einzusetzen, denn Wut alleine bringt nur eins: Sie schadet mir zusätzlich. Aus der Verzweiflung entsteht Wut und aus der Wut entsteht mein Kampfgeist. Ich bin fokussiert und habe nur noch ein Ziel vor Augen: Zu siegen! Ich werde irgendwann fähig sein, alleine mit meinen Kindern zu leben. Bin bereit, alles dafür zu ändern, was nötig ist.

Das Telefonklingeln reißt mich aus meinen Gedanken. Dr. Hering will mir noch von weiteren Ergebnissen berichten. Ich kann einfach nicht mehr. Ich will das alles nicht mehr hören. Ich weiß, dass es schlimm um mich steht, aber für mich gibt es nur die eine Version: Dass die Chemo anschlägt, die Metastasen verschwinden und ich operiert werden kann – ich will verdammt nochmal wieder gesund werden. Ich wünsche mir die Auflösung der Metastasen. Sehe sie verpuffen. Man könnte mir noch tausend andere Diagnosen nennen, es spielt einfach keine Rolle mehr, weil ich dennoch Hoffnung und Vertrauen in mir trage. Es ist mir einfach egal, was die Ärzte alles noch sagen. Ich weigere mich innerlich zuzuhören, weil ich das Gefühl habe, eine unfassbare Kraft in mir zu tragen. Auch wenn ich mir etwas vormachen sollte, ist das vielleicht gerade meine Strategie mit dem Leben und dem Tod umzugehen. Ist mir egal, ob das verrückt ist. Die vielen Prognosen und Statistiken interessieren mich nicht, weil ich es bin und es über mich keine Statistik gibt. Also, was soll ich mit den düsteren Nachrichten anfangen? Sie machen mir nur Angst und ich glaube sowieso, was ich will. Ich suche jede Sekunde nach einem Fetzen Hoffnung. Morgens geht es mir am Schlimmsten. Mich erschlägt jedes Mal die Realität und sie will nicht aufhören. Es fällt mir schwer, in eine positive und hoffnungsvolle Stimmung zu kommen. Kämpfe mich durch. Fühle mich depressiv und dann kommt plötzlich der Punkt, an dem ich es satt bin, mich wie ein Opfer zu fühlen und so ziehe ich mich bockig aus der Opferrolle raus. Die Wut steigt wieder in mir auf, weil ich mich so sehr zum Opfer mache. Wie satt ich es bin, mir von dieser Krankheit das Leben verderben zu lassen.

Seit Wochen bin ich mit den Kindern bei meiner Mutter. Aus dem Nichts meldet sich Malte und teilt mir mit, er müsse bei mir sein. Er mache sich große Sorgen. Dass er das sagt, tut mir gut, aber leider kann ich das nicht mehr annehmen. So sehr ich das auch einmal wollte, aber die Zeit ist vorbei. Ich habe kein Vertrauen mehr, dass er wirklich an meiner Seite ist und bis zum Ende an mich glaubt. Jetzt fange ich wieder an, mit ihm Mitleid zu haben und der Schmerz um uns reißt mich in die Tiefe und ich weiß, dass ich das nicht mehr darf. Ich brauche jede kleine Energie für mein Leben, sonst verliere ich es. Meine Konzentration geht direkt wieder zurück zu meiner Intuition und meinem inneren Bild, meinem Fokus und ich drücke das Mitleid und der Schmerz um uns weg, um mich zu schützen. Malte ist für sich selbst verantwortlich und es ist nicht meine Aufgabe, ihn aus seinem Leid zu holen. Nicht in dieser Situation. Eine meiner herausforderndsten Aufgaben: Immer wieder loszulassen, immer wieder den Fokus auf mich zu richten, um mich zu spüren, indem was ich brauche und was nicht gut für mich ist. Die Konsequenz, das durchzuhalten, ist eine echte Aufgabe, die ich aber lernen will. Ich muss es. So sehr ich meine Vision verfolge, erfahre ich immer wieder Gefühlseinbrüche und Gedanken, die endlich sind. Immer wenn ich so aussichtslos daherrede, macht Noah mir Mut. Angst essen Seele auf – das geht so nicht, kann so nicht funktionieren. Meine innere Stimme meldet sich wieder: Fang endlich an! Fang endlich an! Immer wieder. Du musst mitmachen, ich helfe dir. Vertraue mir! Meine Antwort: Ich schaffe das nicht, ich werde sterben. Die innere Stimme wird sauer und lässt mich wissen, wenn ich es noch einmal sage und kein Vertrauen habe, geht sie und kommt nie wieder zurück. Jetzt ist die Zeit und es ist deine Chance! Oh nein, bitte nicht, sie muss bleiben. Sie ist so stark in mir. Ich entschuldige mich. Bin dankbar zugleich. Ich brauche sie, ohne sie schaffe ich es nicht. Es ist eine Phase, in der ich still werde, mich zurückziehe und meine Familie sich Sorgen macht. Vielleicht denken sie, dass ich resigniere, aber das tue ich nicht. Im Gegenteil, ich werde gerade richtig stark. Das sind innere Prozesse, die ich nicht verbalisiere, weil sie niemand verstehen kann. Wer könnte das auch? Wie viele Menschen waren schon mal in so einer Situation?

AUSZEIT

Ich bin am Strand von Horumersiel mit Noah – habe mir zwei Tage frei genommen, um mich mental auf die bevorstehende Chemo vorzubereiten und habe die Kinder zu ihren Großeltern gebracht. Noah meint, ich soll aufschreiben, wie schön dieser Tag ist und wie sehr er mich liebt. Ich muss wieder gesund werden. Das Leben ist zu schön, um zu sterben. Egal, wie die Statistik aussieht, ich will alle Regeln brechen. Ich bin überzeugt davon. Ich sitze in einem Strandkorb. Mein Blick geht aufs Watt über eine Wiese. Habe Musik in meinen Ohren und lasse meinen Gedanken freien Lauf über den glücklichen Moment gerade jetzt hier. Ja, ich bin richtig glücklich – in diesem Moment. Ich nehme dieses Gefühl in jeder Zelle meines Körpers wahr. Ich bin so dankbar dafür. Noahs Nähe gibt mir Kraft, und die Liebe, die ich spüre, lässt mich auf ein gemeinsames Leben hoffen.

Zwei Tage später bin ich wieder zurück aus Horumersiel und sitze an meinem Lieblingssee auf einem Bootssteg – dieses Mal alleine. Auch hier ist es wunderschön. Meine Füße hängen über dem Wasser. Nur die Zehenspitzen berühren manchmal die Wasseroberfläche. Die Sonne scheint und der laue Wind gibt mir das Gefühl, zu schweben. Ich genieße diese Situation gerade sehr. Jeden Moment sauge ich in mir auf, sauge das auf, was mir das Leben schenkt. Weiß ja nicht, wie lange ich noch Zeit habe. Wenn die Ärzte recht behalten, dann ist spätestens in sechs Monaten, also Ende des Jahres, Schluss. Habe wieder meine Musik in den Ohren und sehe meine Ziele vor mir. Mein einziges Bild der Zukunft. Fühle Glückseligkeit und unendliche Dankbarkeit für diesen besonderen Moment. Die bisherige Chemo läuft irgendwie so nebenher. Ich spüre kaum etwas und bin verunsichert. Habe das Gefühl, dass das keine richtige Therapie mehr ist. Mir kommt der Gedanke, dass es nur ein Hinauszögern ist. Es redet auch niemand so richtig mit mir. Außer Dr. Hering. Ich möchte andere Ärzte hören. Will das so nicht länger laufen lassen. Parallel wünschte ich mir, mehr Zeit mit meinen Kindern verbringen zu können. Alleine bleibt mir kaum Kraft, mich lange um sie zu kümmern. Bin schnell erschöpft und habe Kreislaufprobleme. Schön, dass meine Mutter da ist und mich unterstützt, aber ich sehne mich danach, alleine auf meine Kinder aufpassen zu können. Sehne mich nach einem normalen Leben. Dazu muss ich aber erst mal mein Leben retten.

HOFFNUNGSMARATHON DURCH DEUTSCHLAND

Deshalb stelle ich mich im Diako-Krankenhaus Bremen vor. Dort wird meine Chemotherapie umgestellt, aber sie machen mir ebenfalls keine Hoffnung. Knallhart sagt ein Arzt zu mir, dass es in kürzester Zeit zu Ende gehen wird. Ich weine. Meine Mutter, die neben mir sitzt, auch. Ich kapituliere vor seiner Aussage und kann nicht mehr reagieren. Kein Wort mehr. Bin sprachlos über die Härte der Mitteilung. Wir sind beide still und traurig. Unsere Hände berühren sich. Ich habe niemals bewusst die Hände meiner Mutter so schön und warm wahrgenommen. Wenn alles wirklich verloren sein soll, gewinne ich in einzelnen Momenten etwas Kostbares zurück. Aber diese Aussage sitzt tief und begleitet mich mit ständigen Bauchschmerzen.

Mein nächster Versuch ist das Klinikum Oldenburg, während ich meine Therapie in Bremen weitermache. Gleiche Aussagen, auch dort. Danach schicke ich meine Unterlagen ans Uniklinikum in München: Wieder die gleichen Antworten, aber auch ein Therapieangebot. Ich spüre nach, was all diese Aussagen in mir hervorrufen. Spüre nach innen zu meinem Ursprung, zu meiner Intuition. Da ist so viel Stärke drin. Lasse mich durch den Verstand nur immer wieder von mir selbst wegziehen. Ich kann es einfach nicht glauben. Es muss einen Weg für mich geben, und ich lasse mir diesen Glauben auch nicht nehmen. Das ist kein Gedanke oder Sturheit, sondern es ist ein tiefes Gefühl des Vertrauens.

Die neue Chemotherapie, auf die ich in Bremen umgestellt wurde, setzt mir immer mehr zu, aber ich versuche das Beste aus den Tagen rauszuholen, ohne meine Hoffnung zu verlieren. Das ist oft nicht so einfach, da die körperlichen Einschränkungen mir jegliche Energie rauben und auf die Psyche schlagen, aber ich lasse mich nicht lange davon runterziehen. Ich weiß, dass mir die mentale Kraft niemand nehmen kann, außer ich selbst. Meine Vision sehe ich klar vor Augen. Ich fühle sie deutlich. Ich muss weiterdenken. Es muss einen Weg für mich geben. Ich will meine Kinder nicht verlieren. Ich will das alles nicht hergeben. 30 Jahre bin ich alt. Ich bin definitiv zu jung zum Sterben.

Die Telefonate mit Dr. Hering aus Mainz bringen mich noch um den Verstand. Ich beginne ihn fast zu hassen. Er sagt mir, ich solle mich langsam nach einem Hospiz umsehen, um alles in Ruhe regeln zu können. Ich will das nicht fühlen. Will keine Wut und keinen Hass fühlen. Das schadet nur mir am Ende. Es führt mich nicht weiter, also ist es besser, zielorientiert zu bleiben. Einfach ausschalten, was mich nicht an mein Ziel bringen wird. Ich muss hier weg!

Parallel sind die Jungs bei mir und Malte. Allerdings verschärft sich unsere Trennungssituation. Zwischen Verzweiflung, Hoffnung und Angst vor dem Tod, streiten wir uns. Ich wünschte, er hätte mehr Verständnis und würde mehr Rücksicht auf mich nehmen. Wenn das meine letzte Zeit hier ist, warum macht er sie mir nicht leichter? Er soll mich anlügen oder sich verstellen, aber mich bitte nicht zusätzlich belasten. Auch das schürt die Wut in mir und ich weiß, dass es nicht gut für mich ist. Ich lerne, dass ich nichts erwarten kann, auch nicht in dieser Situation. Wer nicht in einer solch außerordentlichen Situation ist, kann vermutlich auch kein Verständnis aufbringen. Auch das muss ich verstehen, ohne böse Absichten zu unterstellen. Die Wut muss dringend weg, sonst frisst sie mich auf oder besser gesagt, der Krebs tut es dann. Die Wut richtet sich zu sehr gegen mich. Also lasse ich sie immer und immer wieder los, um den Frieden in mir zu spüren. Ich übe und es ist verdammt schwer. Alles bedarf eines neuen Blickwinkels, aber ich arbeite hart daran. Es ist schlimm für mich, wenn Malte die Kinder in diesem Zustand mitnimmt. Es zerreißt mich in tausend Stücke. Sie fahren weg, ich lächle fröhlich meinen Kindern und auch Malte zu, bis sie um die Ecke sind... dann breche ich in Tränen aus. Der Abschied ist sehr, sehr schwer. Der Schmerz nicht definierbar! Und dennoch darf ich nicht in dieser Stimmung bleiben. Ich sollte diesen Schmerz nicht zu lang spüren. Mein Fokus muss dringend auf mein Ziel ausgerichtet sein. So egoistisch das manchmal ist, aber nur das wird mich retten – sollte es Rettung geben.

Ich fühle mich schlecht. Bin ich eine schlechte Mutter? Dazu dieses Unverständnis von Malte. Ich muss jetzt dringend an das denken, was taktisch gesehen wichtig ist und meine Ratio schaltet sich ein. Sie lässt mich wissen, dass ich das hier alles tun muss, wenn ich überleben will. Ich muss hier wirklich weg. Wie kann ich in diesem Umfeld gesund werden, in dem ich krank geworden bin, in dem sich nichts ändert? Ich gehe wieder zu meinem Bootssteg und lasse meine Füße vom Steg hängen. Die Luft ist noch angenehm warm, aber man merkt, dass es Abend wird. Die Sonne scheint mir von der Seite gegen den linken Arm und meine linke Gesichtshälfte. Das Wasser ist ganz ruhig und ein paar Boote fahren in der Ferne über den See. Die Sonne spiegelt sich auf dem Wasser. Welch ein schöner Moment in einer schlimmen Zeit, denke ich. Gerade braust ein etwas kühler Wind auf und ich überlege, ob ich meine Strickjacke überziehen soll. Mit mir zusammen auf dem Bootssteg ist eine junge Frau. Sie ist mit dem Fahrrad da und zieht sich gerade eine Hose an und ihren Rock aus. Sie scheint aufzubrechen, ich schätze sie auf etwa 23 Jahre. Sie ist hübsch, hat kräftiges, schulterlanges dunkelblondes Haar und ist gut gebaut. Nicht zu dünn. Nehme ihre Schönheit und Unbeschwertheit wahr. Sie geht jetzt und ich werde den ganzen Steg für mich haben. Ich werde den Abend hier alleine genießen. Den Schmerz und die Verzweiflung spüren und aus dieser Stimmung Neues entstehen lassen. Es gibt doch immer eine Lösung. Irgendwie. Ich mache ein paar Atemübungen, um mich zu beruhigen und zu fokussieren. Damit werde ich mich auf meine Heilung konzentrieren und mir vorstellen, wo ich am Ende meines Weges stehen will...

Am 5. September 2005 fahre ich nach Bremen ins Krankenhaus. Ich bin am Ende mit den Therapien: Dieses Auf und Ab zehrt an meiner Geduld, Zuversicht und Hoffnung. Aber ich will mich verdammt nochmal nicht unterkriegen lassen! Ich sehe meine Kinder vor mir und werde sie niemals hergeben. Ich bestimme das! Dennoch machen mich die Medikamente müde, schwer und verursachen Kopfschmerzen. Bin total niedergeschlagen, fühle mich alleine und bin aggressiv. Zurück aus Bremen, fahre ich direkt wieder zum Bootssteg, aber es will heute keine Ruhe einkehren. Komme einfach nicht rein in die Zuversicht. So läuft es eben auch an manchen Tagen. Ich denke, es ist wichtig, auch das zu akzeptieren. Morgen scheint bestimmt wieder die Sonne für mich. Ich vertraue auf morgen!

Am nächsten Tag bin ich wieder in Bremen im Diako. Hier spricht man jetzt von vier bis fünf Herden in der Leber. Zwei davon liegen ungünstig, was mir eine Operation verwehrt. Eine liegt direkt an einem großen Blutgefäß. Dennoch ist mein Leben jetzt nicht am Ende. Es gäbe viele Möglichkeiten, auf andere Medikamente zurückzugreifen, sollte diese Chemo nicht anschlagen, sagt der Arzt – aber Hoffnung auf Überleben gibt es nicht. Im besten Falle schlägt sie jetzt an und verkleinert mir die Metastasen und verbessert meine Chance auf eine Operation. Dennoch ist diese Erkrankung eine chronische Erkrankung. Er sagt mir damit, dass ich für immer damit leben muss. Es gibt Patienten, die damit zehn, 15 oder sogar 20 Jahre leben könnten. Es ist individuell unterschiedlich… Ich rechne: Wenn ich noch 20 Jahre habe, werde ich vielleicht 50 Jahre alt sein und kann meine Kinder definitiv noch ein kleines Stück in ihr Erwachsenenalter begleiten. Aber irgendwie habe ich das Gefühl, dass der Arzt das zwar sagt, aber nicht wirklich für mich in Erwägung zieht. Es wirkt auf mich so auswendig gesprochen. So, wie abgelesen irgendwie, aber vielleicht bilde ich mir das auch nur ein. Es reicht mir nicht. Ich will keine 20 Jahre mit diesem Mist leben und mich immer wieder mit den ups and downs auseinandersetzen. Ich will alles! Ich will die volle Gesundheit und den Krebs aus mir heraus haben, ohne dass ich stets auf der Hut sein muss. Ich liege jetzt in meinem Zimmer im Krankenhaus. Neben mir eine todkranke Frau. Ein Arzt kommt und schließt mich an meine Infusion an: Zuerst bekomme ich die Antikörper, Dauer etwa eineinhalb Stunden. Danach bekomme ich Vinorelbin und dann das 5-FU über 24 Stunden lang. Sie wollen mir nur zeigen, wie ich danach die Infusion wieder abklemme, damit ich nicht jedes Mal im Krankenhaus bleiben muss.

Für den nächsten Morgen hat meine Mutter mir einen Termin für eine Wellness-Massage ausgemacht, damit ich mich etwas entspannen kann. Sie tut mir so gut. Ich genieße Hände auf meinem Körper. Jede Berührung lasse ich tief in mir wirken, um das Gute wirklich wahrzunehmen und im Moment zu sein. Mein kleiner David ist bei mir. Moritz ist bei meinen Schwiegereltern geblieben. Ich vermisse Moritz, aber für beide fehlt mir dir Kraft, wenn ich meine Chemotage habe. Ich bereite mich mental auf meine morgige Chemo vor und bin nervös. Spüre, wie die Angst mich langsam wieder einnehmen will und versuche stets, die Kontrolle zu behalten. Ich disipliniere mich hart, weil ich mir einrede, dass dieser Weg der einzig richtige ist, wenn ich nicht sterben will. Den Abend verbringe ich mit meiner Mutter und einer Pfütze Sekt. Die schwere Stimmung versuchen wir zu überspielen. Auf dem Weg ins Wohnzimmer schaue ich meinem schlafenden und wunderschönen Baby noch eine Weile zu und bin überwältigt von Stolz und Glück. Ich ziehe Kraft daraus und mache mir bewusst, dass ich das alles für diesen kleinen Mann und seinen Bruder mache.

Nach zehn Tagen bin ich wieder in Bad Zwischenahn bei meiner Mutter. Habe alles gut überstanden. Die Chemo liegt hinter mir. Bin müde und spüre Übelkeit. Bin erschöpft. Vermisse meine Jungs. David ist auch inzwischen bei den Großeltern. Es tut so weh und ich bin verzweifelt, sie nicht bei mir zu haben. Ich könnte mich jetzt gar nicht um sie kümmern. Die Sehnsucht nach ihnen und gleichzeitig zu schwach für sie zu sein, zerreißt mich immer wieder. Aber ich tue es, weil ich um mein Leben kämpfe. Für mich, für meine Kinder. »Niemals aufgeben!!!« – Das steht an der Scheibe des Stationszimmers im Diakon auf der Krebsstation. Mist, ich fürchte mich, dass die Angst mich einfach so überkommt. Jeden Tag genießen, das muss ich tun!

Ich habe meine Vorstellung, nach Heidelberg zu gehen, mit den Ärzten im Diako besprochen. Sie machen alle meine Unterlagen fertig, sodass ich mich dort vorstellen kann. Ich sitze im Wartezimmer der Station 4 C der Onkologie im Diako Bremen. Bin schon um 5:20 Uhr aufgestanden, weil ich so früh hier sein muss und die Fahrt von meiner Mutter bis nach Bremen eineinhalb Stunden dauert. Moritz hat heute Nacht bei mir geschlafen. Er hat die ganze Nacht nah bei mir gelegen, mein Gesicht angefasst oder meine Hand gehalten und immer wieder nach mir gegriffen. »Mama«, hat er immer wieder gestammelt. Sie bleiben noch drei Tage bei mir. Ich hoffe, dass ich das schaffe. Die Chemo macht mich müde und strengt mich zunehmend an. So sehr ich es liebe, wenn meine Kinder da sind, aber manchmal weiß ich nicht, wie ich alles hinbekommen soll. Es ist so anstrengend mit dieser Chemo.

Einen Tag später ist Noah da, um mich abzuholen. Wir fahren zusammen nach Hamburg. Ich traue mir die Reise eigentlich nicht zu, weil die Chemo zuschlägt, aber er überredet mich. Meint, mir täte es gut, mal rauszukommen. Soll mir einen Ruck geben. Also tue ich es und fahre für zwei Tage mit ihm nach Hamburg. Wir verbringen zwei wundervolle Tage dort. Die Zeit mit Noah an einem anderen Ort füllt mich mit Lebenskraft und Hoffnung – vor allem mit Leichtigkeit, ein Gefühl ohne Krankheit und Chemotherapien. Ich habe mit Malte längst klare Verhältnisse geschaffen und gehe davon aus, dass Noah das auch getan hat. Entweder mit mir oder mit ihr. Ich kann keine zusätzlichen Baustellen gebrauchen. Ich will Klarheit, aber irgendwie habe ich das Gefühl, dass etwas nicht stimmt. Ein Anruf seiner Frau bestätigt mein Gefühl und meine kleine hoffnungsvolle Welt bricht zusammen. Ich kämpfe gerade um mein Leben und klammere mich an jeden Strohhalm, den ich zwischen meine Finger bekomme. Meine Enttäuschung sitzt tief.

DIE REVOLTE

Der Widerstand in mir wird stärker und ich beginne, meine Wut einzusetzen, in dem ich mir einen Plan ausmale. Ich muss hier weg, wenn ich überleben will. Ich kann nicht einfach nur Chemotherapie machen und abwarten. Es fällt mir schwer, da ich meine Kinder zurücklassen muss, wenn ich richtig kämpfen will. Damit komme ich nicht klar. Tue ich es aber nicht, bin ich bald für immer weg. Der Zwiespalt, diese Entscheidung treffen zu müssen, ist hart, nackt, unfair, rigoros und gefühllos. Aber keine Entscheidung zu treffen, ist auch eine Entscheidung und bedeutet für mich wohl den Tod. Ich muss mich entscheiden zu gehen, ohne zu wissen, wie viel Zeit mir tatsächlich noch mit meinen Kindern bleibt. Bleibe ich, habe ich die ganze Zeit bis zum baldigen Ende. Gehe ich, habe ich alle Zeit vielleicht vergeben und habe noch weniger von meinen Kindern. Geht der Plan auf, gewinne ich vielleicht alles. Aber nach so vielen schlechten Prognosen von wirklich angesehenen Ärzten muss ich verrückt sein, überhaupt an ein Überleben zu glauben. Die Entscheidung treffe ich nicht. Sie ist schon lange in mir. Ich folge meinem inneren Ruf und gehe diese Reise des Kampfes an. In vollem Bewusstsein, welche Konsequenzen das haben könnte. Ich kann nicht anders. Ich gehe, überzeugt davon, das Richtige zu tun.

Dann erneut ein Anruf von Dr. Hering aus Mainz. Inzwischen konnte er sich mit anderen Kollegen unterhalten und die CT- und MRT-Bilder zusammen ansehen. Dabei kam heraus, dass wohl Metastasen bei der Erstdiagnostik in der Bildgebung zu sehen gewesen seien. Diese seien zufällig in einem Ausschnitt eines Thorax-CTs in einem Teil der Leber zu sehen. Ich hätte also von Beginn an anders behandelt werden müssen. Nun ist die Zahl der Metastasen von drei auf sieben Herde, manche sprechen von neun Herden, gestiegen. Durch eine Rücksprache mit einem Chirurgen ist nun klar, dass zwei der Metastasen so ungünstig liegen, dass er nicht in Erwägung zieht, zu operieren. Es geht einfach nicht. Das Tumorboard sieht es ebenso. Kein Arzt sieht eine Chance in einer Operation.

Wirklich? Ich bin hin- und hergerissen zwischen den Statistikern und meinem inneren Gefühl. Ich will das einfach nicht annehmen. Nicht, weil ich es nicht wahrhaben möchte. Es ist eher eine innere Steuerung, die mich weiter nach vorne schiebt. Doch ich zweifele wieder und stelle mir die immer gleichen Fragen: Muss ich es glauben? Mache ich mir etwas vor? Bin ich so unrealistisch? So naiv? Eigentlich ist es egal und wenn schon, was habe ich zu verlieren, wenn das die Realität sein soll? Jetzt kann ich nur noch gewinnen. Verschlimmern wird diese Einstellung meinen Zustand nicht. Ich denke an Julia Engelmann und eine Zeile aus ihren Texten: »Lass mal an uns selber glauben. Ist mir egal ob das verrückt ist …«

Ich möchte verstehen, was es mit den Metastasen und der Hoffnungslosigkeit aus Sicht der Ärzte auf sich hat:

Der Primärtumor (Brusttumor) hat offensichtlich gestreut. Früher hat die tumorbiologische Forschung die Metastasierung als einen passiven Prozess angesehen, bei dem Zellen einfach in irgendeinem Organ »hängenbleiben« und dort als Metastasen weiterwachsen. Inzwischen weiß man, dass Tumorzellen, die sich vom Primärtumor lösen und entweder im Lymphsystem oder Blutkreislauf zirkulieren, eine bestimmte genetische Ausstattung besitzen. Und diese bestimmt letztlich, ob sich diese Zellen in der Leber, der Lunge oder im Gehirn festsetzen können. Oder ob sie dieses »Programm« – diese genetische Ausstattung mit zum Beispiel bestimmen Enzymen, mit denen sie ihren Weg ins Gewebe bahnen können – nicht besitzen und daher nirgends als Metastasen angesehen werden (irgendwann werden die Zellen absterben oder im Blutkreislauf abgebaut werden). Die Metastasierung ist also ein dynamischer Prozess.

Es gibt Modellrechnungen, dass höchstens jede 100.000ste Zelle als Metastase wachsen kann. Die übrigen Zellen werden von der körpereigenen Abwehr inaktiviert – also eigentlich eine unvorstellbar gute Leistung! Da aber ein Gramm Tumorzellen bereits etwa 1 Milliarde Zellen enthalten, muss davon ausgegangen werden, dass ein Primärtumor eine immens große Zahl an Zellen ins Blut oder die Lymphe (oder auch ›per continuitatem‹ (kontinuierlich) ins benachbarte Gewebe) abgibt.

Bei mir waren es – je nach Zählweise oder Zeitpunkt der Untersuchung – nun 6, 8, 9 bis 11 Lebermetastasen. Einig über die Anzahl war man sich nicht. Damit standen bei mir vielleicht sogar eine Million oder mehr Zellen dahinter, die vermutlich auch in den Blutkreislauf gelangt sind, bevor sie inaktiviert – »aufgefressen« – wurden. Man kann sich das als die erste Generation der Metastasenbildung vorstellen – und ob es weitere Generationen gibt, zeigt sich dann meist erst nach 5 oder 10 oder mehr Jahren. Wenn man sich dieses Modell vergegenwärtigt, versteht man auch die Einstellung und die Denkweise der Ärzte in der Onkologie. Dies klingt nämlich manchmal etwas deprimierend oder fatalistisch.

Ich will meinen Fokus aber auf das Gute richten und vor allem an die komplette Eliminierung der Tumorzellen denken. Dazu erschaffe ich mir einen inneren Film, der dann Teil meiner Visualisierungen ist. Natürlich bewegt auch mich die Frage, wann entsteht Krebs denn eigentlich? Auf jeden Fall viel früher, als man gemeinhin denkt – Viele Menschen gehen davon aus, dass die Entstehung einer Krebserkrankung 2–3 Jahre zurückliegt. Auch ich hatte das damals angenommen. Fakt ist, dass die Krebsentstehung vielfach schon 15 bis 20 Jahre vor seiner Entdeckung beginnt. Wobei mit ›Entstehung‹ die bösartige Umwandlung der allerersten Zelle gemeint ist, die sich dann unzählige Male weiter teilte.

Wenn man, wie ich, die Dinge tief hinterfragt und auch die Spiritualität in Betracht zieht, stellt sich unweigerlich die Frage: »Was war vor 15–20 Jahren – warum ist diese erste Zelle entartet?«. War ich damals einem besonderen Stress ausgesetzt? Umwelt, Traumata usw. Auch dies wird ein Teil meines genaueren Hinsehens und meiner Arbeit ums Überleben sein.

GEKOMMEN, UM ZU GEHEN

Bin gerade zu Hause angelangt. Zum ersten Mal bin ich wieder in meinem richtigen Zuhause und dennoch allein. Meine Ehe ist zerstört und meine Kinder haben sich bereits daran gewöhnt, dass ich viel weg bin. Was bleibt mir? Von Noah bin ich enttäuscht und denke, dass es besser ist, alleine meinen Kampf anzugehen. Aber das ist hart und ich weiß nicht, ob ich das schaffe – aber: Ich will es schaffen. Ich frage mich die ganze Zeit, ob ich Fehler gemacht habe. Aber was habe ich verlangt? Doch nur Halt in dieser so unfassbar düsteren Situation. Fragen über Fragen, die mich nicht weiterbringen. Halte dich an die Fakten, sage ich mir immer wieder – und: Wo willst du hin? Was will ich von meinem Leben? Ich will eines ganz sicher: Für meine Kinder da sein. Notfalls auch alleinerziehend. Ich muss einen klaren Kopf behalten und nicht in Angst versinken. Das nimmt mir jegliche Fähigkeit, einen Ausweg zu finden. Also habe ich eine Entscheidung zu treffen. Meine Entscheidung ist innerlich schon lange gefallen. Ich werde mich in Heidelberg vorstellen. Last Chance.

Vielleicht muss das alles so sein, damit ich mich wirklich woanders behandeln lasse. Es schmerzt. Wer weiß, vielleicht würde ich den Mut sonst nicht aufbringen und ich würde hier im Norden bleiben, keine Zweitmeinung einholen und sterben. Vielleicht ist das alles richtig so. Ich vertraue auf das, was sich vor mir auftut. Alles ist gut so, wie es ist. Und so schlecht die Situation auch ist, irgendetwas Gutes liegt immer darin.

Meine letzte Antikörpergabe erhalte ich im Emdener Krankenhaus. Sie sind sehr nett hier. Irgendwie treffe ich nur noch nette Menschen. Das tut so gut. Sind die Menschen so nett, weil sie denken, dass ich bald sterben werde? Mich holen unterdrückte Gefühle wieder ein. Malte, der nie wirklich während der Krankheit für mich da war und auch jetzt nicht um mich kämpft. Dann Noah, immer wieder Noah und ja, er will mir helfen und ich nehme seine Hilfe an, aber es ist unsicher mit ihm. Ich halte mich stets an mein Ziel. Nur das zählt. Es geht nicht mehr um Eitelkeiten oder verletzte Egos. Es geht ums nackte Überleben. Ich muss irgendwie mein Leben retten und brauche Struktur. Wie bekommt man Struktur in so ein Chaos? Die drohende endgültige Trennung bedeutet finanziell weitere Themen, weitere Streitereien und die Drohung, mir die Kinder wegzunehmen, wenn ich nach Heidelberg gehe. Aber ich muss das doch tun! Versteht er das denn nicht? Denkt er wirklich, dass ich wegen einem anderen Mann alles riskiere – sogar meine Kinder? Ich bin fassungslos. Soll ich denn lieber hier bleiben und sterben? Wut breitet sich schon wieder aus. Ich bin es satt, mich klein zu halten, weil gesellschaftliche Zwänge mir keine Größe erlauben. Größe in Sinne von Ehrlichkeit, Klarheit, Aufrichtigkeit und Authentizität. Ich setze mich hin, versuche meine Gedanken und Nerven zu sammeln. Atme und stelle mir meine Zukunft vor. Die Flucht in meine Träume hilft mir, meinen Blickwinkel zu ändern und meine verzweifelte Situation zu lindern. Irgendwas wird sich der Mann da oben mit dem weißen Bart schon dabei denken. Ich glaube, dass alles so sein muss, wenn es gut oder anders werden soll. Ich glaube einfach daran: »Ist mir egal, ob das verrückt ist …!« Denn nichts ist unwahrscheinlicher als die Wahrheit!

HEIDELBERG – DER LETZTE STROHHALM

Am 28. September 2005 betrete ich zum ersten Mal die Universitätsklinik in Heidelberg. Meine Vorstellungen zur Uniklinik sind konträr zu dem, was ich bislang kennengelernt habe. Hier läuft alles irgendwie routinierter ab. Ich sehe jetzt auch Frauen in meinem Alter – und jünger. Es suggeriert mir, dass sie hier wissen, was sie tun. Jedenfalls gibt es mir das Gefühl, besser aufgehoben zu sein. Ich habe einen Termin mit Professor Schneeweiss. Das heißt nicht, dass ich kein hoffnungsloser Fall bin, aber es wirkt auf mich hoffnungsvoller. Ich erzähle ihm, woher ich komme, welche privaten Themen mich belasten und wohin ich will. Erzähle ihm, was ich mir vorstelle. Er legt seine Hand auf meinen Oberarm und sagt einfach: »Das kriegen wir irgendwie hin, Frau Blumenfeld!« Wie er das meint, ist mir in diesem Moment völlig egal. Mir ist schon bewusst, dass er meine Lage wahrscheinlich ebenso kritisch einschätzt wie seine Kollegen, aber dennoch halte ich mich fest an diesem Satz. Nur dieser Satz. Ich male ihn mir so bunt, ich kann und trage ihn hoffnungsvoll in meinem Herzen. Ich frage nicht nach, wie er das meint. Es ist mir egal, ich will ihn einfach so verstehen, wie ich es jetzt brauche und betrüge mich selbst. Und es tut in diesem Moment so gut, mich selbst zu betrügen. Dieser Satz wirkt wie eine Genehmigung zum Kämpfen auf mich.

Meine Entscheidung in Heidelberg zu bleiben, war mit diesem Satz gefallen. Ich bleibe und sofort fallen mir meine Kinder ein. Beginne traurig zu werden, aber das darf ich jetzt nicht. Ich muss erkennen, was mir das hier bringen kann. Sei stark, sei stark, sei einfach stark. Denk nicht nach. Einfach machen! Die Therapie wird erneut umgestellt. Ich werde 14 Tage lang eine Chemotherapie in Tablettenform mit Xeloda bekommen, Navelbine und Herceptin als Infusion erhalten. In der dritten Woche ist Pause. In dieser Woche nehme ich mir vor, immer zu meinen Kindern zu fahren. Alle zwei Wochen direkt nach der Chemo. Ich hoffe, ich schaffe es jedes Mal nach zwei Wochen Chemotherapie die 500 Kilometer fahren zu können.

Noah und ich suchen nach dem Termin ein Zimmer, in dem ich bleiben kann. Ob er bei mir bleiben wird, ist nicht klar. Weiterhin ist die Lage mit ihm mehr als unsicher, aber ich bin zum Kämpfen hier. Jetzt muss er aber erst mal weg und ich nutze die Zeit, meine Kleider in den Schrank zu räumen. Ich weiß nicht, ob er heute nochmals zu mir zurückkehren wird. Ich ziehe in ein kleines, ganz einfaches, eher runtergekommenes, dunkles, aber günstiges Zimmer in Ziegelhausen (Heidelberg), um meine Chemo zu machen. Wenn ich mich umsehe, könnte ich schreien. Kann es noch schlimmer kommen? Wo bin ich hingeraten? Was um alles zur Hölle passiert hier? Mache ich das alles richtig oder bin ich total durchgeknallt?

Gerade in dieser Jahreszeit wirkt Heidelberg sehr dunkel. Dazu kommt, dass ich mich nicht auskenne. Alles ist fremd und ich kenne niemanden außer Noah, der aber nicht immer bei mir ist. Ich muss mir klar machen, dass ich das alles tue, weil ich mein Leben retten will. Nur so kann ich das alles ertragen. Ich sehe immerzu meine Zukunft vor mir. Sehe, wo ich sein möchte – und ich werde an nichts anderes denken, bis ich es erreicht habe. Ich spüre so eine Wut und genau dahin schicke ich sie. In den Kampf. Dort kann sie den Weg nach draußen finden, sonst platze ich. Vor meinem inneren Auge trage ich mir meine Kriegsbemalung wieder auf mein Gesicht auf. Zusätzlich im Wechsel klappe ich mein Visier runter. Wie ein Ritter, der sich zum Kampf bereitmacht und seine Lanze positioniert. Wenn ich das geschafft habe, werde ich zurückgehen und mit den Jungs neu anfangen. Bis dahin muss ich das alles durchstehen. Ich hoffe, ich kann das. Als ich am nächsten Tag aufwache, sticht es mir in den Magen. Ich realisiere, wo ich bin und vor allem in welcher Situation. Heute habe ich viele Termine in der Frauenklinik. Viele vorbereitende Gespräche auf meine bevorstehende Chemotherapie. Es macht mich traurig, weil mir immer wieder klar wird, welch' schlimme Krankheit ich habe. Mein letztes Gespräch ist endlich vorbei. Jetzt bekomme ich noch Herceptin (Antikörper). Die Chemo in Tablettenform bekomme ich mit nach Hause. Mir wird genau erklärt, wie ich all diese Tabletten einzunehmen habe. 14 Tage lang zweimal eine Handvoll Tabletten täglich. Ich habe Angst.

EINE REISE ZU MIR

Ich ziehe um in eine kleine Ferienwohnung am Schloss-Wolfsbrunnenweg in Heidelberg. Einerseits schön, andererseits ist dies die Schattenseite von Heidelberg. Noah zieht als eine zeitweilende Begleitung mit um. Ich bin viel alleine und meine Gedanken wollen mich in den Wahnsinn treiben. Die Uniklinik bietet mir ein Gespräch bei einer Psychologin an, was ich auch wahrnehme, aber es hilft mir nicht. Ich habe das Gefühl, dass es dadurch nur noch schlimmer wird. Es fühlt sich an, wie ein Wühlen im Dreck ohne Lösung. In dem Moment, wenn mir die Tränen kommen, ist die Zeit abgelaufen und ich verlasse in diesem Zustand die Sitzung. Ich weiß einfach nicht, was das bringen soll. Aus diesem Grund beschließe ich, es irgendwie alleine hinzubekommen. Nun, ich habe Zeit und bin alleine. Ich muss und will jetzt nur mit der eigentlichen Arbeit beginnen. Und es ist so schwer. Es ist so schwer, richtig hinzusehen. Das Hinsehen macht noch mehr Angst und ich weiß nicht, wie ich das Gefühl aushalten kann. So viele schmerzhafte Themen sind tief in mir verankert, aber niemand kann das für mich machen und wenn ich gesund werden will, muss ich mich dem stellen. Nur so komme ich meiner Heilung ein Stück näher. Ich muss den Weg in die Klarheit gehen. Aufräumen. Mir gegenüber endlich ehrlich sein. Was bedrückt mich in meinem Leben wirklich und was kann ich für mich tun? Mir endlich das geben, was ich wirklich brauche und die Menschen gehen lassen, die mir nicht guttun. Das geht nur über eine Analyse, ja eine Bilanz meines bisherigen Lebens. Aufrichtig und ehrlich mir selbst gegenüber muss ich sein und ich weiß, dass die Erkenntnisse daraus unweigerlich zu weiteren Veränderungen in meinem Leben führen werden. Tue ich das nicht, bleibt nur der Stillstand! Ich weine, bin verzweifelt aber genau das ist es, was mich in Bewegung bringt.

Ich fange an darüber nachzudenken, was mich krank gemacht hat. Meine Erinnerung geht 15–20 Jahre zurück. In unserer Familie gibt es keine genetische Disposition. Irgendwas Mentales muss es sein. Was übersehe ich? Was habe ich die ganze Zeit übersehen? Der Krebs wird nie weggehen, wenn ich das nicht herausfinde und bearbeite, denke ich. Ich beginne zu analysieren. Einer meiner längsten und schwierigsten Prozesse meiner Arbeit auf meinem Heilungsweg. Ich zerlege alles von der ersten Minute an, an die ich mich in meinem Leben erinnern kann und entdecke sehr viele schmerzhafte Erfahrungen und versuche, mit den Traumata in eine Harmonie zu kommen. Aber das ist ein Schritt, an dem ich noch lange nicht angekommen bin, aber es ist ein erster Fahrplan. Manchmal habe ich Angst, dass ich mit den Emotionen und Verletzungen nicht klarkommen werde und weiß nicht, ob es besser wäre, hierfür einen Therapeuten an meiner Seite zu haben, der mich in diesem Fall auffangen kann. Aber ich habe das ausprobiert und es hat mich nie wirklich dahin geführt, wo ich ansetzen wollte. Aber im Hintergrund weiß ich, dass ich jemanden aufsuchen kann, wenn ich es wirklich brauchen sollte.

Ich tauche ab in schmerzhafte Themen aus meiner Kindheit. Was bin ich? Wer bin ich? Was will ich und was kann ich? Das sind Fragen, die mich lange begleiten werden. Der Wahrheit, der Realität ins Auge zu blicken, kann nicht nur weh tun. Sie geht tiefer. Sie geht in alles, was ich je war und woher ich komme! Sie kann einen fast zerreißen, wenn man nicht die Kontrolle behält. Das ist ein Teil der Arbeit, den ich unbedingt vorher mit mir klären muss: Mir immer wieder klarmachen, dass das alte, vergangene Themen sind, die mich belasten, weil sie noch immer in mir leben. Das ist mein Halt in dieser Arbeit.

Viele Tränen fließen. Ich gehe in den Prozess, diese Schmerzen zuzulassen, einmal richtig wahrzunehmen und zu erkennen, was mich quält. Es ist einerseits schmerzhaft und andererseits total befreiend. Tränen über Tränen. Ich habe das Gefühl, dass ich nichts anderes mehr kann als weinen. Über Wochen hinweg. Über Monate hinweg und dabei räumt sich immer mehr Schutt weg. Diese tiefe Traurigkeit zu spüren und gleichzeitig zu merken, dass sich dabei etwas aufräumt, ist wertvoll. Die Annahme, dies zuzulassen und bereit zu sein, sich allem zu stellen, ist in dieser Arbeit wichtig. Ich gehe durch meine komplette Kindheit. Ich erkenne, welche belastenden Themen mich noch immer begleiten und tief verankert sind. Welche Ausweichmanöver ich unbewusst entwickelt habe, mich um diese Themen herumzubewegen. Gefühle, die ich unterdrückt habe, nie erfragt habe, woher sie kommen. Ebenso die Ängste und Probleme. Einfach unter ihnen gelitten und automatisierte Verhaltenstaktiken gelebt, ohne sie je richtig wahrgenommen oder verändert zu haben. Welch' eine Last ich die ganze Zeit trage, wird mir nun deutlich. Welche Glaubensmuster sich manifestiert haben. Worin ich feststecke – und es ist nicht leicht, das zu ändern. Es ist so viel, dass ich überhaupt keine Vorstellung habe, wie ich alles verarbeiten kann. Aber mein Leben hält mir gerade den Spiegel vor und ich habe keine andere Wahl. Tue ich das nicht, werde ich nicht heilen können. Und wenn ich nicht heilen kann, ist es dennoch richtig, in die Klarheit zu kommen. Das ist für den Tod wichtig. Ich will das alles loswerden, auch wenn das noch mehr Veränderung bedeutet und sich noch mehr Chaos einstellt. Ich bin überzeugt davon, dass ich genau da ansetzen muss, damit mein Leben eine Struktur erhalten kann.

Ich beginne mit meiner Familie. Meine Erinnerungen gehen bis ins Alter von zwei, drei Jahren zurück. In diesen jungen Jahren wachse ich in einem Umfeld auf, das von vielen existenziellen Problemen geprägt ist. In meinem großen familiären Umfeld gibt es auch weitere sehr belastende Themen, die mich traumatisieren. Ich bin mit Angst täglich durchtränkt. Egal, wohin ich gehe, sie ist immer dabei. Im Laufe meines Heranwachsens verdränge ich meine Kindheit und suche den Abstand zu meiner gesamten Familie. Versuche meinen Schmerz im harten Leistungssport zu kompensieren: Im Kunstturnen, Leichtathletik und Tanzen finde ich meine Kraftquelle. Alles, was mit Bewegung zu tun hat, tue ich – so lange, bis ich manchmal vor Erschöpfung nicht mehr kann. Der Sport ist lange Jahre meine Familie. Dort spüre ich mich und kann für einen Augenblick vergessen, denn gleichzeitig denken und hart trainieren funktioniert nicht. Einerseits gut, andererseits gehe ich über Grenzen. Habe nie meine Grenzen kennengelernt. Härte gegen mich selbst ist stets das Richtige für mich. Selbstfürsorge kenne ich kaum, genauso wenig wie ich um meine Stärken weiß. Zeitweise entwickele ich eine Abneigung gegen meine Familie und mich selbst, glaube, ohne sie besser dran zu sein. Jedes Mal, wenn ich ein Familienmitglied sehe, kommen diese alten Gefühle in mir hoch, die ich nicht ertragen kann. Ich fühle mich nicht zugehörig und will kein Teil mehr dieser Tragödie sein. Wut setze ich gegen mich selbst ein, wenn ich nicht genug Disziplin zeige, und werde magersüchtig. Ich will nur noch weg.

So gehe ich nach Amerika, danach als Stewardess zu einer großen deutschen Fluggesellschaft, reise um die Welt und bin perfekt abgelenkt von dem, was mich innerlich Stück für Stück zerstört. Doch mit den Jahren holt mich meine Vergangenheit allmählich ein. Wenn ich eins lerne, dann, dass ich vor nichts wegrennen kann. Stehen bleiben, umdrehen, hinsehen, mutig sein und annehmen, scheint der einzig gesunde Weg zu sein. Aber damals verdränge ich, um nichts zu spüren, nehme sie nicht wahr und ertappe mich in Verhaltensweisen, die ich selbst hasse. Und dafür hasse ich mich wiederum. Doch ändern kann ich es nicht. Der Schmerz zieht sich durch mein Leben. So hasse ich immer einen Teil in mir und meinem Leben. Es klebt wie Harz an mir. Diese Zwänge belasten mein Leben, zunehmend. Breiten sich immer mehr aus. Dann sucht sich der Schmerz, um Beachtung zu finden, seinen eigenen Ausdruck. Durch die Glaubenssätze und das Verdrängen stellen sich neue schwierige Situationen ein, aber eines ist klar: Wir müssen die Suppe, die wir gekocht haben, immer selber auslöffeln. Mit aller Konsequenz. Der Krebs kommt in einem meiner schönsten Lebensmomente zu mir. Fast so, als hätte ich dieses Glück nicht verdient. Der Krebs ist da. Weitere Ignoranz bringt weitere Krebsverläufe. Wenn ich mich retten will, wenn das noch möglich ist, geht nur eins: Der Wahrheit ins Auge blicken, sie als einen vergangenen Lebensabschnitt annehmen und sich selbst gegenüber mehr Sanftheit, Liebe und Sinnlichkeit aufbringen. Ja, ich möchte nicht mehr so hart zu mir sein. Sich selbst mal in Gedanken in den Arm nehmen und trösten, sich bemitleiden, sich wertschätzen, einmal nicht ignorieren, was ich empfinde. Sich selbst über den Kopf streicheln und irgendwie in den Frieden kommen. Mit sich selbst und mit allen Menschen, die daran beteiligt sind – so schwer das auch fallen mag. Das ist wirklich eine harte Nuss, die ich zu knacken habe. Mit den Menschen, auf die ich die meiste Wut habe, in den Frieden zu gehen, ihnen zu verzeihen, ihnen Liebe zu wünschen, ist irgendwie unvorstellbar. Aber ich fühle, dass es genau das ist, was mich heilen und mir meinen eigenen Frieden bringen wird.

Und so ist die Arbeit mit meinem Vater, meiner Mutter und weiteren Menschen, die mich geprägt haben, die schwerste und belastendste Aufgabe. Ich habe viel zu tun, denn das System ist eingefahren und sehr verflochten. Es ist schon verrückt, wie sehr das alles noch in mir lebt, obwohl es seit vielen Jahren vorbei ist. Wie sehr sehne ich mich nach dem Halt meines Vaters, nach seiner Aufmerksamkeit. Nach einem Vater, der mit seiner Tochter stolz Arm in Arm durch die Stadt läuft oder auch einmal ausgeht. Doch die Umstände haben uns auseinandergeführt, haben uns allen Fesseln angelegt.

Neben Chemotherapie, Infekten, Fieberschüben und anderen Nebenwirkungen, die oft zum Abbruch der Therapien führen, ziehe ich weiterhin Bilanz. Bleibe konsequent. Ich kämpfe an mehreren Fronten gleichzeitig. Versuche, klar zu bleiben und zu differenzieren, was wirklich wichtig ist und was mich an mein Ziel bringt. Ich bleibe zu jeder Zeit zielorientiert mit dem Vertrauen, dass ich gerade auf einem Heilungsweg bin, auch wenn erneut ein extremes Ereignis hochkommt. Versuche abzuwägen. All meine Entscheidungen treffe ich rational. Beachte aber stets meine Emotionen, spüre und kontrolliere sie, um nicht in den Wahnsinn abzurutschen. Nach vielen Wochen und Tränen der Verarbeitung verspüre ich zum ersten Mal in meinem Leben den Wunsch, meinem Vater frei heraus meine Gedanken mitzuteilen. Mein Elternhaus war streng und der Respekt gegenüber meinen Eltern groß. Egal, wie alt ich war. Niemals hätte ich meine Gedanken und Verletzungen kommuniziert – und in mir würde es schreien. Wie gut, dass es Stift und Papier gibt. Das hatte mir mein Vater beigebracht, das Schreiben. In einem Brief hat man den Raum, ungestört Gehör zu finden. Ich zögere, als ich meinen Stift zur Hand nehme. Fast so, als würde er mich kritisch dabei beobachten, dabei weiß ich nicht mal, ob es tatsächlich so sein würde. Ich spüre, wie sehr ich mein eigenes Gerüst aufgebaut habe und will aus diesem Grund Gewissheit. Ich hatte immer das Gefühl, nicht alles sagen zu können, aber wovor habe ich Angst? Ich bin doch kein Kind mehr. Kann geradestehen und Verantwortung übernehmen. Mir wird klar, wie sehr ich mich als Kind fühle, wenn ich genau hineinspüre. Vielleicht war es auch so. Ich weiß es nicht. Vielleicht war ich aber auch einfach nicht fähig, meinen Schmerz und meinen Hilferuf anders auszudrücken. Er hat es nicht erkannt und ich war ein Kind. Ich sehe das kleine Mädchen, das ich nicht mehr bin und weiß, dass ich über diesen Schatten springen muss. Ich kann diesen Brief einfach schreiben und niemals abschicken, rede ich mir ein. Das gibt mir die Freiheit, meine Gedanken fließen zu lassen. Es tut so gut, das zu tun. Im Fluss des Schreibens werde ich immer freier und schreibe alles, was mir auf dem Herzen, auf der Seele liegt und sich in meinen Gedanken manifestiert hat. Spüre immer mehr, wie mein Herz Erleichterung erfährt. Ich schreibe, als gäbe es kein Morgen. Alles schießt aus mir heraus. Während ich schreibe, bemerke ich, wie ich mich immer wieder frage, ob ich so frei sein darf. Spüre einen Moment Angst, weil ich keinen verletzen will, aber dann sage ich mir, dass es nur ein Brief ist, den ich nie abschicken werde. Ich weine immer wieder so sehr, dass ich vor lauter Tränen das Blatt vor mir nicht mehr erkenne. Es ist die pure Sehnsucht nach Halt und Rettung, die mir keiner geben kann. Spüre Einsamkeit und offene Wunden und wenn ich meinen Blick durch dieses Zimmer gleiten lasse, sehe ich Möbel, die nicht mir gehören, einen Raum, der mir fremd ist. Ich bin mutterseelenallein. Nach acht DIN-A4-Seiten finden meine Worte ein Ende. Einerseits befreit und andererseits mit dem Gefühl, etwas Schlimmes getan zu haben, halte ich den Brief in meiner Hand. Weiß, dass ich ihn niemals abschicken werde, auch wenn der Gedanke daran immer wieder in mir aufkommt. Ich will niemanden verletzen, weiß aber nicht, wie ich sonst meine Gefühle und Sehnsüchte formulieren kann.

Ich muss raus. Die Einsamkeit ist hart. Ich entscheide mich, mit der Bergbahn nach Heidelberg runterzufahren. Wie schön es hier ist. Ich laufe alleine durch die Innenstadt und kenne niemanden. Versuche, so gut es geht, mich nicht zu verlieren und mir immer wieder klarzumachen, warum ich hier bin und was mein Ziel ist. Zweifel versuche ich mit meinen Zielen und meinem Willen zu zügeln. Ich frage mich, ob meine Therapie weitergehen wird und ich bald zu meinen Kindern fahren kann. Die Telefonate mit ihnen bringen Sonne in mein Leben. Zugleich bin ich aber traurig, dass sie so weit weg sind. Ich vermisse sie so sehr. Ich liebe die piepsigen Stimmchen. Bekomme von ihren Entwicklungen nicht viel mit. Aber ich weiß, dass ich hier und auf diese Weise für sie und mich kämpfe.

SELBSTHEILUNGSKRÄFTE

Ich nutze meine Zeit in Heidelberg also auch für meine mentale Heilung. Ich lerne jeden Tag und bin hier, um Klärung in mich und mein Leben zu bringen. Wenn es einen Weg gibt, dann nur diesen. Es ist wirklich sehr harte Arbeit. Eine Arbeit, die sonst niemand zu verstehen scheint. Da ich oft alleine bin, bin ich nicht abgelenkt. Ich beschäftige mich damit, wie ich meine Ziele angehe. Es muss vorangehen, also muss ich mich damit auseinandersetzen. Zuerst male ich mir ein großes Ziel aus. Mein Oberziel sozusagen. Ich frage mich, was ich will und wo ich mich im Alter von 80 Jahren sehe. Ohne jegliche Barrieren. So, als ob ich mir aus dem Katalog mein Leben kaufen könnte. Ob das laut den Ärzten unrealistisch ist, ist mir egal. Es geht ja nicht darum. Es ist egal, wie die Prognose ist. Wichtig ist, was ich mir wünsche. Einmal in meinem Leben will ich diese Klarheit haben. Nie habe ich mich gefragt, was ich wirklich will. Die Frage war mir viel zu schwer. Ich konnte das nicht entscheiden. Aber jetzt will ich es und kann es auch, weil es mir ein gutes Gefühl gibt und das ist für jeden Moment, in dem mir das gelingt, wichtig.

Ich male mir dieses Bild genau aus. Dann fühle ich dieses Bild und schließlich glaube ich daran. Ich glaube daran, weil ich es so haben will: Ich sehe mich als alte und glückliche Frau. Ich sitze auf einer Bank am See. Neben mir Noah. Eigentlich ist es egal, wer neben mir sitzt. Hauptsache, mich gibt es in dieser Vorstellung. Wir halten uns die Hände. Ich fühle unendliche und tiefe Liebe zu ihm, für mein Leben und Dankbarkeit, dass ich noch lebe. Blicke zurück auf mein Leben und auf meine Leistung, den Kampf gegen den Krebs gewonnen zu haben. Ich fühle es in jeder Zelle. Ich empfinde es so stark, dass ich vor Glück weine. Ich sehe meine Kinder und Enkelkinder um mich herumspringen. Ich bin von Glück erfüllt. Dieser Traum ist ganz klar vor und in mir, sodass ich ihn in real fühlen kann. Tränen, immer wieder diese vielen Tränen, die ich weine, weil mir in diesem Moment klar wird, dass ich das vermutlich nicht schaffen werde. Ich habe noch nie in meinem Leben so viel geweint, wie ich es seit vielen Monaten tue. Ich frage mich, woher diese Tränen denn noch alle kommen. Und sofort verbanne ich diesen Gedanken aus meinem Kopf. Lasse meinen innerlich aufgezeichneten Film mit meinem obersten Ziel ablaufen. Ich mache das so intensiv, damit diese Bilder immer in meinem Hintergrund ablaufen können. Ich will das so sehr und ich weiß, wenn es wahr werden soll, muss ich es in mein Unterbewusstsein kriegen. Immer und überall fühlen.

Dann erschaffe ich mir ein weiteres Ziel. Dieses Ziel ist das Ende meiner Therapie und Krankheitszeit. Ich sehe mich nach einem harten Kampf – ersichtlich, dass er wirklich hart war – den Krankenhausflur entlanglaufen. Mit meiner gepackten Tasche gehe ich an den Krankenschwestern, Pflegern und Ärzten vorbei, die mir in dieser Zeit beiseitestanden. Sie applaudieren auf dem Flur. Luftballons und Luftschlangen hängen überall und sie feiern mich. Ich laufe wie ein Star durch den Flur Richtung Ausgangstür und hoffe, sie alle niemals wiederzusehen. Ich weine und bin mit Demut, Dankbarkeit und Glück erfüllt. Ich verlasse den Flur und öffne meine Tür zum Ausgang. Dahinter warten meine Kinder auf mich. Sie laufen mir wild schreiend entgegen und rufen: »Mama, Mama, Mama!« Ihre Arme weit offen rennen sie mich fast vor Freude, mich wiederzusehen, um. Auch diesen Film verankere ich tief in mir – er soll Realität werden. Ich lasse kein anderes Bild mehr zu. Mein Wille fühlt sich so stark an, dass ich an nichts anderes mehr denken will.

Und dann gibt es diese kleinen Ziele, die ich mir setze. Dies sind Ziele, die mich immer für die nächsten ein bis zwei Tage über Wasser halten. Ich male mir aus, wie es mir morgen und übermorgen geht. Wie es mir nach der nächsten Chemo oder Antikörper et cetera geht. Ich bereite mich jedes Mal darauf vor. Ich tue kaum etwas anderes, als ständig zu visualisieren und mir klar zu machen, was und wohin ich will. Mein derzeitiges Bild ist die metastasenfreie Leber. Im Dezember habe ich ein Kontroll-MRT. Ich visualisiere also sehr intensiv, wie die Lebermetastasen verschwinden. Immer wieder stelle ich mir die Leber vor mit den Metastasen. Ich kann beobachten, wie die weißen Punkte immer kleiner und kleiner werden und schließlich eine komplett gesunde Leber hinterlassen. Ich sehe, wie die Metastasen, eingehüllt, durch den Körper gelangen und schließlich ausgeschieden werden. Jedes Mal, wenn ich zur Toilette gehe, weiß ich, dass ich tote Krebszellen hinausgespült habe. Immer beende ich die Visualisierung mit einem Clean-Scan durch meinen Körper. Ich bin geheilt.

ZWEIFEL KOMMEN UND GEHEN

Habe seit zwei Tagen starke Kopfschmerzen. Ich grüble ohne Punkt und Komma. Mein Kopf platzt mir bald. Gerade rief meine Mutter an und sagte mir, dass sie die Kinder besucht hat. Moritz wirke sehr still und traurig. Würde nicht mehr viel sprechen. Er leide so sehr. Ich bin hier und kann einfach nichts tun. Habe immer wieder Schuldgefühle. Sie plagen mich – jeden Tag. Manchmal denke ich, dass ich durchdrehe und demnächst in der Psychiatrie lande, aber das würde erst recht niemandem was bringen. Also muss ich mich zusammenreißen und durchhalten. Die Telefonate mit meiner Mutter, aus denen ich immer wieder glaube Schuldzuweisungen herauszuhören, und mit Malte geben mir den Rest. Sie sehen nicht, was ich hier jeden Tag durchmache. Sie verstehen einfach nicht, warum ich das hier tue. Ihr Bild ist ein anderes. Ich muss versuchen, mit mir einen Weg zu finden, damit klarzukommen, sonst schaffe ich es nicht.

Noah meinte, er könne das nicht mehr mitansehen und ich solle überlegen, ob ich nicht die Therapie im Norden weitermachen will. Ich wäge ab. Ist das ein guter Weg für mich? Wenn ich das tue, war das hier alles umsonst. Wie kann ich so kämpfen, wenn ich in den Fängen der Familie bin? Wenn ich in Krankenhäusern behandelt werde, in die ich kein Vertrauen habe? Dennoch gibt es meine Schuldgefühle und die stummen Vorwürfe der anderen. Ich bin hin- und hergerissen. Weiß nicht, was ich tun soll. In meinem Kopf dreht sich alles. Am liebsten würde ich jetzt umfallen und alles ist vorbei, aber hey, das darf ich nicht sagen. Wohin will ich wirklich? Ich lasse mich nicht vom Äußeren so beeinflussen. Ich muss wissen, was ich hier tue und was ich will. Nein, ich werde hier bleiben und weiterkämpfen, aber ich muss einen Weg finden, mit den Schuldgefühlen klarzukommen, sonst bringt das genauso wenig. Ich plane, sobald es geht, zu meinen Kindern zu fahren. Meine Entscheidungen, die ich treffe, treffe ich stets, indem ich abwäge und Wahrscheinlichkeiten beachte.

Ein paar Tage später bekomme ich im Krankenhaus einen neuen Zyklusplan. Fange jetzt immer montags mit Xeloda an. Hatte einen psychisch schlechten Vormittag. Habe das Gefühl, dass mir alles entgleitet. War kurz bei der Psychologin, die mir empfahl, meine Dosis zu erhöhen, damit ich besser schlafen kann, was ich aber eigentlich nicht will. Einen weiteren Termin bei einer Psychotherapeutin nehme ich nicht wahr. Weiß ja um mein eigentliches Problem und will damit klarkommen. Wenn ich jetzt mehr Tabletten nehme, bin ich weiter weg vom Leben, als mir lieb ist. Lieber verbringe ich die Zeit klar und im Schmerz als betäubt, solange der Schmerz erträglich ist. Im Moment sehe ich kaum noch einen Weg für mich. Die Angst, dass ich bald sterben muss, beherrscht mich gnadenlos. Sofort schießt mir ein anderer Gedanke in den Kopf – freue mich auf meine Kinder. Das Einzige, das mir Freude bereitet.

Noah ist wieder nicht hier. Ich ärgere mich so sehr, aber dass darf ich nicht. Ich liebe inzwischen einen Mann, der kaum da ist, viel verspricht, aber vieles über Bord wirft. Alles ist unsicher. Vielleicht liebe ich aber auch nur ein selbst kreiertes Bild eines Mannes, den es nicht gibt. Ich weiß noch nicht mal, was ich wirklich liebe. Wahrscheinlich ist es die Liebe zum Leben – und dafür bin ich anscheinend bereit, alles zu ertragen. Es ist egal, welches Bild ich mir aufgebaut habe, wenn es mich weiterbringt, kann es nur richtig sein.

»SELBSTMANIPULATION«

Meine erste Verlaufskontrolle liegt vor mir. Dann wird sich zeigen, ob die Therapie anschlägt. Ich habe große Hoffnung, dass mein Willen, meine innere Arbeit und meine Visualisierungen sich ebenfalls zeigen. Dennoch ist mir bewusst, dass meine reale Chance nicht wesentlich gestiegen ist, zumal ich die Therapie wegen den starken Nebenwirkungen immer wieder vorzeitig abbrechen musste. Ich laufe aufgeregt den Klinikflur entlang. Noah ist bei mir. Ich bin so froh, dass ich das alles nicht alleine machen muss. Aber inzwischen weiß ich auch, dass ich meine Wege notfalls auch alleine gehen kann. Ich werde aufgerufen und komme in einen Vorbereitungsraum. Vor mir sitzt ein junger, gut aussehender Arzt. Mir fallen seine großen braunen Augen und seine rötlich-braunen Haare auf. Seine Blicke gehen tief. Irgendwie strahlt er Vertrauen aus. Seine Art ist sicher und er wirkt beruhigend auf mich. Ich versuche, durch Augenkontakt eine Verbindung zu ihm herzustellen. Ich habe wie immer furchtbare Angst vor dem Zugang, der gelegt werden muss, und weine. Irgendwie kann ich die Nadeln nicht mehr aushalten. Panik steigt inzwischen in mir auf, wenn ich irgendeine Nadel, egal welche, in meinen Körper geschoben bekommen soll. Ich versuche ins Vertrauen zu gehen. Spüre die ruhige Art des Arztes und lasse mich fallen. Bleibe im Moment, hole mich immer wieder in den gegenwärtigen Augenblick zurück. Schließe meine Augen, entspanne, atme tief und gleichmäßig. Als ich meine Augen wieder öffne, um zu sehen, wie weit er ist, war es schon passiert. Ich schaue ihn verdutzt an, weil ich mit Schmerzen gerechnet habe. Meine Dankbarkeit lasse ich ihn mit erlösenden Tränen wissen. Meine Venen sind alle total fertig. Alles ist empfindlich und ich kann einfach keine Schmerzen mehr aushalten. Ich weine und weine vor Angst und auch vor Erleichterung. Mich holt das Selbstmitleid gerade ein. Durch die Anspannung ist mir kalt. Ich friere einfach und laufe mit meinem Kittel rüber in den Untersuchungsraum und lege mich zum gefühlten hundertsten Mal auf die Liege des MRTs. Noah darf mit in den Untersuchungsraum und sitzt am Fußende. Er legt seine Hand auf mein Bein, sodass ich ihn die ganze Zeit spüre. Während ich dort liege, konzentriere ich mich auf die Verbindung, die ich zu ihm habe. Spüre seine Hand, die Wärme, die sie ausstrahlt, seinen Puls, der an meinen Körper weitergegeben wird und seine leichten, zärtlichen und liebevollen Bewegungen. Diese Bewegungen berühren meine Seele.

Ich werde von allen Seiten festgezurrt und eingestellt und dann geht es los. Die Geräusche des MRTs versuche ich irgendwie zu kontrollieren, in dem ich sie ignoriere. Die Geräusche machen mir zusätzlich Angst. Meine Gedanken drehen sich. Die Zeit vergeht wie in Zeitlupe. Ich will hier raus. Kann und darf mich aber nicht bewegen. Die Vorstellung, was die Ärzte jetzt in diesem Moment vor ihrem Bildschirm vielleicht alles schon sehen, was mir das Leben nimmt, überflutet mich. Ich weiß, wenn ich mich jetzt nicht unter Kontrolle kriege, werden meine Nerven mit mir durchgehen. Also beginne ich mit meiner Selbstmanipulation und rede mir gefühlte eine Million Mal ein, alles ist gut so, wie es ist. Ich bin in Sicherheit, Sicherheit, Sicherheit… Ich bin beschützt, bin beschützt, bin beschützt. Nichts anderes, bis zum Ende der Untersuchung. Währenddessen weine ich und spüre, wie mir die Tränen über meine Wagen laufen, die ich nicht wegwischen kann. Durch die Kälte im Raum wird mein Gesicht kalt. Ich schließe meine Augen und schlafe leicht ein, währenddessen mein Programm der Worte weiter in meinem Ohr seine Arbeit erledigt. Wahrscheinlich wirkt das Beruhigungsmittel.

Eine Hand berührt mich und ich werde wach. Die Untersuchung ist vorbei. Wache auf. Zurück in der Realität. Ich bin total fertig von der Anspannung und auch von den Medikamenten. Nach diesen Untersuchungen ist der Tag gelaufen. Die Medikamente werden mich heute in einer Schwere halten. Jetzt werde ich abwarten müssen, was die Bilder anzeigen – und das ist schier nicht auszuhalten. Stunden der psychischen Herausforderung liegen jetzt vor mir. Um nicht komplett durchzudrehen, meditiere ich und halte mich weiterhin an meine Visualisierungen. Was mir hilft in diesen Momenten der Ungeduld und Angst, ist die Stille. Ich spüre mich so viel das geht. Beobachte mich, meinen Körper, meine Gedanken, meine Gefühle und stelle sie Wahrscheinlichkeiten, Abwägungen, Realitäten und Überraschungen – ob positiv oder negativ – gegenüber. Rechne mit allem, auch mit dem Guten. Mich so zu spüren, beruhigt mich, denn alles andere hilft mir nicht. Ich würde nur noch mehr äußere Dinge aufnehmen, die mich vielleicht mehr verwirren. Andere um ihre Meinung zu fragen, bringt mich noch mehr von mir selbst weg. Keiner kann etwas wissen. Die Fragen werden alle beantwortet werden. Das ist immer so passiert und wird immer so sein. Immer sind sie in mir. Sie zeigen sich dann, wenn der Zeitpunkt angemessen ist, und das lerne ich bei meinen Ritualen. Und so bekomme ich mein Ergebnis noch am gleichen Tag: Komplett Remission! Es sind keine Lebermetastasen mehr zu sehen. Die Ärzte sind selbst überrascht. Nur zweieinhalb Monate nach der Therapie. Für mich ist es genau das, was ich erreichen wollte. Meine inneren Bilder sind plötzlich zur Realität geworden. Ich bin so glücklich. Jetzt kann ich wieder zurück zu meinen Kindern. Endlich. Meine innere Welt blüht. Es ist das, was ich erreichen wollte – da weiß ich noch nicht, dass dies erst der Anfang einer weiteren unvorstellbaren Leidensreise ist. Meine Lektion ist noch nicht vollbracht. Entweder ich gewinne oder ich lerne.

Ein paar Tage später bin ich wieder in der Heidelberger Uniklinik und bekomme weiter meine geplante Therapie, Herceptin, meine Antikörper. Ich denke über den Brief an meinen Vater nach. Ich hatte tatsächlich den Mut und habe den Brief vor etwa 14 Tagen abgeschickt. Gestern kam eine Antwort, die ich so nicht erwartet hatte. Ich war schockiert, erschüttert, wütend und voller Schmerz. Die Antwort kam nicht von ihm persönlich. Erneute Fragen entstehen in mir, die mich nirgendwo hinführen und ich muss dringend mit dieser Wut und Traurigkeit zurechtkommen. Sie richtet sich nur gegen mich selbst und ich glaube, dass es den Krebs fördert. Ich übe mich immer wieder im Loslassen und Vergeben. Was genau dahintersteckt, werde ich, sollte ich noch Zeit dazu haben, zu einem anderen Zeitpunkt klären. Tue ich das nicht, mache ich mich wieder selbst zum Opfer. Mein Zorn und der Schmerz treiben mich ins Tun. Ich will nicht mehr das Opfer sein. Ich bin groß. Ich bin erwachsen. Ich erkenne, dass jetzt gerade das kleine Mädchen spricht, aber ich bin eine erwachsene Frau und versuche, durch das Handeln immer mehr zu verstehen, dass mich meine alte kindliche Verletztheit in die Opferrolle bringt. Hoffnungslosigkeit und Entsetzen breiten sich schlagartig in meinem gesamten Körper aus. Ich weine, breche zusammen. Fühle unendliche Verzweiflung. Mein Halt, mein Vater, von dem ich Stärke, Zuwendung, Achtung, Bewunderung und Liebe brauche, zerplatzt wie eine Blase. Was ich zu diesem Zeitpunkt noch nicht weiß, ist, dass die Reaktion auf meinen Brief erklärt, dass mein Brief meinen Vater nie erreicht hat. Meine Gedanken fahren Karussell, alles dreht sich. Natürlich ist mir in diesem Moment bewusst, wenn ich das jetzt nicht unter Kontrolle bringe, wird es einen weiteren und heftigeren Zusammenbruch geben. Immer ist es so, egal woher ein bestimmtes Verhalten aus der Familie kommt, ich breche zusammen und das muss ich ändern. So versuche ich zu kontrollieren und mich auf das Wesentliche zu konzentrieren. Mich auf mein Ziel zu fokussieren. Aber das schaffe ich nicht, wenn ich in diesen Gedanken und Fragen verbleibe, die ich niemals befriedigt beantwortet bekomme. Ich entreiße mich dieser Situation, indem ich aktiv werde. Gehe raus, bewege mich, nehme eine andere Umgebung war, weil ich weiß, dass es mich von diesem Gefühl weiter wegbringen wird.

Ich laufe durch die wunderschöne Innenstadt Heidelbergs, bis mich mein Telefon aus meinen Gedanken reißt. Ich nehme ab und höre Chris am anderen Ende des Telefons. Chris ist Lindas Sohn. Er hat mich noch nie angerufen. Er sagt mir, dass Linda gestern Abend eingeschlafen ist … Augenblicklich öffnet sich der Boden unter mir, ich falle in ein unendlich tiefes Loch. Ich falle und falle mitten in der Innenstadt von Heidelberg. Jetzt kann ich nicht mehr, habe kaum noch Kontrolle. Natürlich weine ich und es ist mir egal, wo ich mich befinde. Ich lasse meinen Gefühlen freien Lauf. Ich begreife es nicht. Ich will es nicht begreifen. Ich hab sie so lieb. Meine Freundin, die immer eine Antwort für mich hatte. Sie hat es nicht geschafft. Manchmal hasse ich die Ungerechtigkeit auf dieser Welt und ich wünschte, ich hätte sie nochmals sehen können.

Dass es ihr nicht so gut ging, wusste ich, aber ich war selbst so sehr in meinem Kampf, dass ich es nicht ertragen habe, sie leiden zu hören und jetzt tut es mir so unendlich leid und weh. Sie fehlt mir. Mache mir Vorwürfe. Es tut mir so leid. Ich habe Chris noch nie gesehen, aber er sagt, Linda hätte so oft und so viel von mir gesprochen, dass sie mich wie eine Tochter liebte und ich ihm inzwischen so vertraut wie eine Schwester sei. Meine Trauer ist tief und dennoch darf ich mich jetzt nicht darin verlieren. So hart es ist, ich darf keine schweren Gedanken haben. Nun brauche ich Licht in meiner Seele. Also beschließe ich, wieder zurück nach Norddeutschland zu gehen und mir mit meinen Jungs eine Wohnung in Bad Zwischenahn zu suchen. Die Wohnung, die ich finde, ist klein. Ich versuche, weiterhin stark zu sein, aber es ist hart. Ich schaue mich um und fühle mich so furchtbar krank, alleinerziehend und schwach. Bin das totale Opfer und finde dieses Gefühl des Opferseins immer unerträglicher. Alles ist fremd: die Umgebung, die Wohnung, mein Leben, die Ungewissheit. Und wieder kommt das Opfer hoch, wie ich das hasse. Ich lebe meinen Kindern so gut es geht Fröhlichkeit vor. Ich genieße jeden Augenblick mit ihnen, auch wenn das unfassbar anstrengend ist und ich nicht zu jeder Minute meine Mutter zu Hilfe rufen kann.

Weihnachten werde ich mit meinen Jungs und meiner Mutter feiern. Irgendwie einsam. Fröhlichkeit muss man versuchen zu spielen, in der Hoffnung, dass sie durch mich hindurchfließt. Es ist alles so furchtbar traurig und schwer. Dabei übe ich immer und ständig, positiv zu bleiben. Die neue Richtung in meinem Leben anzunehmen, auch wenn ich nicht weiß, wie das gehen soll. Viele Tränen fließen. Manchmal habe ich das Gefühl, dass ich nie wieder aufhören werde zu weinen. Da steckt so unglaublich viel Schmerz, Wut, Einsamkeit, Vernachlässigung und Schwäche in mir.

Wir verbringen ein gespielt fröhliches Weihnachtsfest in einer unterschwelligen schweren Atmosphäre. Es ist irgendwie erdrückend. Meine Therapie, die ich in Heidelberg erhalten habe, läuft in der Oldenburger Klinik weiter. Zu den Verlaufskontrollen, will ich nach Heidelberg fahren. Die Zeit ist hart für mich. Spüre, wie schwach und eingenommen ich bin. Mein Leben gleicht einem Chaos und ich habe keinen Plan, wie ich jemals wieder Struktur hineinbekommen kann. Alleinerziehend zu sein ist hart, zu dem noch eine tödliche Krankheit zu haben, ist nicht in Worte zu fassen. Mal ist Noah da, mal ist er weg. Während er noch immer nichts mit seiner Frau geklärt hat, lebe ich schon voll in einer schweren Trennung und wer meint, dass eine Krebskrankheit mit tödlicher Prognose sanftere Trennungsverläufe herbeiführen würde, befindet sich komplett auf dem Holzweg. Streitereien, Drohungen, Verletzungen, das komplette Programm läuft ab.

DIE LETZTE RETTUNG?!

In dieser bedrückenden Zeit bekomme ich eine Nachricht von der Uniklinik Heidelberg, von der ich nicht weiß, ob sie nun erfreulich ist oder nicht: Aufgrund meiner Komplettremission im Tumorboard (eine Experenrunde, in der der Patient und seine individuelle Diagnose im Mittelpunkt stehen) hat sich ein Arzt bereit erklärt, mich zu operieren. Ich reise für dieses Gespräch mit Moritz nach Heidelberg. Am Tag der Besprechung sind mein älterer Sohn und Noah bei mir. Eigentlich habe ich schon eine Entscheidung getroffen. Ich möchte mich nicht operieren lassen. Für mich ist die Komplettremission ausreichend. Das ist das, was ich erreichen wollte, um vielleicht bestenfalls zehn Jahre damit leben zu können.

Ich höre mir an, was Professor Weitz zu sagen hat, aber es fließt eigentlich alles durch mich hindurch. Meine Angst vor der OP legt auf alles einen Schleier, meine Kraft ist am Ende. Ich sehne mich nach Pause, nach Erholung. Ich möchte keine Ärzte und keine Krankenhäuser mehr sehen. Möchte irgendwie das Leben spüren und so halte ich mich an meinem Vorhaben noch fester. Unter der Bewusstseinsoberfläche stellt sich mir die Frage, ob ich wirklich das Leben genießen kann, wenn ich weiß, dass ich nicht außer Gefahr bin, und sich mein Zustand zu jeder Zeit ändern kann. So kommt alles anders, während ich das Gespräch mit diesem Arzt habe. Dieser Mann ist so direkt! Vielleicht genau das, was ich gerade brauche, um nicht meine Augen vor der Gefahr zu schließen. Er sagt mir, dass ich wahrscheinlich in spätestens fünf Jahren tot sein werde, wenn ich diese Chance nicht ergreife. Er spürt meine Müdigkeit und Resignation. Die Metastasen sind zwar im MRT nicht mehr zu sehen, aber die Zellen sind da und werden wieder aufblühen. Studien hätten gezeigt, dass bestenfalls fünf Jahre eine Grenze seien. Er schaut sich meinen Sohn an und dann mich. »Wollen Sie wirklich keine OP? Ich kann ihnen nichts versprechen, aber Sie haben mit dieser OP eine Chance, ganz geheilt zu werden, weil sich bislang keine weiteren Metastasen im Körper gezeigt haben. Allerdings ist die OP auch gefährlich. Es könnte auch schiefgehen, da wir in zwei OPs insgesamt zwei Drittel der Leber entfernen müssen und die Metastasen an der großen Pfortader liegen.« Aber die Chance zu heilen sei gegeben und sie ist definitiv nicht da, wenn ich es jetzt so belassen würde.

Ich schaue ihm tief in die Augen, versuche seine Seele zu sehen, versuche ein Gefühl zu ihm und seinen Worten zu bekommen, dann schaue ich meinen kleinen dreijährigen Moritz an, der völlig unwissend und frei im Zimmer herumläuft und spielt. Er will mir immer zeigen, was er gerade im Zimmer entdeckt hat. Ich sehe dieses kleine unschuldige und unwissende Wesen, das vielleicht bald keine Mama mehr hat. Ich weine, dann schaue ich Noah an. »Was soll ich nur tun Noah? Ich kann all diese schweren Entscheidungen nicht treffen.« Professor Weitz sagt: »Doch, das können Sie. Sie haben so viele schwere Entscheidungen bislang getroffen und haben so gekämpft, haben so viel erreicht. Machen Sie sich nicht so klein!« Ich schaue ihm wieder und noch länger in die Augen, sauge seine Energie auf und erkenne, wie ernst und ehrlich er das meint. Spüre sein Mitgefühl und auch seinen Kampfgeist, mir helfen zu wollen. Spüre noch tiefer, ob ich ihm Vertrauen kann. Mich erreicht das Gefühl von »Du hast keine andere Wahl, Schatz! Du musst auf Risiko gehen! Das ist deine einzige Chance!« Dann sage ich ihm: »Okay, ich setze alles auf eine Karte! Ich werde es tun!« Zeitgleich stellt sich ein Kampfmodus ein und mir wird schlagartig klar, dass ich in wenigen Wochen auch sterben könnte. Aber rational halte ich mir klar vor Augen, dass es besser ist, sollte es schief gehen, jetzt zu sterben als in drei oder fünf Jahren. Damit würden meine Jungs nur noch mehr leiden. Wenn ich versterben sollte, werden sie sich nicht mehr richtig an mich erinnern können. Das erscheint mir klüger. Somit ist meine Entscheidung gefallen. Ich willige ein und weiß, dass ich keinen Rückzieher mehr machen werde. Das werde ich jetzt durchziehen – koste es, was es wolle. Mir wird schlecht! Was habe ich getan? Mir ist schwindelig, aber ich fühle, dass dies die richtige Entscheidung ist.

Am nächsten Tag fahre ich mit meinem Sohn zurück in den Norden. Verkünde dort mein Vorhaben und genieße jeden Fetzen Nähe meiner Kinder. Die Stimmung ist dumpf und Gespräche werden in der Stummheit erdrückt. Es gibt auch nichts zu sagen. Es ist, wie es ist. Ich weiß, wie viel Liebe um mich herum existiert und wie viel Liebe ich auch in mir trage. Das Leben wird mir zeigen, ob ich dem Tod oder der Lebendigkeit näherstehen werde.

Mein OP-Termin ist für den 23. Februar 2006 festgelegt. Nachdem ich mich von meinen Kindern, meiner Mutter und ein paar Freunden verabschiedet habe, fahre ich nach Heidelberg und bleibe bei Noah, der inzwischen eine Wohnung bezogen hat. Ich kämpfe mit der Sehnsucht nach meinen Kindern und meinem inneren Zustand von Verzweiflung, weil ich nicht weiß, ob dies gerade die letzten Tage in meinem Leben sind. Diese verbringe ich aber nicht mit dem Wichtigsten in meinem Leben. Die Situation lässt es nicht zu. Meine Kinder sind über 500 Kilometer weit entfernt. Zudem liegen meine Nerven komplett blank. Ich habe Angst. Nervosität füllt mich aus, nein, ich bin die Nervosität.

Ich bereite mich emotional und gedanklich auf die morgige OP vor. Das Telefon klingelt und ich erhalte eine Verschiebung meines OP-Termins, weil die Unikliniken sich in einem großen Ärztestreik befinden und alle OPs abgesagt haben. Nur noch Notfälle werden behandelt. Wie bitte? Ich bin doch ein verdammter Notfall, weil ich wahrscheinlich bald in der Psychiatrie wiederzufinden bin. Keine Chance, die OP wird auf nächste Woche verschoben. Ich kann nicht mehr. Ich schleppe mich in die nächste Woche. Inzwischen habe ich mit Abschiedsbriefen an meine Kinder, Mutter, Vater, Bruder und Freunde begonnen. An Noah, Malte und an meine Schwiegereltern. Es zerreißt mich. Wenn ich sterben sollte, möchte ich, dass meine Kinder über diese Briefe ihre Mutter kennenlernen. Ich möchte, dass sie meine unendliche Liebe für sie fühlen. Ich möchte, dass sie diese Liebe in ihrem Herzen tragen und wissen, dass ich für sie alles gegeben habe. Dass sie das sind, was ich mir im Leben gewünscht habe und ich sie viel zu früh habe loslassen müssen. Sie sollen mich durch meine Briefe kennenlernen und nicht über Erzählungen.

Die Woche ist vorbei und mein Termin wird nochmals um eine Woche verlegt, weil die Streiks immer heftiger werden. Das Ganze geht sechs Wochen lang so. Jede Woche erneut ein Anruf mit einer weiteren Verschiebung. Dann kommt mein großer Tag. Durch die Verschiebungen habe ich meine Kinder inzwischen seit eineinhalb Monaten nicht gesehen. Ich frage mich, wie dramatisch es noch werden kann. Ich kann es nicht fassen, welche herausfordernden Ereignisse sich aneinanderreihen. Warum nehme ich eigentlich alles mit, was kompliziert ist? Aber nun steht die OP erst mal an. Keine Zeit für solche Opfergedanken. Immer wieder ersetze ich die schleifenden, unnützen Gedanken in meine Zielvorstellung oder an meinen Ort der Sicherheit, Ruhe und Liebe. Ich habe mir verschiedene Situationen ausgedacht und nachgespürt, geübt für genau diese Situationen. Damit hafte ich an negative, unnütze Gedanken nicht lange an. Die Rückfälle akzeptiere ich als Lektion, dass ich ja im Lernprozess bin und diese Rückfälle mir zeigen, wie achtsam ich geworden bin. Mir fällt es inzwischen auf, wenn meine Gedanken drohen, in dunkle Löcher abzurutschen. Wichtig dabei ist die klare Sicht auf die in der Schublade platzierte Vision, dann unbedingt das Nachspüren. Das Fühlen im ganzen Körper. So als gäbe es die Situation tatsächlich.

Am 6. April 2006 gehe ich tatsächlich mit meiner kleinen Tasche in die Klinik. Mein Bett steht in einem Fünfbettzimmer. Ich bin die Zweite an diesem Tag, die ihr Bett auf der onkologischen Chirurgie bezieht. Sprich, ausschließlich Tumorpatienten, die operiert werden, befinden sich hier. Diese Energie erdrückt mich. Auf dem Flur lerne ich Melanie kennen. Melanie ist 25 Jahre alt, hat einen metastasierten Eierstockkrebs, zwei kleine Kinder und ist noch jünger als ich. Wir reden. Sie erzählt mir von sich und ich erzähle ihr von mir. Sie bewundert mich und meinem Mut: »Du wirkst bei dem, was vor dir liegt, so furchtbar stark. Du bist wie ein Magnet. Ich wünschte, ich könnte auch so stark sein! Du machst mir Mut!« Ich kenne sie kaum, aber wir Krebskranken fühlen uns sofort eng verbunden. Jeder leidet und hofft für den anderen mit und dennoch kämpfen wir alle unerbittlich alleine gegen den Krebs. Die Hoffnung ist das Einzige, was uns irgendwie über Wasser hält. Melanie und ich weinen, liegen uns in den Armen und sie sagt: »Ich warte hier auf dich, komm zurück, bitte!« Unsere Hände, noch fest aneinanderhaltend, lösen sich und ich gehe mit zögernden, aber fest entschlossenen Schritten zurück in mein Zimmer. Nun muss ich Melanie loslassen, so wie sie mich, damit wir uns auf uns selbst konzentrieren und kämpfen können.

Ich warte nüchtern den ganzen Tag auf meine OP. Die Uhr schlägt 16 Uhr, dann geht die Tür auf und mein OP-Termin wird erneut durch eine Krankenschwester abgesagt: »Die Ärzte hören für heute auf zu operieren und machen mit ihrem Streik weiter. Ich bringe Ihnen gleich Ihr Essen.« Noah steht neben mir. Ich schaue ihn verwirrt an und kapiere nichts mehr. Ich brauche einen Moment, bis ich wieder richtig denken kann. Ich sitze auf der Tischkante des Fünfbettzimmers. Mein Blick verständnislos, überrascht und schockiert: Hat sie das jetzt wirklich gesagt? Nein, das halte ich nicht aus! Ich mache mich wortlos auf und verlasse das Zimmer. Noah weiß, dass ich jetzt nicht mehr ruhig sein kann. Er grinst in dieser skurrilen Situation, weil er weiß, dass es jetzt krachen wird. Auf dem Flur suche ich die Schwester, die mir gerade die Nachricht überbracht hat. Ich bin aufgebracht und fahre sie mit einem aufgewühlten Ton an. Ich erkläre ihr meine Situation und dass ich keine Nerven mehr habe. Ich fürchte wirklich, den Verstand zu verlieren. Die Angst wird zunehmend schlimmer. Hinzu kommt, dass mir meine Kinder fehlen und ich sie seit vielen Wochen nicht gesehen habe und vielleicht nie wieder sehen werde. Sie sagt, sie kann nichts machen. Ich verlange stattdessen nach dem Verantwortlichen, dem Streikführer. Ich gehe zurück in mein Zimmer und warte. Plötzlich reißt ein Arzt die Tür auf, steht in der offenen Tür und will wissen, wer so unverschämt nach ihm verlangt hat. Ja, das kann ich ihm sehr gerne sagen, denke ich. Kann es kaum erwarten, meinen Frust und meine Situation zu schildern. Ich fühle, dass ich rein gar nichts mehr zu verlieren habe und ich hier alles tun werde, um ihm meine erdrückende Situation zu beschreiben. Eine wilde und laute Diskussion entsteht. So laut und so intensiv, dass sich Menschentrauben um die offene Tür des Zimmers bilden. Es ist wie auf einer Bühne und ich kämpfe, gebe alles, was in meiner Macht steht. Meine Nerven sind am Boden und ich weiß nicht, ob ich jeden Moment zusammenbreche. Als ich gerade innerlich still werde und loslassen will, schaut er mich an, inzwischen selbst mit wässrigen Augen, nimmt mich im Nacken an den Haaren, zieht mich an seine Stirn – wie zwei Buben, die einen Streich aushandeln stehen wir da – und sagt mit leiser und fester Stimme: »Ich werde alles tun, dass Sie heute noch operiert werden. Ich bin gleich zurück!« Meine Luft ist komplett raus. Bin wie ein alter praller Luftballon, dem man die Luft abgelassen hat. Ich schaue ihm tief in die Augen und kann nur noch nicken. Dr. Martignoni verlässt das Zimmer und ist in diesem Moment zu einem meiner besten Freunde geworden. Nach 15 Minuten kommt er zurück, reißt die Tür erneut auf und ruft mir zu: »Machen Sie sich fertig. In zehn Minuten geht es in den OP!« Mein Herz springt mir fast aus der Brust und mir wird deutlich, dass ich gerade für meinen eventuellen Tod kämpfe ...!

ABSOLUTER STILLSTAND

Bevor ich aufwache und meine Augen öffne, bin ich schon wach und weiß, ohne erschrocken zu sein, dass ich reanimiert wurde. Es ist mehr ein Gefühl, eine unbewertete Annahme meines Zustandes. Nur die Situation kann ich nicht richtig einordnen, weil ich kein normales Gefühl in mir trage. Irgendwas ist anders. Fühle mich wie auf null gestellt. Mir selbst vertraut und doch fremd. Ich fühle mich monoton. Aber ich weiß, wie Menschen emotional zu mir stehen, ich weiß, dass meine Kinder das Wichtigste für mich sind und ich sie unendlich liebe, obwohl ich dieses Gefühl nicht spüren kann. Ich benenne Menschen, Dinge und ordne sie in Prioritäten ein, ohne ein Gefühl dazu zu haben. Meine Gedanken sind sehr klar, meine Gefühle hingegen irgendwo. Ich wache also auf, noch intubiert. Der Schlauch verhindert, dass ich selbst atmen kann. Ich denke, dass ich jetzt sterbe, aber ich schlafe ein und wache wieder auf – offensichtlich nicht tot, aber nach einigen Wiederholungen extubiert. Ich kann jedoch so schlecht alleine atmen, dass ich wieder denke, ich würde sterben, weil mir die Kraft zum Atmen fehlt. Ich werde still sterben, da mir die Kraft fehlt, es jemandem mitzuteilen … niemand wird es bemerken. Ich sterbe wieder nicht. Ich schlafe immer wieder ein.

Jedes Mal, wenn ich erwache, fühle ich mich eingequetscht in meinen Körper. Als würde man ein Stück Knete nehmen und es in eine viel zu kleine Box drücken. Mein Körper fühlt sich so schwer wie nie zuvor an. Fühle mich sehr unwohl und ich kann mich auch nicht bewegen. Mir fehlt die Kraft. Bin extrem schwach. Es fällt mir schwer, einfach nur zu atmen und zu sprechen. Nach einer für mich nicht einzuordnenden Zeit kann ich einige Worte sprechen. Doch das strengt mich ungeheuerlich an und ich schlafe immer wieder vor Erschöpfung ein. Mein Brustkorb fühlt sich schwer an. Als würden Sand befüllte Säcke auf meiner Brust liegen. Er schmerzt auch etwas. Irgendwas muss passiert sein. Ich denke, dass es eine sehr schwere Operation gewesen sein muss. Ich möchte mich am liebsten der schwachen Seite hingeben und nicht atmen. Will dieses schwere monotone Gefühl nicht empfinden. Habe kein Bedürfnis irgendwo anders zu sein. Nur dem Köper und diesem Gefühl zu entfliehen. Jetzt. Um jeden Preis. Aber man lässt mich nicht. Ich werde immerzu angehalten, meine Atmung zu trainieren, was fürchterlich anstrengend ist. Auch das Reden strengt mich so sehr an, dass ich immer wieder schlafen möchte. Aber durch die Atemübungen fällt mir das Atmen nach und nach leichter und somit auch das Sprechen. So schwer es auch ist, aber ich begreife, dass ich mich quälen muss, damit mein Zustand sich verbessert. Ich liege noch immer auf der Intensivstation und möchte hier weg. Elend um mich herum und ich bin eines davon. Ich liege auf dem Rücken. Aus allen Körperteilen kommen gefühlt Schläuche und Kabel heraus. Aus meinem Hals, Bauch, Armen. Drainageschläuche hängen an mir und selbst wenn ich die Kraft hätte, ich könnte mich nicht bewegen. Meine Blicke gehen in einen luftleeren Raum. Alles ist anders, nichts mehr wie es war. Alles ist mir bekannt, aber fremd.

Nach einer Zeit, ich kann sie nicht einschätzen, werde ich auf eine Überwachungsstation verlegt, auf der ich mich nicht besser fühle. Dort geht es mir psychisch noch schlechter. Eindrücke nach der Operation und die Reanimation prasseln in erschreckender Weise auf mich ein. Viele Bilder springen in meinem Kopf hin und her. Doch ich kann sie nicht deuten. Die Geräusche dazu machen mir immer mehr Angst. Was ist das? Was bin ich? Wer bin ich? Bevor mir jemand aus meinem familiären Umfeld erklären kann und will, was mit mir passiert ist, weiß ich doch schon längst selbst, was los ist. Ich weiß alles. Es scheint so, als würde ich die ganze Zeit durch eine transparente Wand hindurchgeblickt haben. Es fühlt sich an, als wäre es überflüssig, darüber reden zu müssen. Retrospektiv ist das natürlich nicht möglich. Ich bin verwundert, dass niemandem klar ist, dass ich von der Reanimation weiß. Mich kümmert es nicht weiter, weil ich in mir einen Leerlauf habe. Es ist der Nullpunkt meines Körpers und meiner Seele, meines Geistes. Alle verhalten sich so besonders, so vorsichtig, so voller Sorgen und ich verstehe nicht warum. Meine Gedanken kreisen um das Wort Reanimation. Je länger ich wieder unter den Lebenden weile, umso stärker kommen die Fragen zurück und die Selbstverständlichkeit löst sich mehr und mehr auf. Bin ich wirklich reanimiert worden? Wenn es tatsächlich so gewesen ist und ich das überlebt habe, schaffe ich alles! Ein starkes Gefühl stellt sich ein.

Irgendwann, ich besitze immer noch kein Zeitgefühl, findet eine Visite statt. Noah ist gerade bei mir und wir sehen in der Ferne einen Arzt mit einer Gruppe Medizinstudenten von Bett zu Bett gehen. Niemand hatte mich bis dato über die Reanimation aufgeklärt. Alles, was ich wusste, war in mir. Auch Noah hatte darüber geschwiegen. Er kämpfte mit seinen Erinnerungen. Als er sieht, dass die Wahrheit durch die bevorstehende Visite vermutlich auf mich einbrechen würde, atmet Noah tief ein, sichtlich ergriffen von der Situation, und fängt mit glasigen Augen an zu erzählen: »Eigentlich wollte ich es dir in einer ruhigen Minute erzählen, aber es ist jetzt besser, wenn ich es dir erkläre, bevor es der Arzt vielleicht unvorsichtig tut.« Ich erkenne, dass er Bilder vor seinem inneren Auge sieht, die ihn emotional im Griff haben. Jetzt spüre ich es auch. Ich spüre das Bedrohliche. Mein Bauch zieht sich zusammen und augenblicklich jagen mir Schauer durch den Körper. Der Gedanke und das Wissen darum waren da, aber ich habe es nicht richtig wahrgenommen oder wahrnehmen wollen. Vorher war es nur ein Gedanke, wo immer dieser auch herkam. Noah fährt fort: »Ich wartete darauf, dass mich die Ärzte nach der OP aufrufen würden. Irgendwie vergaß ich die Zeit, weil ich mir meinen Computer zum Arbeiten mitgebracht hatte. Die Zeit war längst verstrichen, aber ich machte mir keine Sorgen. Dann ging plötzlich die Tür vom OP auf und ein Arzt trat zu mir. Er meinte, dass etwas Unvorhergesehenes und Schlimmes passiert sei, aber alles inzwischen vorerst unter Kontrolle sei. Es aber nicht sicher wäre, ob es so bleibt.« Ich habe Angst, was jetzt kommen wird. »Der Arzt sagte: ›Wir mussten ihre Freundin mehrfach reanimieren. Nach der OP war zunächst alles in Ordnung. Normaler Prozess. Dann im Aufwachraum plötzlich die Flatline mit dem Alarm. Alle, die konnten, kamen herbei. Professor Motsch, der sich in einer Herz-OP befand, kam dazu und wir reanimierten. Leider gab es immer wieder Kammerflimmern. Wir konnten uns einfach nicht erklären, wie es zu dem Herzstillstand kommen konnte. Wir stellten dann eine Elektrolyt-Entgleisung fest. Der Wert des Kaliums z. B. lag kurzfristig bei 13. Das ist ein Wert, den wir uns nicht erklären können. Der Normwert liegt bei 3,6 bis 5,0 mmol/l. Ein Kaliumwert über 6,0 mmol/l gilt bereits als lebensbedrohlich. Dass heißt, wenn der Kaliumwert so hoch auf 13 gestiegen ist, ist bereits Kalium aus den Zellen ausgetreten und der Sterbeprozess eingeleitet. (Mir ist bewusst, dass dieser Kaliumwert gerade für Mediziner unmöglich erscheint, jedoch waren die Umstände so, dass dies eine Tatsache ist.) Doch der Sauerstoffgehalt war durch die glücklicherweise weitere Beatmung noch im guten Bereich. Also machten wir weiter, bis sie stabil wurde. Wir sind alle müde und emotional ergriffen. Sie wird derzeit engmaschig kontrolliert und wir haben die Hoffnung, dass sie bis Mitternacht stabil bleibt. Wenn sie das erreicht hat, stehen die Chancen auf Überleben gut, aber welche Schäden sie eventuell davontragen wird, sehen wir leider erst, wenn sie wach wird – das werden wir in zwei Tagen sehen. Bis dahin werden wir sie in ein künstliches Koma versetzen, damit sich ihr Körper erholen kann und ein weiteres Kammerflimmern nicht provoziert wird. Wir räumen jetzt um das Bett herum noch etwas auf, denn es sieht derzeit schlimm aus. Danach können Sie zu ihr.‹«

Noah berichtet weiter: »Ich wusste nicht, wie mir geschah und fühlte mich wie in einem Albtraum. Ich hegte immer wieder die Hoffnung, dass sie dich verwechselten. Ich stand alleine im Flur und verstand nichts mehr. Weinte. Wartete. Und dann ging die Tür auf. Ich lief hinter dem Arzt her und hoffte, hoffte so sehr, dass sie dich verwechselten. Dann sah ich dich: an Kabeln, immer noch beatmet und extrem blass. Alles war weiß, sogar deine Lippen. Du warst es tatsächlich. Sie hatten dich nicht verwechselt. Ich griff nach deiner Hand, aber sie war kalt. Sie hatten deine Körpertemperatur heruntergefahren, damit sich der Heilungsprozess auf die wichtigsten Funktionen im Körper konzentriert. Ich sah dich an, die wächserne weiße Haut und deine dunklen Haare. Deine Augen waren dicht mit Bepanthen eingeschmiert, damit sie nicht austrocknen. Es war tatsächlich alles real. Ich hatte große Angst um dich. Ich blieb natürlich die ganz Nacht. Die Hürde war Mitternacht. Wir alle hofften, dass es zu keinem weiteren Zwischenfall kommen würde. Die Ärzte waren sehr mitfühlend. Sie waren alle an deiner Seite. Ich spürte, dass sie alles tun würden, um dich zu retten. Die Blutkontrollen zeigten, dass sich dein Blutbild verbesserte. Deine Werte wieder normaler werden würden. Ein Arzt sprach mir Mut zu: ›Sie verbessert sich so rasch, das habe ich selten gesehen. Daran sieht man, dass sie kämpft, sie will leben!‹ – Dann kam Mitternacht und du warst über den Berg und aus der gröbsten Gefahr erst mal raus. Ich blieb bis in den frühen Morgen und schlief immer wieder in Etappen an deiner Seite, mit dem Kopf auf deiner Hand und erzählte dir von unserer Zukunft… aber du reagiertest nicht. Ich hoffte, dass irgendwas von dem, was ich dir erzählte, zu dir durchdringen würde. Gegen fünf Uhr fuhr ich mit dem Auto nach Hause und konnte nur noch weinen. Ich rief meine Mutter an, weil ich mit irgendjemandem sprechen musste. Als ich so früh anrief, hatte sie Angst, dass mit mir etwas Schlimmes passiert sei. Sie versuchte, mich zu beruhigen. Zu Hause schlief ich völlig erschöpft ein. Es tut mir leid, dass ich dir das jetzt so erzählen musste, aber das war mir wichtig.«

Stille. Es klingt so unwirklich. Ich weiß schon die ganze Zeit, dass etwas passiert sein muss, weil ich anders bin. Weil mein Körper sich so fremd anfühlt, aber diese Geschichte so detailliert zu hören, versetzt mich in eine Stille und aus dieser Stille entsteht eine besondere Dankbarkeit – und Stolz. Stolz auf meinen Körper und meinen starken Geist. Plötzlich stehen der Chefarzt und die Studenten an meinem Bett und reißen mich aus meinen Gedanken. Ich fühle mich wie ein Patient ohne Namen und höre die Geschichte aus medizinischer Sicht. Ich begreife immer mehr, dass ich fast gestorben wäre und fühle mich sehr fremd in meinem Körper. Ich bin nicht mehr ich. Nicht mehr so, wie ich vorher war. Ich bin mir selbst neu. Vieles, was vorher zu mir gehörte, passt nicht mehr in diese neue

Welt. Mein Körper ist so unfassbar schwer und ich fühle mich so eingequetscht, so monoton, so farblos und gefühllos. Ich denke darüber nach, was mir helfen könnte, denke an nahestehende Personen, aber sie stehen mir gefühlsmäßig nicht mehr nahe – mir fehlt immer noch die Verbindung zu meinen Emotionen. Es gibt keine Gefühlsregungen. Ich fühle mich einsam und nichts kann mir helfen. Ich fühle mich tot. Leer. Auch meine Bilder und meine akustischen Erlebnisse erzähle ich niemandem, weil ich glaube, dass niemand es verstehen könnte, es alle nur beängstigen und man mich für verrückt erklären würde. Also behalte ich meine Bilder, meine Geräusche und Gefühle und die daraus resultierenden Ängste für mich und versuche, nicht durchzudrehen.

In den nachfolgenden Tagen und Nächten erlebe ich die Hölle. Spreche immer noch mit niemandem darüber. Ich denke, dass ich selbst vielleicht verrückt geworden bin. Ich weine, weil ich mich selbst nicht mehr kenne und niemanden zum Reden habe. Ich lebe in einer Art Zwischenwelt und weiß nicht, wohin ich gehöre. Ich bin nicht hier und bin nicht dort. Der kranke Mann neben mir, dessen Stöhnen ich vernehmen muss, und mein Zustand sind eine Kombination, die ich nicht ertrage. Ich bin von Kopf bis Fuß verkabelt. Schläuche ragen aus allen möglichen Körperteilen. Ich kann mich noch weniger bewegen. Meine Schmerzen sind bei den kleinsten Bewegungen nur schwer zu ertragen. Mein Kreislauf ist völlig im Keller und mir ist immer schwindelig. Ich sehe vor meinem inneren Auge immer wieder das gleiche Bild. Sobald ich die Augen schließe, verläuft eine erdfarbene, schlammige Wand ineinander, sodass in der Mitte des Zusammenlaufens eine Naht oder ein Strich übrigbleibt. Immer wieder verläuft die Wand zu einer Narbe und es bringt mich fast um den Verstand, weil ich es nicht abschalten kann. Schließlich reihen sich einige Parallelgeräusche ein. Nach und nach kommt ein monotones Summen dazu, dann Schmerzensschreie und mein Bild verändert sich zu mondhellen, leuchtenden Kratern umgeben von Dunkelheit. Dieses Summen geht nicht weg und auch die Schreie sind immer wieder da. Meine Bilder begleiten mich Tag und Nacht, sobald ich die Augen zumache. Ein weiteres Geräusch bringt mich fast dazu, doch um medikamentöse Hilfe zu bitten. Eine ganze Nacht lang höre ich es in meinem Ohr, so als würde mir jemand direkt ins Ohr flüstern: »Triazen, triazen, triazen …« Ich kann die Stimme, das Flüstern deutlich hören. Ohne Pausen, immer und immer wieder hintereinander, aber ich kann nichts dagegen tun. Es macht mir Angst und ich zittere innerlich. Habe das Gefühl durchzudrehen. Was soll ich tun? Vor Angst bildet sich Schweiß auf meiner Stirn und am ganzen Körper.

Aber sagen mag ich es nicht, weil ich fürchte, sonst für verrückt angesehen und medikamentös behandelt zu werden.

Drei Tage und Nächte liege ich in diesem Zustand da und schwitze vor Angst. Niemand kann mir helfen. Wenn ich könnte, hätte ich allem ein Ende gesetzt, aber wie und wohin? Ich habe doch alles in mir: Die eine Welt und die andere, in die ich dann gehe. Mein Verstand ist im Ausnahmezustand. Ich frage mich, wie ich aus dieser Situation fliehen kann und erinnere mich an die Atemübungen, die zwar heftig anstrengend sind, aber mir jedes Mal einen enormen Schub geben.

Ich denke über Fluchtwege nach: Sterben – das hätte ich gewählt, wenn es schnell gegangen wäre –, aber man stirbt nicht so einfach und schnell. Es würde zu lange dauern. Also bleibt mir nur der andere Weg, einer, den ich beeinflussen kann. Ich denke nach und erinnere mich an meine sportlichen Methoden. Mir schießt die Superkompensation in den Sinn. Also trainiere ich in kleinen Schritten. Beginne mit der Atmung und mache meine Pausen. Dabei schlafe ich ein. Jedes Mal, wenn ich aufwache, spüre ich einen kleinen Fortschritt und gehe mit dem Training beim nächsten Mal wieder an meine Grenze.

Als es besser ist, setzte ich mich etwas mehr auf. Zwar unter wahnsinnigen Schmerzen, aber ich tue es. Zuvor visualisiere ich alles, was ich tun will: die kleinen Schritte und auch mein Endziel. Ich trainiere alles in Gedanken, bevor ich es physisch abrufe. Ich hole mir Hilfe beim Personal, um aufstehen zu können. Damit ich eine Erklärung habe, weswegen ich so oft aufstehen will, lasse ich mich immer wieder zur Toilette führen. Es ist extrem anstrengend für mich und ich kämpfe mit heftigen Schwindelanfällen, Schweißausbrüchen und Schmerzen, teilweise sehe ich das Schwarze vor Augen. Aber jedes Mal, wenn ich zur Ruhe gekommen bin, stelle ich fest, dass ich Fortschritte mache und das Quälen eine enorme Steigerung meines Zustandes bewirkt. So gehe ich immer wieder bis an die Schmerzgrenze. Ich möchte unbedingt hier weg und da hilft nur eins, immer wieder raus aus dem Bett. Mein Zustand verbessert sich dadurch wirklich unglaublich schnell. Ich fange an zu experimentieren und versuche, die Quälerei und die Gedanken daran, es sein zu lassen, zu ignorieren. Wieder ersetze ich es durch meine Vision meines Zieles. Genau dahin will ich!

Unglaublich, aber in dieser Phase geben Professor Weitz und ich aus dem Krankenbett heraus dem SWR-Fernsehen ein Interview zum Thema Ärztestreik. Die Situation vor der OP hatte die Ärzteschaft veranlasst, mich als Patientin für das Interview vorzuschlagen. Ich verstand es nicht. Vier Tage nach der Reanimation. Ich war noch auf der Überwachungsstation und an allen Kabeln angebracht, aber mein Arzt meinte, wer so kämpft und diskutiert, kann auch ein Interview aus dem Bett geben.

Drei Tage nach meinen Anstrengungen kann ich auf die Normalstation verlegt werden und bin überglücklich. Danach verbessert sich auch mein psychischer Zustand, einige meiner Gefühle kehren zurück. Für einige Zeit empfinde ich mich als größenwahnsinnig, ja, fast manisch. Bin motiviert und fröhlich. Denke, dass ich alles Mögliche schaffen kann, nachdem ich all das hier überstanden habe. Die absolute Euphorie – ein Höhenflug. Fühle mich unbesiegbar und bin zugleich verwirrt von diesen starken und optimistischen Gedanken und Gefühlen. Ich hebe ab. Fliege ganz weit da oben. Und das ist auch der Grund, weswegen ich mich nach sieben Tagen vorzeitig aus der Klinik entlasse. Ich fühle mich irre gut und möchte hier weg. Weil ich weiß, dass eine zweite OP zur Leberteilresektion bevorsteht, möchte ich meine Zeit nutzen. Es gibt keine Erklärung für den plötzlichen Herzstillstand und niemand weiß, ob bei der nächsten OP das Gleiche passiert. Ich sehe meine Situation sehr nüchtern und möchte meine freie Zeit nutzen und aufsaugen. Die Ärzte sind nicht begeistert, dass ich die Klinik verlasse. Zu gefährlich sei es, zu Hause zu sein. Niemand könnte mir helfen, sollte ein erneutes Herzflimmern auftreten. Ich gehe dennoch. Ich kann und will einfach nicht meine vielleicht letzte Zeit in der Klinik ohne meine Kinder verbringen. Wenn es passieren soll, dann ist es so. Ich nehme das an und habe keine Angst davor. Was ich zu diesem Zeitpunkt allerdings nicht weiß, ist, dass sich zehn Tage nach einer Reanimation die Gefühlslage drastisch ändern kann. Dass mit hoher Wahrscheinlichkeit ein Abfall der euphorischen Gefühle stattfindet, der dann ins Gegenteil umschlägt. Ich dürfe nicht alleine sein, sagen die Ärzte zu Noah. Er müsse auf mich aufpassen. Damit ich keine Angst bekomme oder es zu einer Selffulfilling Prophecy kommt, erzählt man mir nichts davon.

Drei Tage später kehren meine Bilder zurück, aber in anderer Form. Zudem verliere ich teilweise meine Erinnerungen und meine Sprache, kann plötzlich nicht mehr schreiben, rechnen, mich artikulieren. Fühle mich wie ein kleines, hilfloses, dummes Kind. Bei allen Versuchen, mich mitzuteilen, fließen Tränen, weil ich meine Gedanken nicht mehr ausdrücken, ja, aussprechen kann. Ich stammle nur noch. Im Kopf klar, sprachlich aber verwirrt. Ich fühle mich gefangen in meinem eigenen Körper. Meine Bilder machen mir Angst. Nein, es fühlt sich an, als wäre ich ein Teil von ihnen. Als würde ich mit einer Hälfte hier sein und mit der anderen in einer anderen Welt oder Ebene. Als würde ich mit beiden Augen in zwei verschiedene Welten blicken können. Ich sehe Gestalten. Ganz viele Wesen direkt vor mir. Die Gesichter kann ich nicht erkennen. Ich will das nicht erleben. Es macht mir schreckliche Angst und ich befürchte, dass sie kommen, um mich abzuholen. Wesen sprechen mit mir, aber anders, als ich es kenne. Es ist eine Unterhaltung in Form von Gefühlen oder eines Gedankenaustauschs und geht tiefer als alles, was ich kenne. Lässt mich viel näher an allem sein, aber es macht mir Angst. Mit wem kann ich darüber reden? Wieder kann ich mich niemandem anvertrauen. Wer würde das verstehen. Ich bin verzweifelt und versuche zu fliehen, aber es geht nicht. Ein Suizid würde nichts bringen. Dann bin ich noch immer dort, ohne meinen Körper und ohne Verbindung zu den Menschen, die mir wichtig sind. Jetzt befinde ich mich gleichzeitig hier und dort, in einer Parallelwelt. Habe kaum Bezug zu meinem Körper, auch wenn ich körperlich anwesend bin – in einem irre schweren Körper eingesperrt bin. Je mehr ich versuche, den Bildern und gedanklichen Gesprächen aus dem Weg zu gehen, desto deutlicher sehe und spüre ich sie. Ich bin kurz davor durchzudrehen. Kann nicht mehr alleine sein. Bin wie ein kleines Kind, welches man überall hin mitnehmen muss und dennoch hilft es nichts. Ich bin allein, auch wenn tausend Menschen bei mir sein würden. Das kann nur ich ganz alleine fühlen und erleben – und lösen. Weil ich vor lauter Angst kaum noch das Haus verlasse, entschließe ich mich zu professioneller Hilfe und besuche eine Heilpraktikerin für Psychotherapie. Durch ihre Hilfe verstehe ich, dass es kein Entkommen gibt und ich mich der Situation stellen muss. Ich bleibe stehen, höre zu, rede, verstehe, handle und erst dann beruhigt sich der Sturm. Langsam spüre ich, wie es in mir ruhiger wird und mich Vertrauen erfüllt und mir so meine Angst nimmt. Ich spüre plötzlich eine Liebe, die ich nicht in Worte fassen kann. Ich brauche mich nicht zu fürchten. Ich bekomme alles offenbart, was ich wissen muss. Vertrauen und das Gefühl, dass nichts wirklich schlimm ist. Ich erhalte Hinweise und Botschaften in Form von Gefühlen, die so stark sind, wie ich es nie zuvor erlebt habe. Stärker, als Worte es ausdrücken könnten. Die Konversation findet in einer Art Gedankenübertragung oder Gefühlsausdruck statt. Meine inneren Bilder meiner Nahtoderfahrung zeigen sich nun ohne Angst. Was ich nun erlebe, ist unbeschreiblich. So viel Liebe, Wärme und Licht. Kein Schmerz, keine Sorgen. Sie existieren nicht. Liebe in der Allgegenwärtigkeit.

Bei den bevorstehenden Untersuchungen, die vor der nächsten OP durchgeführt werden müssen, bade ich allerdings in Angstzuständen. Mein ganzes Leben besteht nur noch aus Angst. Mein innerer Dialog mit der neuen Welt wird intensiver. »Fang endlich an, Sarah«, »Fang endlich an…« Womit soll ich denn anfangen? Ich begreife es nicht, aber die Worte fühlen sich so intensiv an, dass ich versuche herauszufinden, was es damit auf sich hat. Dann: Sarah. Warum kann ich mich nicht mehr mit meinem Geburtsnamen Nadine identifizieren? Das Gefühl ist so stark, dass ich es nicht ertrage, wenn mich jemand so nennt. Weil ich das nicht mehr bin. Ich erkläre meiner Mutter und meiner Familie, dass sie mich so nicht mehr nennen können, auch wenn das schwer zu verstehen ist. Nadine ist nur ein Teil von mir, mehr nicht. Wenn es eine Erklärung gibt, dann die, dass Gott mich zurückgeschickt und mir diesen Namen gegeben hat. Es ist einfach so. Jetzt weiß ich noch nicht, dass dieser Name eine Bedeutung haben wird. Aus diesem Grund beantrage ich eine Namensänderung oder Ergänzung, die nicht leicht zu genehmigen ist. Aber meine Geschichte, die ich als Erklärung an das Amt übermittle, wird akzeptiert und ich bekomme offiziell meinen richtigen Namen zugesprochen. Jetzt erst komme ich mir langsam näher. Immer wieder, wenn die Angst am schlimmsten ist und der Zweifel mich fast auffrisst, kommen die Worte in einer inneren Lautstärke zu mir, die ich niemals beschreiben könnte: »Fang endlich an.« – »Verstehe, um was es geht.« Und ja, ich will es verstehen, aber wie? Wie soll ich es verstehen? Meine Angst nimmt wieder Überhand und erneut dringen Worte zu mir durch: »Ich bin da.« – »Wir sind da.« – »Wir erleben das alles genauso wie du.« – »Wir fühlen, was du fühlst.« Ich beginne zu verstehen, um was es geht. Es geht um Vertrauen! Um Vertrauen zu sich selbst und dem Leben gegenüber, egal, was kommen kann. Vertrauen ist das, was ich brauche, um handeln zu können. Um nicht in Panik zu geraten. Um zu verstehen, dass das hier nicht die wirkliche Welt ist. Dass wir hier unsere Transformationen durch unsere Erfahrungen machen und nichts wirklich schrecklich ist. Wir empfinden manche Erlebnisse als schlimme Schicksalsschläge, aber eigentlich ist das alles nicht real, weil unsere Seele ewig ist und ihren Platz nicht in einem Lebewesen hat. Aber wir brauchen das Bewusstsein, um als Mensch die Erfahrungen und die Entwicklungen machen zu können. Vielleicht ist es genau das, was wir hier lernen sollen oder können. Vielleicht ist es das Erlernen der bedingungslosen Liebe und Güte, die jeder Mensch in sich trägt. Vielleicht ist es genau diese Verbindung zu uns selbst, die uns spüren lässt, dass wir immer in Sicherheit sind. Okay. Das sind Worte und auch Erkenntnisse, die mir guttun, aber kann ich das denn weiterentwickeln und nachhaltig beibehalten?

Ich erfahre das sehr deutlich am eigenen Leib durch die bevorstehende Embolisation. Das ist ein Eingriff, der durch die Bauchdecke in der Leber stattfindet, um die Pfortader zu verschließen. Der Blutfluss soll damit in den ersten resezierten Bereich der Leber geleitet werden, um so das Wachstum der Leber zu fördern. Die Embolisation ist eine Vorbereitung für die weitere Operation, um betroffene Segmente leichter entfernen zu können, in denen Metastasen sitzen, die jetzt nicht mehr sichtbar sind. Insgesamt werden die Segmente 2 und 3, sowie 6 und 7 und eine atypische Resektion (kleine einzelne Stücke) in Segment 4 entfernt. Die Embolisation wird nicht in Narkose durchgeführt. Ich bin mir nicht sicher, ob es wegen der Reanimation geschieht oder ob das die normale Vorgehensweise ist. Jedenfalls habe ich unglaubliche Angst davor, weil ich wach sein werde. Die Ärzte sagen, die Leber kann nicht wehtun. Dort gibt es keine Nerven, aber in der Hülle und dem Bauch natürlich schon. Das heißt, wenn die Nadel erst mal durch den Bauch und die Hülle ist, verspürt man nur noch Druck, aber keine Schmerzen mehr. Und davor?

Ich habe Angst. Meine Angst ist unendlich. Auf dem Weg in die Klinik kommen im Auto die Worte wieder: »Fang endlich an.« Ich frage: »Womit soll ich anfangen? Ich habe Angst und muss das alleine ertragen. Woher weiß ich, ob es euch wirklich gibt oder ob ich mir das alles nur einbilde? Ich brauche einen Beweis. Bitte gebt mir einen Beweis.« Die Antwort auf meine Fragen verändert alles: »Wir werden es dir beweisen. Du hast doch immer Angst vor den Nadeln, oder? Jedes Mal sagst du den Ärzten, dass deine Venen sehr schmerzempfindlich sind und sie sehr vorsichtig sein sollen, oder? Gehe jetzt ins Vertrauen und sage einmal nichts. Gehe mit Vertrauen in die Untersuchung. Habe das Wissen, dass wir bei allem dabei sind. Das, was du fühlst, fühlen wir zu exakt gleichen Teilen. Ich verspreche dir, wenn du nichts sagst, wirst du keinen Einstich spüren. Gehe in den Untersuchungsraum, lege dich auf die Liege und schließe deine Augen. Sage nichts. Das Einzige, was du tun musst, ist zu vertrauen. Die ganze Zeit während der Untersuchung über sind wir da. Alles können wir dir nicht nehmen, weil du diese Erfahrung machen musst. Aber wir fühlen alles mit dir, und sei dir sicher, wir sind die ganze Zeit bei dir. Du bist niemals alleine. Bitte denke daran.«

Weil ich alles andere schon kenne und weiß, dass ich damit durchdrehen könnte, probiere ich es. Ich gehe ins Vertrauen. Ich mache es einfach. Genau so, wie sie es mir gesagt haben – um herauszufinden, ob es sie wirklich gibt. Ich brauche diesen Beweis. Mein Name wird aufgerufen. Mich durchfährt die Angst, aber ich erinnere mich. Ich gehe in den Raum, spüre die Kälte darin, lege mich wortlos auf die Liege und schließe meine Augen. Das Personal bereitet um mich herum alles für die Infusion vor. Ich bin tief im Vertrauen, weil ich den Beweis brauche. Irgendwann denke ich: Wann fangen sie denn endlich an, mir die Infusion zu legen und öffne meine Augen, um mir einen Überblick zu verschaffen. Gänsehaut überzieht meinen Körper. Die Infusion hängt längst an meinem Arm. Ich habe nichts gespürt. Ich weine vor tiefer Berührung und bin erfüllt von Sicherheit, obwohl ich Angst habe vor der Untersuchung, die jeden Moment beginnt. Zweifelsohne ist die Untersuchung extrem unangenehm. Schmerzen verspüre ich wirklich nur, bis sie zur Leber durchgedrungen sind, danach ist die Behandlung zwar ohne Schmerz, aber unangenehm. Es ist schwer auszuhalten. Meine Gedanken gehen wieder ins Vertrauen. Sie sprechen mit mir: »Schlafe, versuche zu schlafen. Wir fühlen alles genauso. Du bist nicht alleine. Bitte denke daran, du bist nicht alleine.« Als meine Untersuchung fertig ist, weine ich, weil ich Unterstützung, Liebe und Vertrauen spüre. Ich bin doch nicht alleine bei allem, was ich empfinde und denke, und dennoch habe ich jegliche Freiheit, meine Entscheidungen zu treffen.

Ich lasse mich in diese Welt sinken und fühle mich wie ein anderer Mensch, aber das bin ich seit meinem Erwachen schon. Ein Mensch, der versteht, dass nichts wirklich schlimm ist. Ohne zu werten. Ich empfinde eine unglaublich tiefe Liebe, Frieden, Sorglosigkeit, Leichtigkeit und Wärme. Ich weiß, dass ich erst am Anfang dieses Prozesses stehe und akzeptiere meine Rückfälle, wenn ich wieder das Vertrauen verliere und die Angst zu mir zurückkehrt. Denn wir empfinden so vieles als existentiell, so zum Beispiel schmerzhafte Schicksalsschläge, die uns zerstören können. Auch wenn mir bewusst ist, dass es furchtbar ist, schmerzt es nicht mehr so stark und macht mir weniger Angst, weil ich weiß, dass dies nicht die wahre Welt ist und wir niemanden verlieren, wenn wir sterben. Ganz im Gegenteil, wir sind uns viel näher, als wir es hier als Menschen je spüren könnten. Als ich reanimiert wurde und mich in der anderen Welt befand, war ich meinen Kindern so unglaublich nahe. Ich empfand eine tiefe Liebe und Frieden, so wie ich es noch nie erlebt habe. Jetzt spüre ich das immer noch. Es ist wie ein Fenster, durch das ich hindurchschauen kann: Ich sehe meine Reanimation und die Komatage und kann alles wieder fühlen. Und weiß, wenn meine Zeit gekommen ist oder die Zeit von Menschen, die mir wichtig sind, dann gehen sie in diese Liebe und es gibt nichts Schöneres, als dorthin zu gelangen.

So schwer es zu verstehen ist, und ich weiß, dass das kaum greifbar ist, aber jeder kommt zur Liebe zurück, weil niemand wirklich böse ist. Das gilt auch für die Menschen, die »Schlimmes« getan haben. Wir kommen aus der Liebe und gehen an diesen Ort zurück – und dort gibt es keine Beurteilungen, weil es keine Menschen sind. Es ist Energie, die Seele besteht aus Energie und deshalb gibt es auch keinerlei Schmerzen, kein Leid, keine Sorgen, nur Liebe, Wärme und Licht. Das Licht ist wundervoll. Es durchdringt einen.

Nein, ich fühle mich eigentlich nicht mehr wie ein Mensch, zumindest nicht mehr wie der Mensch, der ich war, obwohl ich einen Körper habe. Menschsein fühlt sich schwer, eingeschlossen, schmerz- und sorgenvoll an. Dieses subjektive Empfinden nach einer Chemotherapie, schmerzhaften Untersuchungen und Operationen, aber auch nach dem, was ich sonst an seelischen Dingen erfahren musste, ist nicht von dieser Welt. Wer will schon ein Mensch in diesem Leben bleiben, wenn er eine andere Welt kennengelernt hat, die ihm einen solch schönen Einblick gewährt? Glücklich darüber, dass ich irgendwann ganz dort sein werde und diese Liebe, Sorg- und Schmerzlosigkeit empfinden kann und allen Menschen, die ich liebe, näher sein kann, als ich das zu Lebzeiten je könnte. Natürlich gibt es noch viele Momente, in denen ich Angst verspüre. Wenn es um mich geht, gehe ich in die Stille und erinnere mich. Dann verstehe ich wieder und die Angst vergeht. Wenn es um Menschen geht, die ich liebe, fällt mir die Erinnerung an den Bewusstseinszustand nicht so leicht. Meistens aber schaffe ich es. Ich lasse mich nicht mehr durch Angst beherrschen, weil sie mich behindert und mir das Leben so furchtbar schwer macht.

Ich kämpfe mit diesen zwei Ebenen, da mein schweres Körpergefühl mich sehr belastet und ich die Freiheit und Weite meines Geistes beziehungsweise meiner Seele nicht in meinem Körper spüre. Er ist nicht so flexibel wie meine Seele das ist. Vielleicht ist es besser zu verstehen, wenn ich beschreibe, was meine Seele war, als ich in der Zwischenwelt festhing. Es ist die Ausdehnung unseres Selbst. Allgegenwärtigkeit in bedingungsloser, tiefer Liebe. Zugleich überall zu sein. Ein Gefühl von unendlicher Weite und Leichtigkeit. Zeit gibt es nicht! Ich bin orientierungslos, weil ich nicht mehr die Maßstäbe habe, die ich kenne. Ich habe Werte, die einfach nicht in dieses Leben oder diese Welt passen. Fühle mich irgendwie verloren. Eigentlich kenne ich meine Aufgabe in diesem Leben nicht mehr, weiß nicht, was ich hier tun soll – aber: Es ist okay, so wie es ist. Ich kann meine Situation nicht wirklich beurteilen. Ich vertraue. Meine Familie verunsichert mein Verhalten und so beschließe ich eine Lösung zu finden: Ich nehme professionelle Hilfe in Anspruch, um meine Situation und das, was ich erlebt habe, besser einordnen und verarbeiten zu können. Dennoch aber möchte ich die andere Welt in guter Erinnerung behalten und mich bewusst für meine physische Welt entscheiden. Das ist wichtig für meine Kinder. Sie sind ohnehin das Wertvollste und es gibt einen Grund, warum ich die Grenze nicht ganz überschritten habe. Ich treffe bewusst die Entscheidung, diese neue Welt loszulassen, mich manchmal an sie zu erinnern und kehre nur in meinen Mediationen in ihre Nähe zurück. Einige Jahre danach verliere ich sie. Habe das Gefühl, dass alles weg ist. Angstgefühle und Zweifel kommen wieder zu mir zurück, aber das ist nicht so. Die andere Welt ist immer da. In den nächsten Jahren lerne ich meine Erfahrungen einzusetzen. Ich brauche viel Zeit, um mich zu ordnen, diese Orientierungslosigkeit in den Griff zu bekommen und das Erfahrene zu verarbeiten. Heute weiß ich, dass alles da ist. Heute bin ich im Vertrauen und glaube daran, dass Lebenslektionen mich weiterführen. Ich sehe sie nicht als Hindernisse, auch wenn die erste Reaktion und der erste Impuls mir anderes sagen. Ich akzeptiere, dass ich mich für einen Moment verliere. Erinnere mich, gehe ins Vertrauen und weiß, dass das Leben es gut mit mir meint. Es wartet etwas Besseres auf mich. Manchmal gehen bereits geöffnete Türen wieder zu, aber das müssen sie, weil ansonsten größere, passendere Türen sich nicht öffnen würden. Auch wenn ich das nicht weiß, vertraue ich und lasse los. Ich befreie mich immer wieder in meinem Leben von unguten Gefühlen, die ich nicht in meinem Leben haben möchte.

ALLES STEHT KOPF: DIE KARUSSELLTHERAPIE

Die Zeit bis zur nächsten OP ist gefüllt von Ungewissheit. Die Reanimation hängt mir allgegenwärtig nach. Die Amnesie löst sich sehr zögerlich auf, meine Sprache wird nur langsam besser und auch das Schreiben und Rechnen benötigen noch Zeit. Alles verbessert sich, aber im Schneckentempo. Geduld brauche ich. Noah meinte, es täte mir gut, mal rauszukommen. Wir planen einen Ausflug in einen Freizeitpark. Ich muss da mitgehen, weil ich alleine zu Hause Angst habe. Ich werde einfach mitlaufen. Sollen die anderen ihren Spaß haben. Meine Kinder sind in der Zeit bei meiner Mutter, weil meine gesundheitliche Verfassung noch so instabil ist, dass ich nicht auf sie aufpassen kann. Noah bringt seine drei Kinder, seinen Bruder und dessen Frau mit deren gemeinsamen Kindern mit.

Das erste Karussell, das gefahren wird, sind die legendären Teetassen. Jeder, der dieses Karussell kennt, weiß ganz genau, dass es nicht schlimm ist. Ich bleibe am Rand und schaue zu. Als die Kids in der Teetasse sitzen, rufen sie mir zu, dass ich doch bitte, bitte kommen solle. Noah meint: »Komm her, was soll denn schon passieren …?« Ich schaue mir dieses lächerliche Karussell an und denke: Was ist bloß mit dir passiert? Ich spüre meine Angst sehr deutlich. Auch wenn das nicht zu verstehen ist, aber ich habe existenzielle Angst in dieses poplige Karussell zu steigen. Ich beginne abzuwägen. Halte mir die Wahrscheinlichkeit eines tödlichen Unfalls vor Augen. Ich kann da nichts erkennen. Ich frage mich, was mir im äußersten Fall passieren könnte? Mir könnte schwindelig oder übel werden – schlimmstenfalls könnte ich mich übergeben. Aber irgendwie erscheint mir das übertrieben. Ich nehme meinen Mut zusammen, mein Bauch zieht sich zu … und fahre mit. Kaum zu glauben, aber ich schreie als wäre ich auf einer Achterbahn. Nach einer kurzen Eingewöhnung haben wir viel Spaß dabei und ich spüre, wie die Angst weniger wird und ich mich immer freier fühle. Das Karussell stoppt, wir steigen aus und ich beschließe, aus diesem Freizeitparkbesuch einen Therapietag zu machen. Ich nehme mir vor, auf jedes Karussell zu steigen. Vor jedem stehe ich erst mal und wäge ab. Stelle mir die Wahrscheinlichkeitsfrage, nicht zu überleben. Dabei verliert der Verstand immer wieder gegen die Realität. Mein Herz klopft vor jedem Karussell, aber ich weiß, dass jede Fahrt mich mehr zu mir selbst bringt. Am Ende des Tages verlasse ich den Freizeitpark und bin befreit von meiner Angst. Stattdessen spüre ich Freiheit und Gelassenheit in mir.

DIE RÜCKKEHR

Meine Therapie war erfolgreich und so packe ich meine Sachen, um die Zeit bis zur nächsten OP in drei Wochen mit meinen Kindern zu verbringen. Ich fühle mich stark, klar und bin zielorientiert. Ich verbringe so viel Zeit mit Moritz und David wie ich kann und genieße jede Sekunde mit ihnen. Noch immer weiß ich nicht, ob ich die nächste OP überstehen werde, aber ich verlebe die Wochen bis dahin nicht in Angst und Leid, weil mir das die wertvolle und vielleicht letzte Zeit mit meinen Kindern nehmen würde. Ich sauge alles auf. Ich sauge meine Kinder und das Leben auf. Da ich nicht weiß, ob dies meine letzten Tage sind, bin ich so frei wie noch nie. So fröhlich wie noch nie. Ich bin unendlich dankbar, dass ich die Chance habe, alles so furchtbar bewusst zu erleben. Nun sind es noch einige Wochen bis zur OP. Dann kommt plötzlich und überraschend ein Anruf aus der Klinik. Die Ärzte haben den Streik beendet und meine OP auf den 23. Juni 2006 festgesetzt. Ich bin sehr traurig darüber, weil ich mich gefreut habe, an Davids Geburtstag da zu sein. Ich war einer der ersten Patienten, die angerufen wurden. Ich überlege noch, den Termin zu verschieben, aber alle raten mir davon ab. Meine Mutter sagt: »Geh und bring alles hinter dich. Ich bin da und mache ihm einen tollen Geburtstag. Mach dir darüber keine Sorgen. Er wird einen wunderbaren Tag haben.«

Ich denke darüber nach und stelle fest, dass ich keine andere Wahl habe. Ich muss das jetzt machen und verabschiede mich schweren, schweren Herzens wieder von meinen Kindern und hoffe, dass ich zurückkehren werde. Aber in diese schweren Gedanken gehe ich nicht mehr. Ich bin – unglaublich, aber wahr – fröhlich. Während der Fahrt singe ich und genieße jeden Fetzen, den mir das Leben in den letzten Stunden vor der OP schenkt. Ich fahre direkt in die Klinik zur OP-Besprechung. Noah werde ich dort vor Ort treffen. Ich parke meinen Wagen auf dem Klinikgelände und gehe heute, am 22. Juni 2006, zur OP-Vorbereitung. So positiv ich auch eingestellt bin, jetzt werde ich nervös. Noah treffe ich auf dem Parkplatz. Wir nehmen uns an die Hand und begeben uns auf unseren ungewissen Weg.

Während die junge Anästhesistin mich über die Narkose aufklärt, höre ich kaum zu. Sage ihr, dass ich das alles schon kenne und nur noch schnell meine Einwilligung tätigen möchte. Sie wendet ein, dass ich aber doch eine Reanimation erlebt habe. Mir ist das durchaus bewusst. Allerdings ging ich zu diesem Zeitpunkt davon aus, dass ich einen sehr kurzen Herzstillstand hatte und mit einem kleinen Reanimationsversuch zurück in die Welt geholt wurde. Ich denke, sie ist unerfahren und weiß nicht, was es bedeutet, mir kurz vor der OP noch diese Info zukommen zu lassen. Ich vermute, dass die Ärzte mir absichtlich nie mitgeteilt haben, wie lange die Reanimation tatsächlich gedauert hat. Auch Noah hatte mir das nicht gesagt. Meine komplette Akte liegt auf dem Tisch. Sie blättert darin herum. Ich sehe Bilder aus der OP. Mir wird schlecht. Sie teilt mir mit, dass ich 50 Minuten lang reanimiert wurde und es sehr, sehr knapp um mich war. Mich versetzt diese Nachricht schlagartig in Panik. Das habe ich nicht gewusst. Ich schaue Noah an und sage, unter diesen Umständen kann ich mich definitiv nicht operieren lassen. Ich stehe abrupt auf und verlasse wortlos den Raum. Renne raus, will weg, weit weg und breche vor der Klinik zusammen. Angst durchflutet mich und ich hyperventiliere. Ich kann nichts mehr tun. Ich kann es überhaupt nicht steuern. Ich atme und atme und atme … Und mir wird schwindlig. Dazwischen Weinkrämpfe, die durch das Hyperventilieren nicht funktionieren wollen. Noah packt mich, bringt mich wieder zurück in die Klinik und ruft: »Bitte holen Sie

Professor Weitz.« Eine Ärztin gibt mir eine Plastiktüte, in die ich atmen soll – und tatsächlich wird es allmählich besser. Ich stehe auf und will die Klinik wieder verlassen. Für mich gibt es keine OP. Nicht mit diesem Wissen. Ich bin völlig schockiert – will fliehen. Als ich auf den Flur trete, steht Professor Weitz vor mir und hält mich am Arm: »Wenn Sie jetzt gehen, war alles umsonst. Seien Sie weiterhin stark. Wir passen auf Sie auf. Ich sage Ihnen, wenn Sie gehen, schaffen Sie es nicht. Erinnern Sie sich, Sie haben diese vermutlich einzige Chance, jetzt geheilt zu werden.« Er lässt meinen Arm nicht los. Ich schaue ihn weinend und voller Angst an: »Ich kann das nicht, ich will hier weg. Ich will zu meinen Kindern. Ich will nicht sterben. Die OP wird schiefgehen. 50 Minuten Reanimation ist einfach zu lang.« – »Halten Sie durch! Sie sind eine Kämpferin. Geben Sie jetzt nicht auf!« Wieder treffen sich unsere Blicke. Eigentlich gibt es nur noch seine Augen und seine Worte, die stark, entschlossen und authentisch auf mich wirken. Um mich herum stehen Noah, ein paar Ärzte, Personal und Patienten. Ich schlucke, dann für einen Augenblick Stille, ich denke nach und stimme ihm zu. Ich bin eine Kämpferin und werde weitermachen. Ich weine und bitte ihn um eine Tablette, die mich sediert, damit ich nicht abhauen kann. Ich bleibe.

Ich öffne meine Augen. Ich liege im Bett und sehe Professor Weitz vor mir stehen, der sich mit einem anderen Arzt gerade unterhält. Nichts kapiere ich gerade. Eigentlich bin ich sauer, weil ich noch immer nicht im OP war. Geht das jetzt so weiter? Streiken sie doch wieder? Vermute, dass ich einfach nur von den Tabletten abgeschossen bin. Ich rufe ihm zu: »Hey, wann geht es denn endlich mal los? Wie lange muss ich denn noch warten?« Er dreht sich kurz um, winkt mir zu und sagt: »Alles schon vorbei, Frau Blumenfeld! Die OP ist gut verlaufen. Schlafen Sie noch ein bisschen.«

EIN NEUSTART

Nach einem kurzen Erholungsurlaub in Österreich verbringe ich die restliche Zeit mit meinen Jungs und meiner Mutter in Bad Zwischenahn. Manchmal sind die Jungs bei ihrem Vater. Im Oktober 2006 beziehen Noah, eine seiner Töchter und wir drei ein Haus nahe Heidelberg. Ich kann mein Glück kaum glauben. Die Therapie- und OP-Zeiten sind zu Ende. Antikörper- und Antihormontherapie laufen weiter. Erst einmal beeinträchtigt es mich nicht, aber der Alltag ist schwer zu steuern. Ich weiß nicht mehr, wie das geht. Meine Konzentration lag immer nur auf dem Überlebenskampf. Dass ich nicht mehr regelmäßig ins Krankenhaus muss, ist völlig fremd für mich, und macht mir auch etwas Angst. Unsicherheiten, Kontrollverlust begleiten mich. Ich habe viele Federn gelassen und kann zum Teil meinen Alltag nicht bewältigen. Noah organisiert eine Tagesmutter, die von meiner Krankenkasse gezahlt wird. Ich bin glücklich, meine Jungs bei mir zu haben, fühle mich aber gleichzeitig komplett überfordert. Habe Schweißausbrüche, weil ich alldem nicht gerecht werden kann. Das schlechte Gewissen, als Mutter nicht funktionieren zu können, plagt mich sehr. Wir versuchen, Struktur in unser Leben zu bekommen, die Umsetzung ist schwer. Patchwork und eine schwere Krebserkrankung sind eine erneute Herausforderung. Alles andere wird sich hoffentlich mit der Zeit einspielen.

Die Antihormontherapie verändert mich. Nicht nur äußerlich. Ich entwickle stark depressive Phasen. Mein Körper ist aufgequollen. Zum Teil von den OPs, vom Kortison und durch Tamoxifen und Zoladex, die die Bildung von östrogenabhängigen Tumorzellen blockieren sollen. Bin unmotiviert, träge, depressiv und fühle mich nicht mehr als Frau. Ich bin nur ein Lebewesen. Sämtliche Lust am Leben, am Sinnlichen, weiblich sein ist verloren. Schön fühle ich mich schon lange nicht mehr. Fühle mich unattraktiv und habe keinerlei Recht auf Weiblichkeit. Muss ja froh sein, überlebt zu haben. Immer wieder höre ich, wie ich jetzt noch so trübsinnig sein kann. Müsse mich freuen, noch zu leben. Der Druck steigt und ich lehne mich immer mehr ab. Eigentlich bin ich vollkommen nutzlos. Der Aufgabe, eine starke Mutter zu sein, werde ich nicht gerecht. Der Aufgabe, glücklich zu sein, werde ich nicht gerecht. Der Aufgabe, eine sinnliche Frau zu sein, gleich fünfmal nicht. Tamoxifen nimmt mir alles, was ich an Weiblichkeit noch besitze. Mein Tagesablauf besteht darin, dass – sobald die Kinder im Kindergarten sind – ich mich wieder ins Bett lege. Im Haushalt mache ich nur das Nötigste. Ich liege im Bett und weine die ganze Zeit. Mein Selbstwert katapultiert mich in die tiefsten Tiefen dieser Welt. Meine Lust an der Sexualität ist irgendwo im Nirwana und kommt vermutlich nie wieder zurück. Die Dimensionen dazwischen liegen Lichtjahre voneinander entfernt. Also, was bin ich, was will ich und was kann ich überhaupt noch?

Die Depressionen nehmen immer mehr zu. Mein Arzt aus Heidelberg sagt mir, dass das normal ist. Mit 30 Jahren ist man in der Blütezeit seiner Hormone und die werden gerade unterbunden. Er vergleicht es mit einer Porschefahrt bei 300 km/h auf der Autobahn, bei der man eine Vollbremsung einleitet. Er schlägt mir vor, ein Antidepressivum einzunehmen, was ich tue, denn ich kann für nichts mehr garantieren. Dabei habe ich ein schlechtes Gewissen, weil ich ja froh sein muss, am Leben zu sein. Weil ich froh sein muss, dass ich endlich wieder mit meinen Kindern zusammen sein kann. Mein Tunnel ist inzwischen so dunkel, dass ich nicht mal mehr meine eigene Hand spüren kann – nichts mehr fühlen kann. Nach kurzer Zeit reagiert mein Körper auf die antidepressiven Medikamente, aber ich bin eigentlich nur betäubt. Habe Angst, Noah zu verlieren, weil ich ihm sexuell nichts mehr zu geben habe. Ich kann auch mir selbst nicht mehr das geben, was ich eigentlich vermisse. Keine Gefühle mehr. Durch Tamoxifen stellt sich zudem Scheidentrockenheit ein. Resultate sind Pilzinfektionen und unangenehmer, schmerzhafter Sex, wenn ich mich darauf einlasse – und das tue ich immer wieder, weil ich hoffe, dass ich mich mitreißen lassen kann. Leider funktioniert es nicht. Wie kann ich mich fallen lassen, fühlen und genießen, wenn ich mich selbst nicht spüre? Wenn ich mich selbst ablehne, nicht schön finde, zu fett fühle, ich nicht mehr ich bin? Das unglaublich tiefe Loch wird noch tiefer. Mit der Zeit erkenne ich mich selbst nicht mehr. Bin nur noch ein Schatten meiner selbst. Verspüre eine Wesensveränderung. Mir kommt die wage Vermutung, dass die neuen Antidepressiva, die ich nun schon seit einigen Monaten einnehme, dafür verantwortlich sind. Ich habe jetzt nicht nur das Gefühl, keine Frau mehr zu sein, ich bin mir selbst fremd geworden. Ein Zustand, den ich nicht ertragen will. Der Preis ist mir zu hoch. Ich beschließe, die Depritabletten in den Wind zu schießen, aber ich weiß auch, dass das nicht so leicht geht, ohne noch mehr Probleme zu bekommen. Ich entwickle einen Abschiedsplan und reduziere vorsichtig über ein Jahr lang die Dosierung der Tabletten. Ich beginne in ganz kleinen Schritten, bis ich sie losgeworden bin und komme mir sukzessive wieder näher. Ich entschließe mich, das Absetzen ohne ärztliche Begleitung durchzuführen, da ich weiß, wie wichtig es ist, es langsam, behutsam und über einen längeren Zeitraum durchzuführen. Aber das gilt nur für mich. In der Zwischenzeit stellt sich heraus, dass Tamoxifen nur bei Östrogen-positiven Tumoren wirkt. Bei mir zeigten sich nur progesteronabhängige Zellen. Mein Professor Schneeweiss teilt mir mit, dass ich Tamoxifen und Zoladex absetzen kann. Er freut sich, mir diese Mitteilung machen zu können, weil er weiß, wie sehr ich gerade leide. Während ich mich von meinen Medikamenten verabschiede, meistere ich immer besser meinen Alltag. Meine Kraft kommt aber nur sehr langsam zu mir zurück. Wir verabschieden uns aus Mörlenbach, ein kleines Dorf im Odenwald, und ziehen um in eine Stadt an der Bergstraße. Patchwork ist und bleibt nicht leicht. Allerdings finden wir immer wieder Wege, Spaß miteinander zu haben. Wenn alle von Noahs Kindern da sind, haben wir fünf Kinder im Hause. Nach den Wochenenden bin ich immer total erledigt, aber wir hatten auch viele schöne Zeiten miteinander. Meine Kraft ist immer noch nicht zu mir zurückgekehrt. Aber wir versuchen, das Beste daraus zu machen.

Meine Weiblichkeit und Sinnlichkeit ziehe ich irgendwie an einem imaginären Seil hinter mir her und hoffe, dass sie irgendwann wieder in mir zu leben beginnen. Ich setze mich aktiv mit dem neuen Äußeren, der verlorenen Weiblichkeit und meinem Selbstbewusstsein auseinander. Ich beschreibe es als eine Aufforderung, sich selbst lieben zu lernen, so wie man ist, ohne den Fokus auf das Äußere zu legen. Ich kann gar nicht deutlich genug beschreiben, wie wunderschön diese Erfahrung letztendlich ist, auch wenn sie hart ist. Zum ersten Mal in meinem Leben genieße ich mich, weil ich ich bin – egal, wie ich gerade aussehe. Das Gewicht kann ich nicht steuern, meine amputierte Brust auch nicht und sportliche Leistungen kenne ich nicht mehr. Ich verbringe nun eine der glücklichsten Zeiten in meinem Leben, weil ich ich bin und mich zum ersten Mal richtig erkenne. Ohne Druck, weil ich einfach nur sein darf. Weil es egal ist, ob ich gesellschaftlichen oder familiären Vorstellungen gerecht werde. Ich beginne, mich selbst zu lieben und zu spüren. Mir ist es egal, ob ich den Ansprüchen einer Frau, der Mode oder einem Schönheitsideal entspreche. Für dieses neue Bewusstsein bin ich unendlich dankbar.

ZWISCHENBEFUNDE

Verlaufskontrollen sind einfach der Wahnsinn. Noch immer in der Findung meiner Identität, meines Platzes in dieser Welt und der Strukturierung meines Alltages, gehe ich weiterhin natürlich zu meinen Verlaufskontrollen. Just an dem Tag, an dem ich meine Kinder zum ersten Mal in den neuen Kindergarten bringe, erreicht mich ein Anruf aus der Uniklinik. Es ist die erste Verlaufskontrolle nach der Leber-OP. Ich erwarte jetzt eigentlich noch keine Nachricht. Professor Schneeweiss teilt mir mit dieser besonderen Stimme mit, die er nur hat, wenn es problematisch wird, dass es eine Auffälligkeit in der Wirbelsäule gibt. Das MRT hat in der Brustwirbelsäule einen hellen Fleck gezeigt, dies deutet auf eine Metastase hin. Ich müsse für weitere Untersuchungen in die Klinik kommen. Mein Atem wird unregelmäßig, die Angst legt sich wie eine Krake um mich.

Die kleinen Händchen meiner Jungs noch an der Hand, weil ich gerade die Tür des Kindergartens öffnen will. Wie bewahre ich jetzt die Kontrolle? Ich muss doch meine Kinder vernünftig im neuen Kindergarten abgeben? Ich zittere. In mir staut sich ein Meer von Tränen an. Fragen über Fragen stellen sich mir: Ob ich die Kinder nicht gleich wieder mit nach Hause nehmen und sie zurück nach Norddeutschland zu ihrem Vater bringen soll, weil es vielleicht nie ein Ende geben wird? Was tue ich meinen Kindern an? Warum, warum, warum? Ich öffne die Tür und schaffe es, meine Jungs vertrauensvoll den Erzieherinnen zu übergeben. Sie sind informiert und hoffentlich sensibilisiert. Der direkte Weg nach Heidelberg führt mich in die Frauenklinik, wo ich mich weiteren Gesprächen und genaueren Untersuchungen hingebe. Ich bin nur noch ein Häufchen Elend. Gedanken der Resignation stellen sich ein. Ich will und werde aufgeben, wenn sich das bestätigen sollte. Meine Motivation und meine Kraft möchten aufhören zu existieren. Und vielleicht ist es auch gut so. Vielleicht ist die Zeit einfach reif. Vielleicht ist die Zeit gekommen, das Leben nicht erzwingen zu wollen.

Die Tage danach husche ich nur noch wie ein Geist umher und warte auf das Ergebnis. Während ich mich versuche zusammenzureißen und meine Kinder und Noah nicht mit meinem Untergangsgefühl zu belasten, bringe ich alle körperliche und mentale Kraft auf, um den Alltag mit gespielter Leichtigkeit zu verbringen. Noch lange nicht habe ich mich von meinen Therapien und der Reanimation erholt und obendrauf die neue Nachricht und die Unklarheit, was erneut auf mich zukommen könnte. Ich bin gerade dabei, in der Küche Essen vorzubereiten, was derzeit einen irren Kraftakt für mich bedeutet, weil ich mich mit der Ernährung immer tiefer auseinandersetze, lese und ausprobiere, als plötzlich mein Telefon klingelt und Professor Schneeweiss in der Leitung ist. Ich kenne auch diese Stimmlage – mein Herz macht einen kleinen Freudenhopser: Nichts bestätigt den Verdacht. Ich bin unendlich erleichtert und dankbar. Dennoch stecken mir die vergangenen Tage in den Knochen – haben mich extrem viel Energie gekostet. Ich frage mich bei all den Untersuchungen, wie ungesund diese Tage der Ungewissheit für den Körper sind und in welchem Verhältnis das alles steht. Meine Gedanken kommen zurück ans Telefon zu Professor Schneeweiss. Ich kann die Erleichterung ebenfalls in seiner Stimme hören. Wie sehr ich diesen Arzt liebe, wenn er mir schöne Nachrichten mitteilt. Er teilt mir mit, dass sich der helle Fleck als Abnutzung der Wirbelsäule durch meinen damaligen Leistungssport des Kunstturnens rausgestellt hat. Keine Metastase. Bitte machen Sie weiter so! Und genau das mache ich! Freudentränen quellen aus mir heraus. Ich erlebe solche

Zwischenbefunde immer wieder, jedes Mal das Gleiche und es frisst an meiner Energie. Ich lerne es einfach nicht, ruhig zu bleiben und mir klar zu machen, dass Verdachtsdiagnosen sich oftmals nicht bestätigen. Jedes Mal haben Angst und Panik die Kontrolle über mich und genau das will ich ändern, weil ich weiß, was Stress in meinem Körper verursachen kann. Die extreme, dauerhafte Erhöhung durch Cortisol schwächt mein Immunsystem. Untersuchungen müssen sein, aber nicht jede. Ich muss genauer hinsehen und prüfen, welche wirklich sinnvoll sind, und wie ich dann mit dem Stress umgehe. Ich werde es nicht vermeiden können, in Stress zu geraten, aber vielleicht kann ich einen besseren Umgang erlernen, um den Cortisol-Spiegel niedrig zu halten oder einen Ausgleich finden.

DER WUNSCH NACH WEIBLICHKEIT

Je mehr ich wieder in meinen Alltag finde und mein Selbst neu kennenlerne, desto mehr verspüre ich die Sehnsucht, wieder mehr Frau sein zu wollen. Ich trage jetzt seit zwei Jahren die Brustprothese und hatte einige peinliche, aber auch lustige Erfahrungen damit. Ich habe sie einfach zu lustigen Situationen werden lassen, ging ja irgendwie nicht anders. Eines Tages beispielsweise musste ein Elektriker in unserem Haus etwas überprüfen. Alle sind in der Schule, im Kindergarten oder Büro. Es ist Sommer und sehr heiß. Vor einigen Tagen habe ich eine neue Brustprothese mit selbstklebendem Effekt bekommen. Sehr stolz auf dieses Ding, trage ich es und versuche, mich damit zu arrangieren. An diesem Tag, als der Elektriker etwas reparieren muss, bittet er mich kurz, etwas oben an der Wand für ihn zu halten, damit er beide Hände zur Reparatur freihat. Klar, helfe ich ihm und bei der Streckung meiner beiden Arme um festzuhalten verliere ich überraschend die Prothese. Sie kullert einfach aus meinem T-Shirt direkt unten neben die Leiter. Unsere Blicke treffen sich nicht. Jeder verfolgt schnell und sehr konzentriert seine Arbeit weiter. Ich hoffe auf dieses sehr, sehr große Loch unter mir, in das ich so gerne hineinfallen würde, aber ich habe bereits gelernt, dass sich nicht immer direkt alles erfüllt, was man sich so wünscht. Das peinliche Gefühl, welches sich wie eine Lederhaut auf meinem Körper verteilt, macht mich irgendwie unbeweglich. Atme, Sarah. Gehe jetzt einfach rational, konsequent und zügig vor. Ich schnappe die Prothese und verlasse so schnell und unauffällig es geht den Ort des Geschehens. Ich nehme mich zum ersten Mal auf der Bettkannte im Schlafzimmer wieder wahr und frage mich, was das war. Ich schäme mich so unendlich, doch dann muss ich plötzlich schrecklich lachen. Ich glaube, ihm war es letztlich viel peinlicher als mir. Es ist, wie es ist. Ich habe mich entschieden, keinen Aufbau machen zu lassen, weil ich wahrscheinlich sowieso nur fünf oder zehn Jahre noch lebe und ich unnötige OPs vermeiden will.

Nach etwa einem Jahr kommt dann doch der Tag, an dem ich stark die Sehnsucht verspüre, wieder eine richtige, »vollständige« Frau sein zu wollen. Seit Wochen denke ich über einen Aufbau nach. Der Konflikt mit den Reanimationsproblemen lässt mich zögern, macht es mir schwer, und ich stelle mir immer wieder die Frage, ob es das wert ist oder ob ich nicht einfach mich, so wie ich bin, mit halber Brust akzeptieren soll. Nein! Das will ich nicht. Ich will mich nicht nur äußerlich wieder vollkommen spüren – meine Sehnsucht nach Selbstverwirklichung wächst mit jeder weiteren Sekunde. Ich wäge ab und spüre, dass es für mein weiteres Wohlergehen wichtig ist, diesem Gefühl und dieser Sehnsucht nachzugehen. Sollte es schief gehen, ist das mein Risiko, welches ich annehmen will. Ich spüre sehr in die Zeit hinein, wie es wäre, wenn ich das alles erreicht hätte und das fühlt sich einfach zu gut an, als dass ich es jetzt so stehenlasse. Ich würde meiner Sehnsucht keine Bedeutung schenken und das habe ich in der Vergangenheit viel zu oft getan.

Nachdem ich mich Untersuchungen und Aufklärungen unterzogen habe, beschließe ich, es durchzuziehen. Als Vorsichtsmaßnahme entscheide ich mich für einen Aufbau der amputierten Seite und eine subkutane Mastektomie (Brustgewebe wird ausgeräumt) der linken Brust. Ich reduziere hiermit nicht nur die Wahrscheinlichkeit einer Erkrankung der linken Brust, sondern kann damit auch ein besseres ästhetisches Ergebnis erzielen. Alles, was geht, versuche ich in diese eine OP zu legen, um mich so wenig wie möglich weiteren OPs unterziehen zu müssen.

Meine OP für den Expander (temporär befüllbares Implantat) auf der rechten Seite und die subkutane Mastektomie lasse ich 2007 durchführen. Da ich so kurz und unaufgeregt wie möglich da durchgehen möchte, entscheide ich mich für die einfachste und schnellste Brustaufbau-Variante. Es sind zwei OPs geplant. In der ersten wird zunächst der Expander eingelegt, der, bis die geplante Größe erreicht ist, alle drei Wochen durch den vorhandenen Port mit Kochsalzlösung aufgefüllt wird. Die rechte Seite ist dementsprechend aufwändiger: Unter den großen Brustmuskel muss der Expander eingelegt werden, um die Haut und den Muskel zu dehnen. Nach der OP werde ich für einige Wochen alle drei Wochen zum Auffüllen des Expanders in die Klinik kommen.

Als das Volumen erreicht ist, ist der Expander steinhart und es schmerzt. Die Heilung, die Schmerzen und das alltägliche Leben zu Hause sind anstrengend und umständlich. Die »Normalität« wiederzufinden fällt mir nicht leicht. Vor allem versuche ich vor den Kindern, die inzwischen viel mehr mitbekommen, nicht zu sehr zu leiden. Unterdrücke Tränen, wenn ich vor Schmerzen nicht anders kann und lasse ihnen zu einem anderen Zeitpunkt freien Lauf. Moritz ist inzwischen fünf und David drei Jahre alt. Noah und ich streiten uns sehr viel. Seine älteste Tochter ist vor einem Jahr zu uns gezogen. So sehr wir beide in Extremsituationen kämpfen können, so zerstörerisch sind wir in den einfachsten Dingen. Ich weiß nicht, was ihn umtreibt, ich weiß auch nicht, was ihm fehlt. Immer mehr habe ich das Gefühl, ihm nicht gerecht werden zu können – und ich will es auch nicht mehr. Es geht nicht darum, jemandem gerecht zu werden. Wir sollten freiwillig und mit Freude zusammen sein und wenn das nicht geht, wünsche ich mir Transparenz. Die gibt er mir zu wenig. Daher hinterfrage ich mich und ihn viel und immer wieder. Ich kann nicht anders und ich weiß, dass ihn das zusätzlich nervt und wütend macht. Ich kann einfach nicht in dieser Unklarheit leben. Ich möchte es besser machen und das geht nur, wenn ich weiß, was ihm im Weg steht. Neben meinem Brustaufbau und meinen Selbstfindungsthemen kämpfe ich um eine ehrliche und leidenschaftliche Beziehung. Ich liebe Noah aus tiefstem Herzen, aber es zerstört mich ebenso. Ich habe das Gefühl, dass Noah es nicht schafft, transparent zu sein. Immerzu fühlt er sich eingeschränkt. Er sagt, das käme aus seiner ersten Ehe und nun wolle er Freiheit. Ich frage mich, wie »Freiheit leben« funktioniert, wenn man eine Beziehung eingeht und dann kommt noch diese schwere Krankheit dazu. Das wird nicht funktionieren, weil es dafür beide braucht, die das so leben möchten – und das kann ich nicht. Die Wunde zwischen uns klafft immer weiter auseinander. Das Gefühl, dass er sich immer mehr von mir entfernt, ist tief spürbar und ich weiß nicht, was ich dagegen tun kann. Patchworkfamilie zu sein ist obendrein eine Aufgabe, die ich unterschätzte. So schön man sich das auch vorstellt, es ist einfach schwierig und kostet viel Kraft.

Aber zurück zu meiner körperlichen Wunde: Mir läuft blutiges Sekret heraus. Ich bemerke es nicht immer gleich, weil alles sowieso sehr schmerzhaft ist und es viele taube Bereiche um das Operationsgebiet gibt. Habe das Gefühl, einen Betonblock auf der rechten Brusthälfte zu tragen und hoffe, dass das später anders wird. Ich stehe vor dem Badezimmerspiegel, weil wieder alles voller Blut ist. Mein Gesicht ist jetzt schmerzverzerrt, was ich vorher immer vor den Kindern versucht habe zu verbergen. Will mich wundversorgen, als plötzlich die

Tür aufgeht und Moritz mit erschrockenen Augen auf die blutige Wunde schaut. Ich spüre, wie er Angst bekommt und mich Löcher in den Bauch fragt. Er weint, und ich spüre seine Angst um mich. Er gerät in Panik, und ich weiß gerade nicht, wie ich ihn auffangen kann. Die Wunde, die ich erst verschließen muss, bevor Keime eindringen, und mein Kind, was mich jetzt dringend braucht. Zwischen meiner Wundversorgung und Seelenstreicheln meines Sohnes versuche ich einen Spagat hinzulegen. Beeile mich und nehme Moritz auf meinen Schoß. David steht sofort neugierig daneben und schaut mich mit seinen blauen Augen an. Immer wieder und mit viel Geduld erkläre ich meinen Jungs kindgerecht die derzeitige Situation. Ich kann wirklich nicht in Worte fassen, wie überfordert ich bin und wie sehr das weh tut. Moritz Schrecken, noch immer in seinen Augen, bohrt sich tief in meine Mutterseele. Ich sage ihm, dass sich das jetzt gerade schlimm anfühlt und auch nicht schön ist anzusehen, aber dass es zu meinem Heilungsprozess dazugehört und ich mich freue, wenn ich die Zeit überstanden habe. Dass es eigentlich etwas Positives ist, weil dann alles schön wird. Ich zeige und sage ihm, dass ich das so wollte, weil ich mich über das Ergebnis später freuen werde. Wir bekommen das alles hin. Moritz soll das Gefühl von Sicherheit von mir bekommen und dass er weiß, dass er niemals von mir angelogen wird. Dass er sich immer auf mein Wort verlassen kann. Wenn ich sage, es ist alles in Ordnung, dann ist es auch so und dass Situationen, die heftig aussehen, nicht immer heftig sein müssen. Und er begreift mit seinen fünf Jahren viel mehr, als ich mir das hätte je vorstellen können.

Endlich, nach vielen Wochen ist der Zeitpunkt gekommen, an dem der Expander seine Größe erreicht hat. Zwischendurch dachte ich mal darüber nach, es so zu lassen, um weiteren OPs aus dem Weg zu gehen, aber das ist nicht möglich. Damit kann ich definitiv nicht leben. Die Beweglichkeit ist eingeschränkt und es ist einfach unangenehm und schmerzhaft. Betonhart. Ich bereite mich auf die zweite OP vor, in der nun auch die linke Brust vorsorglich ausgeräumt und ebenfalls ein Implantat eingesetzt wird. Alles ist jedes Mal mit dieser Angst verbunden. Jedes Mal die Angst, dass wieder etwas schiefgehen könnte. Ist das sinnvoll? Nur aus der Sehnsucht heraus, wieder weiblicher sein zu können, mein Leben zu riskieren? Wie erklärt man so was den Kindern, die völlig andere Prioritäten haben? Der Konflikt in mir lebt sich aus und ich wäge ab, so wie ich das immer mache. Wie wichtig ist es mir? Wie sehr brauche ich das, um meinem Glücksgefühl oder meiner Zufriedenheit gerecht zu werden? Und ich entscheide mich wieder für eine rekonstruktive Operation. Ich verbinde die OP mit einer Bauchwandnarbenhernienrevision (Narbenbruch der großen Lebernarbe), bei der der Darm schon leicht unter der Haut meines Bauches zu spüren ist. Somit legt sich die Berechtigung auf mein Gewissen.

WENN DIE ZEIT WIRKLICH ALLE WUNDEN HEILT

Ich wache auf und mein erster Gedanke ist: Wie sehen meine neuen Brüste aus? Eine nur sehr leichte Kopfbewegung reicht schon aus, um mich als Dolly Buster wiederzuerkennen. Ich bekomme einen Riesenschreck: Oh nein, was habe ich getan? Durch die Schwellung sehen die Brüste extrem groß aus. Zudem habe ich mir gegönnt, eine Nummer größer zu gehen. Nach dem Motto: »Wenn schon, denn schon!« Ich nutze meine Gegebenheiten, um das Beste herauszuholen und freue mich auf meine neuen Brüste. Warum sollte ich mir das nicht geben? Die Ärztin meint, es dauert sechs Monate, bis sich das endgültige Resultat zeigt und die Schwellung der Brüste nachlässt. Das ist eine heftige Zerreißprobe. Zweifel holen mich immer wieder während des Heilungsprozesses ein. Die Auseinandersetzung mit meiner neuen Weiblichkeit benötigt Entwicklung. Alle Vorsichtsmaßnahmen einzuhalten, dass der Heilungsprozess nicht gestört wird, ist ebenfalls anstrengend. Meine Kinder sind noch klein und wollen toben, springen und ihren Gefühlen freien Lauf lassen. Parallel werden die Konflikte mit Noah immer belastender. Ich habe Angst, ihn zu verlieren und stelle zudem fest, dass Noah zwar bei all meinen Heilungsprozessen an meiner Seite steht, in anderen Situationen aber völlig konträr handelt. Das passt irgendwie alles nicht zusammen. Ich bin verwirrt und zweifle immer mehr an mir. Natürlich tue ich das, ich habe nie etwas anderes gemacht. Ich erlebe, dass er immer wieder nicht bei der Wahrheit bleibt. Warum er das tut, verstehe ich einfach nicht. Ich sage ihm, dass es besser ist, ehrlich miteinander zu sein, und wenn er sich trennen möchte, er es ansprechen soll. Ich werde auch ohne ihn mein Leben leben können. Es ist nicht das, was ich will und mir vorgestellt habe, aber ich möchte nicht, dass jemand unfreiwillig mit mir zusammen ist. Er sagt nichts dazu. Mein Misstrauen wächst und weil es wächst und ich immer mehr Unsicherheit verspüre, hinterfrage ich und will Wahrheit in meinem Leben.

2008 ist unsere Beziehung so belastet, dass Noah andere Wege findet, um sich glücklich zu fühlen. Mein Gefühl bestätigt sich deutlich, dass er sich immer mehr von mir entfernt hatte. Es kommt zum Ende unserer Beziehung. Retrospektiv hat er sich immer mehr zurückgezogen. Hat mich immer weniger in Prozesse mit eingebunden. Wurde aggressiver und unfairer und mein Schrei nach Aufmerksamkeit immer lauter. Angefangen hat es damit, dass er mir vorschlägt, ich solle mit den Kindern zu meiner Mutter nach Norddeutschland fahren. Er würde Zeit für sich benötigen. Natürlich spüre ich, dass etwas nicht stimmt, aber ich will ihm die Zeit geben, die er braucht. Für mich ist in diesem Moment klar, dass ich gehen muss. Wenn er dann zurückkommt, wäre es ehrlich. Ich teile Noah mit, dass ich mich nach einer Wohnung umsehen würde. Das tue ich und finde eine winzige, gemütliche und wunderschöne Dachgeschosswohnung.

Wochen vergehen. Meine Wohnung, die ich gestern unterschrieben habe, ist fast bezugsfertig. Noah habe ich seit einigen Wochen nicht mehr gesehen und gehört. Ich sitze in der Frauenklinik und bekomme Herceptin, als Noah plötzlich in den Raum tritt. Mein Stolz verbietet mir, in Traurigkeit zu verfallen. In einem Telefonat fragte er mich zuvor, ob er mich in der Klinik besuchen dürfe. Seine Stimme war diesmal wieder sanft.

Natürlich habe ich Hoffnung, dass Noah wieder zurückkommt, aber eigentlich will ich es nicht mehr. Ich fühle die Freiheit und auch die Befreiung seiner Dominanz, die ich während unserer Beziehung nicht wahrnehmen wollte. Als Noah den Therapieraum betritt, strahlt er mich an und ich fühle mich danach, zurückzustrahlen. Er greift nach einem Stuhl und setzt sich neben meine Infusionsliege. Noah verkündet mir, dass er einen Fehler gemacht habe und zu mir zurück möchte. Er strahlt dabei so sehr über seine Erkenntnis, dass es für ihn wohl völlig natürlich ist, dass ich ohne Widerstand zu ihm zurückkomme. Alles, was ich in diesem Moment spüre, ist eine Wand und Sprachlosigkeit. Meine Verletzung und Enttäuschung sitzen so tief, dass ich ihn nicht annehmen kann. Zugleich bin ich von Glück erfüllt, dass er da ist. Ich kann gerade nicht glauben, was passiert, weil ich abgeschlossen habe und keinerlei Hoffnung mehr in mir trage. Nur so kann ich nach vorne schauen und nicht zerbrechen. Mein fragender und überraschender Blick trifft seine strahlenden Augen. Ich sage nichts. Mir schießen die Tränen in die Augen, und ich weiß nicht, was ich glauben soll. Was soll ich ihm jetzt sagen? Ich versuche, meinen Verstand einzuschalten und mich zu fragen, was jetzt richtig ist: dem Herzen oder dem Kopf zu folgen? Plötzlich kniet er vor mir, schwört mir seine Liebe und kämpft im Infusionsraum vor all den anderen Patienten um meine Rückkehr. Die Emotionen nehmen mir die Stimme und mein Gesicht ist inzwischen mit Tränen überflutet. Mein Blick führt zur

Patientin, die neben mir sitzt und ebenfalls eine Infusion bekommt. Sie ist älter als ich. Sie könnte meine Oma sein, vermute ich. Ich schaue sie an, als würde ich sie fragen wollen, Oma, was um alles in der Welt soll ich tun? Sie presst die Augen zusammen, hat selbst feuchte Augen und nickt mit dem Kopf, als wolle sie mir sagen, geh zu ihm zurück, Kind. Zitternd reiche ich ihm meine Hand und weine und bin mir nicht sicher, ob das richtig ist.

Dennoch sagt mir mein Gefühl, dass ich ausziehen und mit Noah langsam wieder neu beginnen soll. Es fühlt sich einfach richtig an, erst mal mit Abstand zu ihm zu leben, in Ruhe unsere Themen aufzuarbeiten und uns neu zu begegnen. Also hilft mir Noah, die Wände zu streichen und malt mit jedem Pinselstrich Herzchen in die Zimmer. Meiner Intuition zu folgen wird immer schwieriger. Er tut alles für mich. Baut mir die Küche ein und hilft mir beim Umzug. Als alles fertig eingerichtet ist, fleht er mich an, zu bleiben: »Egal, wie viel Arbeit es war und wie viel Geld in der Wohnung steckt. Bleib hier. Wir lieben uns doch. Ich will nicht, dass du gehst.« In mir schreit es, weil ich dringend das Bedürfnis habe, zu gehen und uns anders und neu zu begegnen. Ich verspüre den Wunsch, auf eigenen Beinen zu stehen und einmal Ruhe für mich und die Jungs einkehren zu lassen. Mein Vertrauen ist so gestört, dass es ein Fehler wäre, einfach zu bleiben, aber er gibt keine Ruhe. Ich wäge ab und beginne mich schlecht zu fühlen, wenn ich meine Kinder erneut aus ihrer gewohnten Umgebung herausreißen würde. Gegen mein Gefühl und wegen meiner Kinder entscheide ich mich zu bleiben und bitte Noah um eine einzige Nacht allein in meiner voll eingerichteten Wohnung. In dieser Nacht, in der ich kaum schlafe, ist mir klar, dass ich gegen mich handle und bei Noah bleibe, um meinen Kindern keine weitere Trennung zuzumuten. Liebe spüre ich für Noah immer noch, aber ich sehne mich nach Ordnung und Stabilität – und dadurch fühle ich mich meilenweit von ihm entfernt. Ich weiß nicht, ob ich jemals wieder eine richtige Beziehung zu ihm aufbauen kann. Ich trichtere mir ein, dass alles eine Frage der Zeit ist und die Zeit schon alle Wunden heilen wird.

CANCER COACHING: MENTALES

Auch wenn ich damals gegen meine innere Stimme gehandelt habe und wieder zu Noah zurückgekehrt bin, so stand er doch während meines Krankheitsprozesses zu einem Großteil hinter mir und hat mir dadurch immens viel Kraft und Sicherheit gegeben. Die Liebe, die ich durch ihn gespürt habe, war sicher auch ein Teil meines Heilungswegs. Liebe zu spüren, ist erfüllend und heilsam, weil es ein Weg ist, uns wieder unserer eigenen Liebe näherzubringen, ganz egal, wer sie in einem auslöst. Noah hat mich in meiner Seele berührt und mich motiviert. Er hat mich stets daran erinnert, welche Kräfte in mir liegen. Ein häufiger Satz von ihm war: »Wenn jemand alles schaffen kann, was er sich in den Kopf gesetzt hat, dann du. Dir traue ich alles zu!«

Zu akzeptieren, was mir auferlegt wurde, zu lernen, die Dinge zu ertragen und mich mutig den vielen Transformationen zu stellen, denen ich ausgeliefert war, war ein ebenso richtiger, wenn auch erst mal schwerer Schritt für mich in meinem Heilungsprozess. Dabei waren sicherlich auch meine selbst entwickelten mentalen Methoden eine große Stütze, genauso wie die Aufarbeitung meiner inneren seelischen Themen die vermutlich große Selbstheilungskräfte freigesetzt haben. Tiefliegende Glaubenssätze, die uns nicht einmal bewusst sind, sich aber in unseren Lebensthemen stellvertretend zeigen, können belastend sein und krank machen. Vieles spielt sich in unseren Vorstellungen, Glaubenssätzen und unserer Konditionierung ab. Manchmal bedarf es einer außerordentlichen, schmerzhaften Erfahrung im Leben, um dies erkennen zu können. Manchmal entschlüsseln sich teilweise auch dadurch verborgene Dinge. Vielleicht rettet es nicht unser Leben, aber es ist ein Segen, mit sich ins Reine zu kommen. Ordnung im Leben zu schaffen. Für mich war das so. Sich selbst richtig zu erkennen und auch anzunehmen. Mutig seine Authentizität zu leben, ist für mich zwar eine Herausforderung gewesen, aber letztlich das Beste, was mir je passieren konnte. Dabei stößt man nicht immer auf große Sympathien, das kann befremdlich für Freunde und Familie sein. Manche wenden sich vielleicht ab. Mir war und ist es wichtig, mir selbst treu zu bleiben, auch wenn mein Freundes- und Familienkreis dadurch kleiner wurde. Vielleicht rettet es aber doch unser Leben. Niemand weiß das, aber diese Chance wollte ich auf keinen Fall vergeben, denn der gegenwärtige Moment ist der einzige, den wir beeinflussen können. Hätte ich das damals nicht erkannt, hätte ich wohl nie solchen Einfluss auf meinen Heilungsweg nehmen können – und wäre nie die Frau geworden, die ich heute bin.

Die Verarbeitung meiner Verletzungen, Wut und Traumata aus meiner Kindheit war der schwerste, aber auch der wichtigste Part in der Aufklärungsarbeit für meinen inneren Frieden. Egal, ob ich überlebt hätte oder nicht. Mit mir in Frieden zu kommen, den Menschen zu vergeben, die ich in meinem Kinderherzen liebe, hat sich so gut angefühlt. Diese Last nicht mehr mit mir rumschleppen und auch nicht mit in den Tod nehmen zu müssen. Es war mir wichtig zu verstehen, welche Pakete unsere Vorfahren getragen haben, mit welchen Ängsten sie konfrontiert wurden und welche Art von Zuneigung sie erfahren haben. Was mir geholfen hat, ist zu wissen, dass jeder so handelt, wie er es am besten in der aktuellen Situation kann, ohne böse Absicht. Meine Familie und alle beteiligten Menschen taten das, wozu sie im Stande waren. Was sie konnten. Und ich selbst weiß – mit dem Blick zurück –, wie sehr es schmerzen kann, den eigenen Kindern nicht das geben zu können, was man eigentlich gern gegeben hätte. Ich denke, das ist der schlimmste Schmerz. Wenn wir alle mit einer gewaltfreieren Kommunikationstechnik aufwachsen würden, könnten wir wahrscheinlich viele Probleme vermeiden, lösen und uns besser verstehen.

Ich selbst weiß noch nicht, welche Themen meine Kinder mir einmal vortragen werden oder ob es überhaupt so sein wird. Eines lasse ich sie jedoch immer wissen: Dass sie mit mir sprechen können und ich versuche, nicht verletzt zu sein. Ich kann dabei behilflich sein, ihnen Raum für ihre Sichtweise und Empfinden zu geben und die damalige Situation aus der Sicht einer Mutter zu beschreiben. Das kann Klarheit und Verständnis schaffen und schließlich Heilung in unseren Seelen. Es ist keine Rechtfertigung für das Geschehene, aber das ist auch nicht mehr so wichtig. Die Heilung, der Frieden und die Liebe zu den Eltern und der gesamten Familie können wieder wachsen. Vorausgesetzt beide Seiten sind dazu bereit. Besteht die Bereitschaft nur allein in uns, gibt es immer noch Wege in den Frieden zu kommen. Ich habe es nicht geschafft mit allen Menschen diesen Weg zu gehen, aber meine innere Lösung, die Vergebung, ist der Frieden und meine persönliche Heilung. Besteht die Bereitschaft dazu, gibt es uns die Möglichkeit, sich wieder neu zu begegnen und den Menschen aus dieser neuen Sicht heraus wahrzunehmen. Wenn das gelingt, kann eine andere familiäre Ebene entstehen. Die Eltern zu ehren und ihnen mit Respekt entgegenzutreten, sollten wir nicht außer Acht lassen, nicht nur weil sie uns das Leben geschenkt haben. Ein Teil der Heilung und innerer Frieden kann nur passieren, wenn wir Vergebung in uns spüren und unsere Arbeit gemacht und Verantwortung übernommen haben. Wenn wir nicht dazu in der Lage sein sollten, was auf keinen Fall negativ beurteilt werden darf, könnte uns Stolz und das Ego dabei im Wege stehen. Wertvoll kann der Gedanke sein, dass Heilung immer auf beiden Seiten stattfindet. Das ist manchmal ein unbewusster Prozess.

MENTAL STABIL WERDEN

Aus diesem Grund spielt die mentale Gesundheit in meinem Cancer Coaching eine überaus bedeutende Rolle, weshalb Achtsamkeitsübungen, Visualisierungen, Meditationen und Autosuggestionen immer Teil davon sind. Falls Patienten in ihrem Leben jedoch noch nicht mit Meditation und Visualisierung in Berührung gekommen sind, gehe ich behutsam vor. Der erste Schritt – bevor man tiefer in eine Visualisierung geht – ist das Rantasten durch Achtsamkeitsübungen. Über die Achtsamkeitsübungen beginnt man, sich selbst zu beobachten und lernt dabei, sich zu spüren und ein stiller Beobachter seiner selbst zu werden. Mit der Zeit kann man seine Gefühle und sein Handeln viel früher erkennen und besser lenken. Ich hatte mir damals überall Zettel aufgehängt, die mich immer an meine Achtsamkeitsübungen erinnerten. Generell habe ich viel mit Zettel beziehungsweise Post-its gearbeitet: Im gesamten Haus hingen Zettelchen, die mich immer an irgendetwas erinnerten. Dazu musste ich vorher aber genau festlegen – und mir auch vorstellen –, wann und wo ich diese Achtsamkeitsübungen durchführe. Wie ich sie umsetzen kann. Man kann als Ort zum Beispiel die Küche wählen und ein Training daraus machen: Sich selbst beobachten, wenn man beispielsweise die Spülmaschine ein- und ausräumt. Wie atme ich, was denke ich gerade und was fühle ich dabei? Wie fühlt sich mein Körper an und fällt es mir schwer? Das sind unter anderem Beobachtungspunkte. Es gibt viele Möglichkeiten, sein Training auszuweiten. Um eine Routine mit den Achtsamkeitsübungen zu entwickeln, können Reminder in Form von Zetteln eine große Unterstützung sein. Hilfreich ist es auch, sich eine Zeit dafür einzuräumen, sich beispielsweise einen Wecker zu stellen und die Übung dann für zwei bis drei Minuten durchzuführen. Vereinbarungen mit sich selbst können ebenfalls Teil der Achtsamkeitsübungen sein. Auch hier kann man sich ein zeitliches Limit setzen und sich die Fragen stellen: Was ist meine Intention dabei? Was ist mein Ziel? Was ist heute mein Thema? Warum mache ich das? Und was möchte ich ändern?

Gleichzeitig beginnt man dreimal täglich für ein bis zwei Minuten mit kurzen Meditationseinheiten. Um sich dabei zu unterstützen, kann man sich beispielsweise mit Kalendereinträgen daran erinnern. Die Sequenzen werden in der Folge dann zeitlich immer weiter ausgedehnt. Ein ruhiger Ort, an dem man ungestört ist, eignet sich gut, um die Meditation zu trainieren. Auch hier kann man sich ein machbares Zeitlimit setzen.

Um sich alles etwas besser vorstellen zu können, zeige ich Ihnen hier eine Übung: Setzen Sie sich auf einen Stuhl oder Hocker. Achten Sie darauf, dass Ihre Füße guten Bodenkontakt haben, Ihre Wirbelsäule gerade ist und Ihre Schultern entspannt sind. Legen Sie die Hände auf Ihre Oberschenkel und spüren Sie einmal genau, wie sich die Hände auf Ihren Oberschenkeln anfühlen. Danach richten Sie Ihre Aufmerksamkeit auf Ihren Atem. Beobachten Sie bitte nur Ihren Atem. Wie atmen Sie gerade? Schnell, langsam, flach oder tief? Versuchen Sie, sich nicht zu gängeln oder etwas zu ändern. Beobachten Sie Ihre Gedanken, die Ihnen immer wieder reingrätschen und kommen Sie zurück zu Ihrer Übung. Bitte beurteilen Sie sich nicht mit Überlegungen wie »Ich muss das anders oder besser machen«. Mit dem nächsten Ausatmen schließen Sie Ihre Augen und gehen tiefer in die Beobachtung. Konzentrieren Sie sich nur auf Ihre Atmung. Sollten Ihre Gedanken Sie erneut wegreißen, beobachten Sie auch das, ohne es zu beurteilen. Wenn der Wecker nach beispielsweise zwei bis drei Minuten klingelt, atmen Sie tief ein und öffnen Sie mit einem langen Ausatmen Ihre Augen.

Gehen Sie weiterhin in kleinen Schritten vor. Die Konsequenz, die Beharrlichkeit und Disziplin sind der Schlüssel zum Erfolg. Eine weitere abendliche Meditation vor dem Zubettgehen, um den Tag abzuschließen, kann den Schlaf verbessern. Gedanken können noch einmal verarbeitet werden, was sonst in der Nacht im Schlaf passiert.

Wenn wir unsere Gewohnheiten ändern wollen, ist es sinnvoll, das Training konsequent für 21 bis 28 Tage auszuführen. Nach spätestens 28 Tagen hat sich eine Art Routine eingestellt. Grob kann man sagen, dass es ab diesem Zeitpunkt leichter wird. Von da an hat man das System ins Rollen gebracht. Dass hierbei immer wieder Zweifel aufkommen, ist ganz normal. Der Verstand mag keine Veränderungen. Ein Bewusstsein genau dafür zu schaffen, hilft dabei, die Übungen durchzuhalten, bis sie Teil Ihres Lebensstils geworden sind. Wer einmal die Vorzüge der Meditation und Achtsamkeitsübungen erfahren hat, möchte sie vermutlich nie mehr missen.

Bei Meditationserfahrenen können die Dauer und Intensität dementsprechend angepasst werden. Ich selbst habe damals täglich mindestens drei bis vier Meditationen von jeweils 30–45 Minuten oder länger durchgeführt. Achtsam zu sein habe ich immer über den Tag geübt, wie zum Beispiel beim Zähneputzen, auf einer Parkbank sitzend, beobachtend, ohne zu bewerten ... Visualisierungen habe ich mindestens viermal am Tag durchgeführt und bin so intensiv wie möglich eingestiegen. Ich habe mir damals keinen Wecker gestellt, sondern je nach Befinden geübt.

Visualisierungen während einer Therapie können ebenfalls unterstützend wirken – für mich war es auch ein Teil meines Heilungsweges. Mein Leitsatz dabei: »Denke so groß, wie es nur geht.« Da ich in meinen Gedanken sämtliche Freiheiten besitze, kann ich mir alles vorstellen. Letztlich ist es so, als würde man sich einen Film anschauen. Aber ich war immer auch Realistin: Die Wahrscheinlichkeit, dass alles so wird, wie man es sich vorstellt, ist natürlich nicht automatisch gegeben. Letztendlich weiß es niemand, aber das war mir egal. Mein Bild – eines meiner Ziele – bestand darin, dass ich gesund aus dem Krankenhaus gehe und mir alle auf der Station zujubeln und mich beklatschen. Mit Tränen der Dankbarkeit und Freude habe ich mich in meiner Vorstellung verabschiedet. Das Gefühl der Dankbarkeit dem Personal und den Ärzten gegenüber war ebenso ein wichtiger Part.

DIE VERSCHIEDENEN ZUSTÄNDE BEIM MEDITIEREN UND VISUALISIEREN

Förderlich ist bei Meditationen oder Visualisierungen zunächst eine Alpha-Ebene zu erreichen. Die Alpha-Ebene oder -Welle, kann man sich wie einen Halbschlaf oder ein Dösen vorstellen, zum Beispiel direkt morgens nach dem Aufwachen, wenn man sich noch an den letzten Traum erinnern kann. Wenige Minuten später hat sich die Erinnerung daran vielleicht schon wieder verflüchtigt. Hypnosen werden beispielsweise im Alpha-Zustand durchgeführt, denn dabei ist die Lernfähigkeit besonders hoch. Sie wird auch als Relax-Zustand, der eine positive Grundstimmung hervorrufen kann, bezeichnet. Unterstützend kann dabei eine geführte Anleitung sein. Ist die Alpha-Ebene erreicht, können Meditation und auch Visualisierung eine tiefere Wirkung haben und ins Unterbewusstsein gelangen. Ein Türöffner sozusagen, wobei sich hier die Meditation von der Achtsamkeit unterscheidet – darauf gehe ich gleich noch näher ein. Der Beta-Zustand ist der Wachzustand, der »Normalzustand«, in dem wir uns gut konzentrieren können. Der High-Beta-Zustand zeichnet sich wiederum durch eine hohe Alarmbereitschaft aus – hier haben wir einen schnelleren und erhöhten Ausstoß von Stresshormonen. Es ist ein nach außen gerichtetes Bewusstsein: Das vegetative Nervensystem reagiert und wirkt sich auf unseren Herzschlag und Stoffwechsel aus. Das Gehirn leitet die Signalempfindung an den Körper weiter und Beschwerden wie etwa Verspannungen, Kopfschmerzen et cetera können auftreten; bei einer Krebserkrankung befindet man sich durch die Ängste und Panik oft in diesem Zustand. Spüren wir in dieser Lebenssituation Verspannungen, reagieren die geschwächten Körperregionen empfindlicher – eventuell auch durch Operationsnarben. Unsere Fantasie erledigt dann den Rest: Das Hamsterrad beginnt und weiterer Stress kann entstehen. Dabei ist der Sympathikus aktiv, was auf Dauer ungünstig ist. Deshalb ist es wichtig, durch gezielte Übungen den Gegenspieler, den Parasympathikus, zu stimulieren, denn so kann ein Ausgleich stattfinden und in Folge entspannt sich auch das Nerven- und Muskelsystem. So erlebe ich das immer noch. Deshalb beobachte ich erst mal meinen Körper, meine Lebenssituation und meine aktuellen Themen. Wenn ich etwas ändern kann, tue ich das. Parallel übe ich die Entspannungs- bzw. Meditationstechniken und warte eine Reaktion ab, ohne Druck auszuüben. Zunächst versuche ich mich zu disziplinieren, mir keine Sorgen zu machen. Sollte sich nach spätestens 14 bis 21 Tagen keine Besserung einstellen, lasse ich mich untersuchen.

Meditationen finden im Theta-Zustand statt, wobei das Unterbewusstsein aktiviert ist. Um auf diese Ebene zu gelangen, wird die oben beschriebene Entspannungsübung durchgeführt, damit man zuerst die Alpha-Ebene erreicht. In der Theta-Ebene ist schließlich der Zugang zu den unbewussten Gedanken möglich, hier haben wir eine erhöhte Lernfähigkeit – aber eine aktive Denkfunktion greift da nicht. Um leichter auf die Theta-Ebene zu gelangen, verwende ich manchmal zum Beispiel binaurale Beats. Wenn ich zur Nacht hin eine Meditation durchführe, die ich vorher durch eine bewusst kreierte Intension vorbereitet habe, bin ich bestens für meinen Schlaf vorbereitet. Ich gleite durch die vorher kreierte Vision in den Schlaf und gelange in die Tiefschlafphase.

Dort entstehen Delta-Wellen, die die Steuerung unseres Körpers und Geists übernehmen. Diese Phase ist die heilsamste, die wir erreichen können. Auch in einer sehr tiefen Meditation ist es möglich, auf die Delta-Wellen zu gelangen.

MIT MENTALEN ÜBUNGEN ÄNGSTE LINDERN UND SELBSTHEILUNGSKRÄFTE AKTIVIEREN

Meditationen und Visualisierungen können uns also helfen, fokussierter zu sein und in Entspannungszustände zu gelangen. Meine Visualisierungen habe ich so verinnerlicht, dass sie sich in mein Bewusstsein implementiert haben. Das bedeutet, dass ich durch entsprechende Visualisierungen Krebszellen gedanklich abgetötet habe und dieser Prozess auch im Alltag stattfindet. Die Kernbotschaft dieser Visualisierung ist, gesund zu werden und dieses Gefühl tief in sich zu verankern – ja, davon überzeugt zu sein, ganz egal, ob der Verstand versucht, immer wieder reinzugrätschen. Bei jedem Gang zur Toilette haben beispielsweise abgestorbene Krebszellen meinen Körper verlassen – bis schließlich keine mehr vorhanden waren. Diese Vorstellung war nunmehr automatisch in meinen Gedanken integriert.

Noch dazu hatte ich mir eine Art »safe place« geschaffen, den ich mir in einer ruhigen Minute und an einem ungestörten Ort ausgemalt hatte. Dieser Ort hat mir Kraft gegeben und mich motiviert. Er erinnerte mich immer wieder daran, zu kämpfen, stark zu sein und durchzuhalten. Mein Leitsatz »Halte dich an die Fakten und wo willst zu hin?!« entstand damals. Für mich war dieser Ort eine Klippe hoch oben am Meer. Im Hintergrund befand sich ein Haus mit einem Swimmingpool, in dem ich lebte. Auch mein Mann und unsere beiden kleinen Kinder waren dort. Das war für mich ein wichtiges Gefühl: Zu wissen, dass meine kleine Familie bei mir ist und an mich glaubt. Ganz egal, ob das tatsächlich so gewesen ist. An diesem Ort, an dieser Klippe, konnte ich zur Ruhe kommen und gleichzeitig zu unserem Haus schauen. Ich wurde gestützt durch diesen Gedanken und das dadurch entstandene Gefühl. Ich nannte es immer »Selbstmanipulation«. Egal, ob es real hätte sein können oder nicht, das Gefühl dazu gab mir in diesen schweren Zeiten Kraft.

Wenn Sie sich einen eigenen »safe place« kreieren wollen, hilft es, sich Zeit zu nehmen, denn hier sind Nuancen von Bedeutung: Ist es mitten am Tag, morgens oder abends? Wie fällt das Licht ein? Scheint die Sonne? Welche Temperatur herrscht vor und spüre ich sie auf meiner Haut? Windet es? Sind Vögel, Tiere, Geräusche zu hören? Nach was riecht es? Es ist förderlich sich alles bis ins Detail auszumalen und zu spüren. Sobald das der Fall ist, kann ein derartiges Bild wahnsinnig viel Kraft entfalten. Und wenn man sich das über den Tag hinweg immer wieder aufruft und übt, kann man das Bild auch in kürzester Zeit abrufen. Das hatte ich damals immer wieder gemacht, als ich beispielsweise in den MRTs lag und wahnsinnige Angst hatte, den Verstand zu verlieren. Das waren alles Situationen, in denen ich immer an meinen »safe place« gegangen bin. Gleichzeitig habe ich meine Autosuggestion durchgeführt und mir wiederholt gesagt, dass alles gut ist und ich vertrauen darf. Immer wieder die gleichen kurzen Sätze wiederholt – so, als würde man etwas einhämmern, etwas einprogrammieren. Ich vermute, dass meine zehnjährige Meditationserfahrung, die ich während meiner Krebserkrankung intuitiv weiterentwickelte, mir zu diesem Zeitpunkt eine große Hilfe war. Nachdem mir bei der ersten und zweiten Krebsdiagnose vom Sport abgeraten wurde, verbrachte ich viel Zeit mit Meditieren und Visualisieren. Auch das Visualisieren Sport zu machen, kann enorme positive Auswirkungen haben. Ich informierte mich unterstützend mit Büchern darüber – im Internet gab es damals sehr wenig dazu. 17 Jahre sind ein enormer Unterschied zu heute. Selbst vor acht Jahren konnte man schon so viel mehr aus dem Internet erfahren. Gerne empfehle ich noch immer das Buch des amerikanischen Radiologen und Onkologen O. Carl Simonton »Wieder gesund werden. Eine Anleitung zur Aktivierung der Selbstheilungskräfte für Krebspatienten und ihre Angehörigen«. Joe Dispenza kann hier ebenfalls eine gute Wahl sein, auf die ich persönlich nicht mehr zurückgreife, weil ich meine Programme selbst tief verankert und damit bei mir Erfolg habe. Wichtig ist es offen zu bleiben und zu prüfen, welche Möglichkeiten zu einem selbst passen. Nie hätte ich es damals für möglich gehalten, wie wichtig meine Mentalübungen und Experimente, die ich lange vor meiner Krebserkrankung durchgeführt hatte, für meinen späteren Heilungsprozess werden würden.

Fieberschübe, die durch die Therapie entstanden, konnte ich mit Visualisierungen fast immer in den Griff bekommen. Zur Erinnerung: Eine Stunde lang stellte ich mir damals vor, wie das Quecksilber auf dem Fieberthermometer fällt. Das war ein ständig ablaufendes Bild und gleichzeitig habe ich mir durchgängig eingetrichtert: Das Fieber geht runter, das Fieber geht runter, das Fieber geht runter! Eine ganze Stunde lang im Repeat-Modus. Nach einer Stunde war das Fieber weg!

Und so habe ich mir in den Jahren meines allgegenwärtigen Überlebenskampfes immer wieder das Fieber »runtergedacht«, sobald ich mich in einer solchen Situation befand, und in vielen anderen Fällen ebenfalls mit Visualisierungen gearbeitet. Auch nach der Reanimation bin ich so vorgegangen: Vom Atmen angefangen bis hin zum Aufstehen und Gehen. Alles begann erst mal in meinen Vorstellungen.

In der Zeit des Übens tut es gut, pfleglich mit sich umzugehen und sich selbst für die kleinsten Schritte zu loben und stolz auf sich zu sein. Es anders zu machen, als wir es sonst machen. Nicht zu viel auf einmal zu wollen, sondern mit Gewissheit und Überzeugung die Übungen umsetzen, auf dass sie Großes in einem bewirken. Mein Leitsatz ist dabei: »In der Stille liegt die größte Bewegung.« Für die Übungen kann man einen Wecker nutzen und die Zeiten einstellen. Anfangs beginnt man mit kleinen Zeiteinheiten, und wenn man spürbar länger in der Meditation oder Achtsamkeitsübungen verweilen kann, passt man die Zeiten in Minutenschritten individuell an.

Welchen Einfluss die mentale Arbeit auf eine Krebserkrankung nehmen kann, aber auch welche Maßnahmen im Rahmen der integrativen Onkologie möglich sind, das bespreche ich im Interview mit dem onkologischen Ärzteehepaar Frau und Herr Dr. Gassmann.

GESPRÄCH
MIT FRAU DR. EVA GASSMANN UND HERRN DR. CHRISTOPH GASSMANN

PRIVATPRAXIS FÜR ALTERNATIVE KREBSTHERAPIE DR. GASSMANN, MÜNSTERTAL BEI FREIBURG

Eva und Christoph Gassmann lernte ich kennen, als ich ein krebskrankes Kind und dessen Eltern begleitete. Uns verband zunächst die gemeinsame Patientin. Im Rahmen unserer Arbeit und Kooperation lernten wir uns immer näher kennen.

Da ich in meinem Buch unbedingt einen integrativen Ansatz erläutern wollte, zog mich mein Interesse zu Eva und Christoph Gassmann, die eine wundervolle Arbeit leisten. Die daraus entstandene Kooperation ist ein wertvoller und wichtiger Teil meiner Arbeit mit Krebspatienten geworden. Unser Austausch über unsere Perspektiven auf die Patienten sowie auf deren Begleitung ist aus meiner Arbeit nicht mehr wegzudenken.

Sarah Blumenfeld: Ich freue mich sehr, Herr und Frau Dr. Gassmann, mit Ihnen über die integrative Onkologie ins Gespräch zu kommen. Anfangs würde ich gerne über mentales Coaching und emotionale Stärkung sprechen. Ich höre häufig von Patienten, dass ihnen ihre Diagnose mehr oder weniger nur im Vorbeigehen mitgeteilt wird und sie sich für weitere Besprechungen einen Termin geben lassen sollen. Dann verlässt der Arzt den Raum, schließt die Tür und der Patient sitzt alleine da. Und die Angst des Patienten, die hieraus entsteht, macht aus meiner Sicht sehr viel mit ihm. Wie sehen Sie das?

Christoph Gassmann: Hier berichten unsere Patienten ganz Unterschiedliches. Leider kommt es offensichtlich in den Kliniken immer wieder zu solchen Situationen, die traumatisierend sein können und bei den Patienten Angst und Hilflosigkeit auslösen. Viele fühlen sich alleine gelassen. Bleiben solche Gefühle auf Dauer bestehen, kann sich das negativ auf den Krankheitsverlauf auswirken. In unseren Beratungen achten wir sehr darauf, keine Ängste zu schüren. Wir wollen den Patienten dabei helfen, mit ihren Ängsten besser umgehen zu können. Mentales Coaching kann diesen wichtigen Prozess vertiefen und die Patienten dabei unterstützen, ihre *Ängste* und Sorgen zu überwinden.

Eva Gassmann: Leider berichten auch viele Patienten, dass sie sich von ihren behandelnden Ärzten zu einem sofortigen Therapiebeginn gedrängt fühlen. Es bleibt keine Zeit, sich in Ruhe zu informieren, die Diagnose zu verarbeiten und eine für sie passende Entscheidung zu treffen. Aussagen wie »wenn Sie diese Therapie nicht bald machen, dann sind Sie in drei Jahren tot« aktivieren das Angstzentrum im Gehirn langfristig und sind unserer Erfahrung nach leider keine Seltenheit. Zum Glück gibt es aber auch besonnene Kollegen, die ihre Patienten behutsam aufklären und beraten.

Sarah Blumenfeld: Was können die Patienten aus Ihrer Sicht konkret tun, um einen besseren Umgang mit ihren Ängsten zu erlernen?

Christoph Gassmann: Ich schätze die Arbeit im emotionalen Bereich durch Meditation tatsächlich als mindestens genauso wichtig ein wie die Themen Ernährung und Sport. Mit Meditation haben sich viele Menschen in ihrem bisherigen Leben noch nicht oder nur sehr unregelmäßig beschäftigt. Für mich war das bis vor einigen Jahren auch noch weitgehend unbekannt, da ich als Arzt natürlich rein naturwissenschaftlich geprägt bin. Mittlerweile gibt es aus dem Bereich der Neurowissenschaften aber hochinteressante Erkenntnisse zur Wirkung von Meditation auf den Verlauf von Krebserkrankungen und die Aktivität des Immunsystems. Einer der führenden Protagonisten dieser Art Meditation ist Dr. Joe Dispenza. Leider haben diese Erkenntnisse noch keinen Eingang in die medizinischen Leitlinien gefunden. Viele Patienten spüren aber, dass es über die klassische Onkologie hinaus noch mehr geben muss und suchen nach Methoden, um ihre Chancen auf Heilung oder zumindest Stabilisierung zu maximieren.

Eva Gassmann: Zum Thema Autosuggestion habe ich eine sehr schöne Geschichte. Ich hatte einer Krebspatientin etwas über Meditation erzählt und sie meinte daraufhin: »Sie brauchen mir gar nichts von Meditation zu erzählen, ich habe vor vielen Jahren meine Wirbelsäulenfraktur durch Meditation geheilt. Die Ärzte wollten mich operieren und sagten mir, dass ich im Rollstuhl lande, wenn ich mich nicht operieren lasse. Aber ich war davon überzeugt, dass es anders geht.« Auch Dr. Joe Dispenza war übrigens durch einen Unfall gelähmt und hat sich immer wieder im meditativen Zustand vorgestellt, wie wundervoll es sein würde, wieder zu laufen. Und es hat ohne Operation funktioniert.

Sarah Blumenfeld: Mentaltraining gibt es ja auch im Sportbereich. Ich bin bei meiner dritten Diagnose, bei der ich schließlich eine Strahlentherapie bekommen habe, gejoggt und habe mir währenddessen immer vorgestellt, wie ich alle Tumorzellen aus mir rauslaufe. Ich habe sechs Wochen lang täglich Strahlentherapie bekommen und bin danach immer 40 Minuten gejoggt. Bereits während der Taxifahrt von der Klinik nach Hause habe ich mir vorgestellt, wie ich zu Hause gleich meine Sportsachen anziehe und loslaufe. Ich habe mir davor schöne Sportsachen gekauft, weil das für mich wichtig ist, um mich wohlzufühlen und zu motivieren. Ich habe mich von Beginn an als Läuferin gefühlt. Egal wie müde ich war – ich habe mir immer wieder gesagt: Ich bin eine Läuferin – ich schaffe das! Denn wenn man erst mal in den Fängen der Fatigue ist, wird es schwierig, da wieder herauszukommen. Und drei Monate später bin ich meinen ersten Halbmarathon im Wettkampf gelaufen. Es ist unheimlich viel möglich, wenn man lernt, sich zu fokussieren und sich klarzumachen, wohin man will. Sich das Erreichen seiner Ziele immer wieder vorzustellen – das ist wahnsinnig wichtig.

Eva Gassmann: Genau so, wie Sie das sagen, »Ich bin eine Läuferin!«, so ist es richtig. Und nicht: »Ich werde eine Läuferin sein – und darauf arbeite ich hin.« Diese Vorwegnahme, bereits eine Läuferin zu sein, die ist wichtig. Mit der Gesundheit ist es ja genauso.

Sarah Blumenfeld: Ich habe immer gesagt, ich tue so, als ob ich gesund wäre.

Eva Gassmann: Die unterbewussten Anteile des Gehirns reagieren sehr stark auf solche Informationen, vor allem während der Meditation. Wenn Sie visualisieren: »Ich bin gesund«, hat das einen sehr starken Effekt auf Ihr Gehirn und auf Ihr Immunsystem. Diese Zusammenhänge werden intensiv im Bereich der Psycho-Neuro-Immunologie erforscht. In diesen Bereich gehört übrigens auch der sogenannte Placebo-Effekt. Eines der bekanntesten Bücher von Dr. Joe Dispenza ist »Du bist das Placebo«, ein faszinierender Bestseller, den wir unseren Patienten gerne empfehlen. Sie können also ihre Gesundheit maßgeblich selbst beeinflussen!

Sarah Blumenfeld: So ist es. Sie kennen ja meine Diagnosen. Nach der zweiten Diagnose las ich Simontons Buch »Wieder gesund werden«. Daraufhin habe ich ganz viel visualisiert und meditiert. Dann fing ich an, meine eigenen Methoden zu entwickeln. Dazu habe ich sehr genau meine inneren Konflikte angesehen: Was sind die Themen, die meine Seele belasten, mich traurig und wütend machen. Und dabei bin ich in tiefe Prozesse gegangen, habe sehr viel geschrieben und das alles unterstützt, indem ich mir einen Raum des Leidens gegeben habe. Ich habe diese schweren Gefühle mit Musik, Kerzen etc. so verstärkt, damit alles Negative aus mir rauskommen kann. Das war natürlich eine harte Zeit, aber auf der anderen Seite auch eine Befreiung. Und schließlich bin ich sehr stark in den Vergebungsprozess eingestiegen, was echt nicht leicht war und teilweise Jahre dauerte. Aber die Anfänge waren da und sie hatten eine wahnsinnige Macht. Meditieren, Visualisieren, Autosuggestion, sich wirklich komplett auf sich selbst einlassen – in dieser Zeit war das ein Fulltimejob.

Christoph Gassmann: Zum Glück gibt es mittlerweile auch einige aufgeschlossene klassische Onkologen, die eine positive mentale Einstellung als sehr wichtige Ressource sehen. Ein mir bekannter Chefarzt hat sogar einmal zwei buddhistische Mönche in seiner Abteilung eingestellt, um seinen Patienten Meditationen anbieten zu können. Grund dafür war die Beobachtung, dass Patienten, die meditieren, einen besseren Verlauf haben.

Sarah Blumenfeld: Davon bin ich auch überzeugt. Ich hatte nach nur zweieinhalb Monaten Einnahme von Xeloda eine Komplettremission. Ich glaube aber, dass es vor allem meine Mentaltrainings waren. Xeloda hat sicherlich auch etwas dazu beigetragen, da bin ich mir sicher.

Eva Gassmann: Ja, ich bin auf jeden Fall auch davon überzeugt, dass Ihnen Xeloda geholfen hat. Es hat Ihnen zumindest durch den Therapieerfolg die Zeit gegeben, Ihre mentale Stärke durch Meditation aufzubauen. Eine Heilung, wie Sie sie erfahren haben, erfordert Interventionen auf sehr vielen Ebenen. Und eine Chemotherapie ist eine davon.

Sarah Blumenfeld: Ja, aber ich denke nach nur zweieinhalb Monaten Xe-loda …

Christoph Gassmann: Das ist schon ein außerordentlich gutes Ergebnis, zu dem Sie aus meiner Sicht mit Ihrer Art zu leben, also der Ernährungsumstellung, dem regelmäßigen Sport und den täglichen Meditationen, erheblich beigetragen haben. Deswegen denke ich, Xeloda war der erste Schritt, den es gebraucht hat, damit Ihre Selbstheilungsmechanismen greifen konnten.

Eva Gassmann: Sie haben eine ganz tiefgreifende Entscheidung getroffen: Die Entscheidung, gesund zu werden, oder besser gesagt, gesund zu sein. Sie haben Ihr ganzes Leben umgestellt, komplett den Schalter umgelegt.

Sarah Blumenfeld: Es muss vor allem mit Haut und Haar gewollt sein. Das muss eine totale Ich-will-Stimmung sein, eigentlich so was Rebellisches. Als in der Bildgebung keine Metastasen mehr sichtbar waren, hat sich ein Arzt mit mir in Verbindung gesetzt und gesagt, dass er mich operieren will – kein anderer Arzt hatte mir das bislang vorgeschlagen. Ich habe mich dann für diese Operation entschieden, weil ich die tiefe innere Entscheidung getroffen habe, gesund zu werden und ganz fest an meine Chance auf Heilung geglaubt habe. Er hat die Bereiche in der Leber entfernt, die zuvor befallen waren. Er sagte: Die Zellen sind da und blühen wieder auf. Daraufhin wurden zwei Leberteilsektionen durchgeführt.

Christoph Gassmann: Das heißt, es war nicht die ganze Leber diffus befallen?

Sarah Blumenfeld: Ich glaube, es waren elf Metastasen, ich weiß es nicht mehr so genau.

Christoph Gassmann: Wieviel Lebergewebe wurde entfernt?

Sarah Blumenfeld: Man konnte ein Viertel stehenlassen.

Eva Gassmann: Okay, das reicht. Und jetzt ist sie wieder nachgewachsen?

Sarah Blumenfeld: Ja, sie funktioniert und sie ist in ihrer Unförmigkeit wunderschön, so wie sie ist…

Eva Gassmann: Genau, das ist Ihre ganz persönliche Leber.

Sarah Blumenfeld: Nach meiner OP habe ich sehr auf meine Intuition gehört und viel meditiert. Ich konnte ja damals noch nicht auf die funktionelle Diagnostik zurückgreifen, die Sie in Ihrer Praxis anbieten – die gab es so glaube ich noch gar nicht – und auch nicht auf die ganzen Informationen. Am Ende wissen wir nie genau, woran es tatsächlich gelegen hat. Für mich ist es auch immer eine Kombination aus allem.

Christoph Gassmann: Stimmt, es sind äußerst komplexe Mechanismen, die sich so wissenschaftlich gar nicht greifen lassen. Es gibt sehr viele Knöpfe, an denen man drehen muss. In der indischen Küche braucht es ja auch ganz, ganz viele Gewürze …

Sarah Blumenfeld: … damit es am Ende gut wird.

Christoph Gassmann: Ich glaube, dass es mindestens drei Faktoren waren, die Ihnen das Leben gerettet haben: die Chemotherapie, die Operation und Sie selbst.

Sarah Blumenfeld: Ja, ich bin sehr dankbar für die OP. Man muss ja auch bedenken, dass vor 18 Jahren eine Leberteilresektion noch keine Routine-Operation war.

Eva Gassmann: Ihr Operateur war wirklich ein Pionier, zumal diese Operation ja auch mit Risiken verbunden war.

Sarah Blumenfeld: Ja, wir hatten das auch besprochen. Es war vorher klar, dass ich während der OP auch versterben kann. Aber er meinte, wir können das schaffen und es könne meine Heilung bedeuten.

Eva Gassmann: Das war jemand, der neue Wege beschritten hat. Aus meiner Sicht war diese Operation richtig, da es auch noch einzelne Zellen geben kann, die man in der Bildgebung nicht sieht. Aber nochmal: Die Konsequenz, mit der Sie Ihr Leben verändert haben, war ein entscheidender Faktor auf dem Weg zur Heilung. Im Anschluss an eine Chemotherapie, eine Bestrahlung oder eine Operation halten wir übrigens die Regeneration der biologischen Systeme für sehr wichtig: Stärkung des Immunsystems, Regulation des vegetativen Nervensystems, Regeneration der Darmflora etc.

Sarah Blumenfeld: Ja genau, und das wurde damals bei mir leider nicht gemacht.

Christoph Gassmann: In der Regulationsmedizin oder anders ausgedrückt der funktionellen Medizin geht es immer darum, die hinter einer Erkrankung liegenden Regulations- und Funktionsstörungen zu beseitigen – und die können sich auf allen Ebenen befinden. Zusätzlich zur Regulation der von meiner Frau genannten biologischen Systeme legen wir das Augenmerk auf eine ausreichende Mikronährstoffversorgung, das Löschen chronischer Entzündungsprozesse und auf die Ausleitung von Schwermetallen. Alles natürlich nach vorheriger Analyse.

Sarah Blumenfeld: Wie verbinden Sie schließlich die schulmedizinische Onkologie mit der komplementären Onkologie? Kann man das überhaupt beantworten?

Christoph Gassmann: Das hängt sehr stark davon ab, in welcher Situation sich der Patient befindet. Wir prüfen immer erst mal, ob es eine gute und erfolgsversprechende Therapie in der schulmedizinischen Leitlinie gibt. Gerade zu Beginn einer Krebserkrankung ist dies für die meisten Patienten der vielversprechendste Weg. Die komplementäre Therapie wird dann ergänzend zur onkologischen Therapie gegeben, um deren Verträglichkeit zu verbessern und die Lebensqualität und -energie so gut wie möglich zu erhalten und zu verbessern.

Eva Gassmann: Begleitend behandeln wir vor allem mit Hyperthermie, Hochdosis-Vitamin-C-Infusionen, Curcumin-Infusionen, Procain-Basen-Infusionen und der Ozon-Eigenbluttherapie. Unsere Patienten berichten im Laufe einer Behandlungsserie über spürbar mehr Energie. Das ist so wichtig, um die schwere Zeit einer Chemotherapie zu überstehen!

Es geht zum einen um eine bessere Wirksamkeit der onkologischen Therapie, für die es zumindest in der Grundlagenforschung ausreichende Hinweise gibt, aber eben auch um die Erhaltung und Regeneration der biologischen Systeme während und nach der schulmedizinischen Behandlung. Die schulmedizinischen Therapien werden so besser vertragen und können dann auch meist bis zum Schluss durchgeführt werden. Unsere Aufgabe ist es gleichzeitig, unsere Patienten umfangreich zu informieren und sie emotional zu begleiten und zu stützen.

Christoph Gassmann: Es gibt aber auch einige Patienten, die eine klassische onkologische Therapie zumindest vorübergehend aus den verschiedensten Gründen ablehnen. Zum Beispiel, weil sie schon viele onkologische Therapien hinter sich haben und ihrem Körper keine weiteren nebenwirkungsreichen Behandlungen zumuten möchten. Andere mussten eine Therapie wegen starker Nebenwirkungen sogar abbrechen. Manche Patienten lehnen aber auch schulmedizinische Therapien aufgrund ihrer Überzeugung oder aufgrund schlechter Erfahrungen in der Familie oder im Freundeskreis ab. Auch diese Menschen wünschen sich Hilfe, in diesen Fällen in Form einer alternativen Krebstherapie. Nach entsprechender Aufklärung ist dann eine Behandlung als sogenannter »individueller Heilversuch« außerhalb der onkologischen Leitlinie möglich – also sozusagen als Alternative zum Nichtstun. Die Initiative muss hier aber immer klar vom Patienten ausgehen. Wenn jemand sich nicht sicher ist, welchen Weg er oder sie gehen soll, raten wir zu einer leitliniengerechten Therapie und behandeln rein ergänzend, also komplementär.

Sarah Blumenfeld: Sie führen in Ihrer Praxis die insulinpotenzierte Therapie durch. Können Sie diese Krebstherapie kurz erklären?

Christoph Gassmann: Bei der insulinpotenzierten Chemotherapie handelt es sich um eine niedrig dosierte und durch Insulin selektiv in Krebszellen verstärkte Chemotherapie. Wir bieten diese Option nur an, wenn klassische onkologische Therapien aus den oben genannten Gründen von den Patienten abgelehnt werden.

Aus der medizinischen Grundlagenforschung ist bekannt, dass Krebszellen für ihr stetiges Zellwachstum ein wesentlich höheres Maß an Zucker (Glucose) brauchen. Für die Aufnahme in die Zelle sind sogenannte Insulinrezeptoren notwendig, von denen Krebszellen bis zu 6 mal mehr besitzen als gesunde Zellen. Durch Gabe einer definierten kleinen Menge Insulin wird die im leichten Unterzucker von ca. 50 mg/dl verabreichte Chemotherapie dadurch um ein Vielfaches mehr in Krebszellen angereichert als in gesunden Zellen.

Sarah Blumenfeld: Kann ein Blutzuckerspiegel von 50 auch mit einer ketogenen Ernährung erreicht werden?

Christoph Gassmann: Nein, dazu brauchen Sie Insulin.

Eva Gassmann: Das Schöne an der insulinpotenzierten Chemotherapie ist, dass man nur etwa 20 Prozent der gängigen Dosis an Chemotherapeutika braucht, um reproduzierbar gute Ergebnisse zu erzielen. Und das unter weitgehender Schonung gesunder Zellstrukturen und bei meist sehr guter Verträglichkeit. Dadurch kann diese Krebstherapie auch langfristig angewendet werden und so zu einem anhaltenden Therapieerfolg führen.

Sarah Blumenfeld: Müssten sich dabei die Patienten auch anders ernähren?

Eva Gassmann: Wenn ein Patient demgegenüber aufgeschlossen ist, raten wir zum Intervall-Fasten. Idealerweise fastet man den Tag vor der IPT-Chemotherapie. Zumindest das Abendessen am Vortag und das Frühstück am Behandlungstag müssen die Patienten weglassen. Bei stark untergewichtigen Patienten ist Fasten natürlich nicht ratsam und manchmal sogar kontraindiziert.

Sarah Blumenfeld: Fasten, damit die IPT-Chemotherapie noch wirksamer ist?

Eva Gassmann: Ja. Krankhaft veränderte Zellen und vor allem Krebszellen brauchen viel Glucose. Beim Fasten sind diese Zellen durch den Mangel an Kohlenhydraten wesentlich gestresster als gesunde Zellen und werden dadurch geschwächt. Krebszellen sind auch nicht in der Lage, Ketonkörper zu verstoffwechseln, die bei längerem Fasten entstehen.

Sarah Blumenfeld: Dadurch, dass der Blutzucker durch das Fasten reduziert ist, saugt die Krebszelle nachher den Zucker und die Chemotherapie richtig auf, quasi ähnlich wie bei einer PET-CT. Habe ich das so richtig verstanden?

Christoph Gassmann: Ja, genau. Niedrige Blutzuckerwerte zu Beginn einer IPT-Chemotherapie sind ideal, da wir ja das Glucose-Insulinrezeptor-System zum Einschleusen der Chemotherapie durch die Gabe von Insulin und Glucose nutzen. Eine »ausgehungerte« Krebszelle nimmt so mit der Glucose besonders viel Chemotherapie auf. Genau wie bei einem PET-CT, wie Sie richtig angemerkt haben. Dort leuchten auch ausschließlich Zellen auf, die die radioaktiv markierte Zuckerlösung vermehrt aufnehmen. Und das sind zum allergrößten Teil Krebszellen.

Sarah Blumenfeld: Gibt es auch Therapien, die die Wirkung einer Chemotherapie verstärken können, zum Beispiel Curcumin oder Hyperthermie?

Eva Gassmann: Ja, es gibt Daten aus der Grundlagenforschung, die belegen, dass Curcumin die Wirkung von vielen Zytostatika verstärkt. Wir kombinieren Curcumin-Infusionen zum Beispiel häufig mit einer niedrig dosierten Chemotherapie im Rahmen der IPT. Es kann aber auch zusätzlich zur klassischen Chemotherapie gegeben werden.

Christoph Gassmann: Bei der Hyperthermie unterscheidet man die lokale Hyperthermie und die Ganzkörperhyperthermie. Zur Verstärkung der Wirkung einer Chemotherapie setzen wir vor allem die lokale Hyperthermie ein. Hierbei werden die sich unterscheidenden biophysikalischen Eigenschaften von Tumorgewebe und gesundem Gewebe therapeutisch genutzt und so das Tumorgewebe selektiv überwärmt.

Sarah Blumenfeld: Wäre es auch sinnvoll, Curcumin-Infusionen im Rahmen der Prävention zu bekommen? Ich höre immer wieder, man fühle sich danach wie neugeboren. Aber es würde halt so lange dauern …

Christoph Gassmann: In unserer Praxis läuft eine Curcumin-Infusion eine Dreiviertelstunde und wird sehr gut vertragen. Die Verträglichkeit hängt vom Lösungsvermittler in der Infusion ab. Durch Curcumin wird ein Großteil der Signalübertragungswege an die Krebszelle blockiert. Zudem wirkt es immunmodulierend und kann den programmierten Zelltod, also die sogenannte Apoptose, in Krebszellen auslösen. Allerdings halte ich eine orale Einnahme von Curcumin in Form von Kapseln, Sprays oder liposomalen Suspensionen in der Vorsorge in den meisten Fällen für ausreichend.

Eva Gassmann: Curcumin ist meines Erachtens in der Prävention sehr sinnvoll. Es können ja auch bei gesunden Menschen Krebszellen zirkulieren. Außerdem kann es den Zelltod ja nicht nur bei Krebszellen auslösen, sondern auch bei anderen pathologisch veränderten Zellen. Darüber hinaus wirkt es stark entzündungshemmend, was in der Prävention von großer Bedeutung ist, weil eine chronische unterschwellige Entzündung, die sogenannte silent inflammation, einen idealen Nährboden für Krebs und viele andere Erkrankungen bietet.

Christoph Gassmann: Ich halte es auch für wichtig, diese Entzündungsparameter in der Prävention zu bestimmen, um mit naturheilkundlichen Arzneistoffen wie zum Beispiel Curcumin, Weihrauch, Ginseng etc. die silent inflammation möglichst gering zu halten. Und das funktioniert wirklich sehr gut. Wir beobachten das regelmäßig bei den Verlaufskontrollen der Entzündungswerte nach Therapie.

Sarah Blumenfeld: Wenn wir jetzt gerade bei der Prävention sind: Was wäre denn wichtig für jemanden, der sagt, ich will alles ausschöpfen, was es gibt, um mich vor Krebs und auch vor anderen Erkrankungen zu schützen? Es muss sicherlich erst einmal, denke ich, eine umfangreiche Diagnostik durchgeführt werden, oder?

Christoph Gassmann: Genau. Im Grunde gilt hier das Gleiche wie für die komplementäre Therapie. Wir nennen das in unserer Praxis »die zwölf Bausteine für ein gesundes Leben«. Zunächst sollten drei Parameter bestimmt werden: der Mikronährstoff-Status, die Belastung mit Schwermetallen und die Entzündungszytokine.

Eva Gassmann: Darüber hinaus bestimmen wir den Funktionszustand der fünf wichtigsten biologischen Systeme: Immunsystem, Hormonsystem, vegetatives Nervensystem, zelluläre Energie (Mitochondrien) und Darm.

Christoph Gassmann: Und natürlich die vier Faktoren in unserem täglichen Leben: Ernährung, Sport, ein gesunder Schlaf und nicht zu vergessen, die mentale Gesundheit und die Meditation. Womit sich der Kreis zum Anfang unseres Gesprächs wieder schließt.

Sarah Blumenfeld: Genau. Ich habe aber trotzdem noch eine Frage zu Vitamin C und Glutathion während einer Chemotherapie? Machen Sie das?

Eva Gassmann: Viele klassische Krebstherapien wirken unter anderem durch Oxidation. Deswegen sollten anti-oxidative Stoffe wie Glutathion, Vitamin C als Kapsel oder Tablette, OPC, Resveratrol, Vitamin E etc. nicht zwei Tage vor, während und zwei Tage nach der Chemotherapie eingenommen werden.

Sarah Blumenfeld: Sie empfehlen aber doch Vitamin-C-Infusionen?

Christoph Gassmann: Da sprechen Sie einen ganz wichtigen Punkt an. Für Vitamin C wurde bei sehr hohen Dosen im Gegensatz zur oralen Gabe sogar eine pro-oxidative Wirkung gezeigt, wodurch Krebszellen absterben können und die Wirkung einer Chemotherapie verstärkt werden kann. Hier reden wir aber über sehr hohe Dosen, die als Infusion verabreicht werden müssen. Nur so werden ausreichend hohe Wirkspiegel erreicht, damit Vitamin C pro-oxidativ wirken kann. Trotzdem lassen wir aus Sicherheitsgründen genügend Abstand zwischen einer Vitamin C-Hochdosisinfusion und einer klassischen Chemotherapie.

Sarah Blumenfeld: Wie viel Gramm Vitamin C wären in der Infusion sinnvoll?

Eva Gassmann: Mindestens 15 Gramm, für die pro-oxidative Wirkung geben wir 30 bis 45 Gramm in die Infusion, am besten zweimal die Woche.

Sarah Blumenfeld: Und präventiv eine Hochdosis Vitamin C zu geben – wäre das sinnvoll?

Christoph Gassmann: Vitamin C hat sehr viele positive Eigenschaften, die präventiv sinnvoll sind – bis hin zur Aktivierung epigenetischer Reparaturmechanismen. Wir nutzen das auch für uns selbst und geben uns immer wieder Procain-Baseninfusionen und Vitamin-C-Infusionen.

Eva Gassmann: Und nicht zu vergessen: Vitamin C stimuliert das Immunsystem, gerade im Bereich der so wichtigen TH1-Antwort und der Aktivität der natürlichen Killerzellen.

Sarah Blumenfeld: TH1-Antwort, was bedeutet das?

Eva Gassmann: TH steht für T-Helferzelle. Für die Krebsabwehr sind die T-Helferzellen vom Typ 1 zuständig und stimulieren die T-Effektorzellen. Wir messen die Aktivität der TH1-Zellen durch die Immunzytokine Interferon gamma und Interleukin 2. Im Laufe des Lebens kommt es häufig zu einem sogenannten TH2-Shift, was für eine chronische Entzündung, einen Parasitenbefall oder für ein allergisches Geschehen sprechen kann.

Sarah Blumenfeld: Und was sind Killerzellen?

Christoph Gassmann: Natürliche Killerzellen töten unspezifisch Viren, Bakterien und Krebszellen ab. Ihre Aktivität wird bestimmt, indem die Killerzellen aus dem Blut in einem Speziallabor auf einen Tumorzellrasen gegeben werden. Anschließend misst man, wie viel Prozent der Krebszellen durch die natürlichen Killerzellen in die Apoptose, also in den programmierten Zelltod getrieben wurden.

Eva Gassmann: Wenn wir bei einem ausführlichen Check-up eine verminderte Aktivität der TH1-Antwort und der natürlichen Killerzellen messen, würden wir eine Serie mit Vitamin-C-Infusionen am besten in Verbindung mit einer Ozon-Eigenblut-Therapie empfehlen – beim Krebspatienten auf jeden Fall, aber eben auch in der Prävention. Vorsorge ist immer noch das Beste!

Sarah Blumenfeld: Toll. Ich sehe schon, wir könnten ewig miteinander reden. Vielen Dank für Ihre Zeit und Ihre wahnsinnig informativen Einblicke in Ihre interessante und wichtige Arbeit.

Eva Gassmann: Sehr gerne.

Christoph Gassmann: Wir danken Ihnen für Ihre Offenheit und Ihr Engagement, dieses Buch zu schreiben. Ich bin mir sicher, dass Sie damit sehr vielen Menschen helfen können.

TURNAROUND

Ich stehe hinter der Entscheidung, die ich getroffen habe, auch wenn ich spüre, dass nichts mehr so ist, wie es war und ich mir nicht sicher bin, ob es jemals wieder so sein wird. Noah übernimmt die Geschäftsführung eines großen Unternehmens in einer anderen Stadt.

Um alles wieder in die richtigen Bahnen zu lenken, machen Noah und ich eine Paartherapie. Dazu gehört natürlich auch der legendäre Tanzkurs für Paare, die eine Krise haben. Das weiß doch eigentlich jeder und man tut so, als hätte man sich und die Beziehung wieder im Griff. Was für eine Zeit lang ja auch so scheint. Vielleicht haben aber auch andere Paare wirklich Erfolg damit. Ich sehne mich eigentlich nur nach Ruhe und Zweisamkeit. Die einfachsten Dinge reichen mir aus, während Noah immer das Große sucht. Viel Publikum und Netzwerken, während ich mich immer mehr nach innen zurückziehe und versuche, die Schmerzen und Enttäuschungen zu verarbeiten und mich in Vertrauen zu üben. »Mit den großen Pinkeln gehen«, sagt er, »da will ich hin!« – und mir wird klar, dass unsere Welten auseinanderdriften. So sehr ich es mir wünsche, ich kann ihm nicht mehr vertrauen. Noah muss viele Fragen über sich ergehen lassen, aber er versucht, mir gegenüber transparent zu bleiben, damit ich mein Vertrauen wiederfinden kann. Ich frage mich inzwischen, ob ich zu sensibel bin oder an seinem Geltungsbedürfnis etwas vielleicht nicht richtig ist. Dabei stelle ich mich zurück und zweifle an mir, will mich unbedingt in diese Beziehung zwingen, weil ich ihn liebe. Gleichzeitig will ich mich nicht die ganze Zeit mit diesen Dingen beschäftigen, erst recht nicht, nachdem ich mein Leben bis hierher retten konnte. Die Gefahr, dass der Krebs zurückkommt, ist täglich da, und so konzentriere ich mich weiterhin auf mich und meinen weiteren Heilungsweg. Versuche, die immer wieder auftretenden Fragen meiner Schuld an dem Zustand unserer Beziehung nicht negativ auf mich wirken zu lassen.

KLAPPE, DIE DRITTE: DER ERNEUTE RÜCKSCHLAG

Seit einigen Wochen ertaste ich immer wieder unter meinem rechten Schlüsselbein einen Knoten. An dem Tag, an dem er mir wirklich bewusst wird, stehe ich in der Küche und unterhalte mich mit Noah. Während ich spreche, taste ich zunächst unbewusst wieder an meinem Schlüsselbein und stelle fest, dass er inzwischen die Größe einer Kirsche angenommen hat. Mir wird schlagartig klar, dass der Krebs zurück ist. Ich bin mir sicher, weil ich weiß, wie sich ein Tumor anfühlt. In einem Zwiespalt zwischen Ruhe bewahren – was mir auch recht gut gelingt – und drohender Panik, weil ich weiß, was auf mich zukommt, greife ich nach dem Telefonhörer, um einen Termin bei Professor Schneeweiss zu vereinbaren. Ich kann sofort kommen.

In diesen spontanen Uniklinikbesuchen sind Noah und ich mittlerweile routiniert. Wir setzen uns also ins Auto und fahren nach Heidelberg. Als Professor Schneeweiss mich untersucht, kontrolliere ich wieder jede seiner Bewegungen und jeden seiner Gesichtszüge. Diesmal aber anders, weil ich weiß, dass ich einen Rückfall habe und ich nicht erschüttert sein werde. Ich spüre nur eine tiefe Enttäuschung und die Frage: War es das jetzt? Als er mir bestätigt, dass es sich ziemlich sicher um ein Rezidiv handelt, treffen sich unsere Blicke. Und damit stürzt die brutale Realität auf mich ein. Meine Augen füllen sich mit Tränen. Ich sage zu ihm, obwohl es mir eigentlich klar ist: »Oh nein, was mache ich denn jetzt? Was bleibt mir jetzt noch?« Mit jedem weiteren Rückfall sinkt meine Chance, geheilt zu werden und länger zu leben. Daraufhin legt er seine Hand auf meine Schulter, seine Augen sind ebenfalls feucht und er antwortet: »Es tut mir so leid, Sie können sich nicht vorstellen, wie unendlich leid es mir tut.« Aus mir bricht ein verzweifeltes Weinen. Ich weiß, dass ich jetzt jeden einzelnen Schritt gut überlegen muss, dass ich vielleicht am Ende meines Weges angekommen bin. Aber vielleicht gibt es auch eine weitere Chance. Welche Themen sind in meinem Leben noch immer offen? Was habe ich übersehen? Mir wird klar, dass ich noch mehr auf mich hören und mehr Mut aufbringen muss. Ich deute vieles als ein Zeichen, stärker in meine Authentizität gehen zu müssen. Den inneren Widerstand ernst zu nehmen und nach dem zu handeln, was für mich richtig und gut ist.

Die ersten Gespräche mit den vielen wechselnden Ärzten sind ein einziger Diskurs. Bei allem, was ich tue, bin ich ruhig und irgendwie klar. Spüre sehr stark, wohin mich mein Gefühl lenkt. Die vorgeschlagenen Therapien werde ich definitiv nicht machen können. Mein Gefühl sagt mir, dass ich daran sterben werde: Mein Körper schafft das nicht mehr, das spüre ich eindeutig. Sollte es keinen anderen Weg mehr geben, wird passieren, was passieren soll – das ist klar. Aber bis es so weit ist, finden sich sicherlich noch einige Möglichkeiten. Immer wieder sprechen meine Gedanken zu mir: Streng dich an und finde heraus, was dein Körper braucht. Vor mir tut sich ein klarer Weg auf. Es gibt keinen Zweifel an ihm, daran, dass er falsch sein könnte. Den umfassenden Therapievorschlag aus Chemo-, Antikörper-, Antihormontherapie, eine Operation sowie eine Bestrahlung, lehne ich zunächst ab. Ich würde die gleiche Therapie erhalten wie damals bei der Erstlinientherapie: Epirubicin, Paclitaxel, Lapatinib, eine antihormonelle Therapie im Anschluss sowie eine Strahlenbehandlung. Das Gefühl in mir lehnt es ab. Ich weiß derzeit aber auch keinen alternativen Weg und bitte mir Bedenkzeit aus. Der Druck, mich entscheiden zu müssen, berührt mich dieses Mal nicht. Ich bleibe ruhig, weil ich nur so eine gute Entscheidung treffen kann. Ich sehe meine Strategie vor meinem inneren Auge: Ich gehe nach Priorität vor. Bevor ich irgendetwas entscheide, muss ich in Ruhe spüren, was ich brauche. Ohne diesen wahnsinnigen Druck, der in der Klinik immer gemacht wird.

Über allem schwebt die große Frage, ob die Ernährung irgendetwas damit zu tun hat. Augenblicklich überdenke ich alles, was ich zu mir nehme und merke, dass ich mich informieren muss, um mir eine andere Ernährungsweise anzueignen. Vor Angst esse ich nur noch Gemüse und eigne mir Wissen an. Auch wenn ich weiß, dass diese Art der Ernährung mich dauerhaft in einen Mangel bringt, habe ich das Gefühl, dass dies vorübergehend für mich richtig ist. Tag und Nacht hänge ich im Internet und über Büchern und finde Informationen sowie Beratungen, die ich in Anspruch nehme. Auch wenn sie mich viele Kilometer und Geld kosten, ich tue es, weil es meine letzte Chance ist. Das ist mein erster Schritt.

Mich schnellstmöglich operieren zu lassen, ist der zweite Schritt. In meiner jetzigen Situation will ich sonst nichts Schulmedizinisches mehr tun. Ein Arzt in der Klinik hält mich für völlig übergeschnappt und meint: Ich wüsste nicht, was ich da tue. Er versucht mich wachzurütteln, als wolle er sein eigenes Leben retten. Ich kämpfe und trete ihm mit wissenschaftlichen Fakten entgegen. Es entsteht eine heftige Diskussion, da seine Theorie eine andere ist. »Gut«, sagt er, »dann müssen wir ein CT veranlassen, das die Gefäße klar darstellt, um den Tumor unter ihrem Schlüsselbein gut entfernen zu können.« – »Ich kann kein CT machen lassen, weil ich eine Jodallergie habe und Atemnot und Herzrasen entwickle.« – »Dann werden wir Sie drei Tage lang stationär aufnehmen und mit Kortison behandeln, um das CT durchführen zu können.« – »So verrückt kann ich gar nicht sein. Kortison wirkt in hohen Mengen immunsuppressiv und das Letzte, was ich jetzt gebrauchen kann, ist ein noch schwächeres Immunsystem.« – »Es gibt aber keine andere Möglichkeit!« – »Doch, die muss es geben. Bitte unterhalten Sie sich mit ihren Kollegen und finden Sie eine Alternative für mich.« Er entgegnet mir prompt: »Nein, es gibt keine.« Ich antworte ihm ein letztes Mal für heute, indem ich ihn wissen lasse, dass ich mir selbst eine Alternative suchen und ihn darüber unterrichten werde. Ich verlasse den Raum und hänge mich zu Hause ins Internet und finde tatsächlich eine Möglichkeit. Dazu fahre ich zweieinhalb Stunden mit dem Auto. Noah begleitet mich. Er lässt mich wissen, dass er völlig begeistert ist, wenn ich so klar und stark vorangehe und fokussiert nach Lösungen suche, ja mutig bin. Mir helfen diese Aussagen weiterhin mutig zu sein.

In der Nähe von Stuttgart finde ich einen Radiologen, der die Untersuchung bei mir durchführt. Wir machen ein PET-CT. Zu diesem Zeitpunkt, wir schreiben das Jahr 2009, werden die Kosten für ein PET-CT von der Krankenkasse nur bei Lungenkrebspatienten übernommen. Noah hat für mich parallel einen Brief an die Krankenkasse formuliert und es ist offen, ob die Kosten übernommen werden. Ich mache es trotzdem. Die Kosten überschlagen sich langsam. Es wird mich 1.500 Euro kosten. Zu diesem Zeitpunkt habe ich mich bereits seit 14 Tagen nur von Gemüse ernährt. Ich hungere lieber, als dass ich etwas Falsches esse, und da ich nicht weiß, was richtig ist, warte ich ab und fülle durchgehend mein Wissen über Ernährung auf.

Der nette Radiologe nimmt mich mit ins PET-CT. Das Kontrastmittel wird mit einer radioaktiven Zuckersubstanz verabreicht. Klar, dass das auch nicht gesund ist, aber es ist für eine Diagnostik notwendig. Also ist es das kleinere Übel. Ich frage mich, wenn die Zuckersubstanz von den Krebszellen aufgesaugt wird, um ein eindeutiges Ergebnis zu erlangen, wie weit der Zucker in der Ernährung bei einer Krebserkrankung und der Therapie eine Rolle spielt. Meine Intuition gibt mir seit Wochen eine Richtung vor, der ich aus tiefstem Herzen vertraue – ich spüre nicht den geringsten Zweifel.

Es dauert und als ich fertig bin, warte ich mit Noah im Wartezimmer. Ich rede mit ihm und spüre meinen Weg klarer denn je. Ich werde keinen anderen Weg gehen können und ich weiß auch, dass er vielleicht nicht erfolgreich sein könnte, aber eine Chemo wäre einfach nicht richtig. Ich spüre das intensiv. Die Tür geht auf und der Radiologe tritt ein. Da wir ganz alleine in der Praxis sind, reden wir im Wartebereich. Er gibt mir die Bilder in die Hand, ist überrascht und zugleich bewundert er mich fast. Er sagt, dass er so etwas noch nie gesehen hat. Er kann mir glücklicherweise mitteilen, dass sich keine weiteren Herde in meinem Körper befinden. Welch ein Glück. Das Rezidiv ist lokal begrenzt. Keine Streuung. Was ihn verwundert, ist, dass die Stoffwechselaktivität in der Tumorzelle auf ein Minimum reduziert ist. Er meint: »Wenn ich ihre Vorgeschichte nicht kennen würde, würde ich Ihnen sagen, dass es sich vermutlich um ein Lypom (eine gutartige Fettgeschwulst), handelt und sie sich keine großen Sorgen machen müssen.« Ich bin erleichtert und glücklich, weil die Ernährung offensichtlich doch auf die Krebszellen Einfluss hat und könnte ihm vor Freude um den Hals fallen. Wir unterhalten uns weiter und ich sage ihm, dass ich eine Lösung für das CT benötige, damit man die OP gut vorbereiten kann. Da der Tumor direkt an der Schlüsselbeinarterie (Arterie subclavia) sitzt, ist die Notwendigkeit einer guten Bildgebung erforderlich. Er rät mir zu einem Angio-MRT(es ermöglicht die exakte Darstellung blutführender Gefäße im Körper), welches keine Belastung für Patienten darstellt und für das kein jodhaltiges Kontrastmittel nötig ist. Das sind wunderbare Aussichten und ich komme voran mit meiner Suche. Ich wusste, dass es einen Weg geben wird.

Seine Aussagen stärken mich in meinem Tun. Ich spüre plötzlich einen Riesenhunger. Ich bin so hungrig – ich kann an nichts anderes mehr denken. Nachdem Noah und ich die Radiologie verlassen haben, gehen wir in ein Reformhaus, um irgendetwas Essbares für mich zu finden. Aber für mich gibt es nichts. Ich kenne mich zu wenig aus und meine Angst, die Krebszellen zu füttern, lässt mich erst mal weiterhungern. Auf der Fahrt nach Hause reden wir und ich recherchiere parallel im Internet. Ich finde eine erste Möglichkeit, mich zu ernähren, weiß aber auch, dass das nicht die Lösung sein kann: die Budwig-Diät. Bestelle gleich zwei Exemplare. Dabei esse ich viel Quark mit Leinöl, was fürchterlich schmeckt. Ich mache alles, was ich kann, eigne mir weiterhin mehr Wissen über die Ernährung an und stelle mich mit meinen Bildern und neuen Informationen über Bildgebungsverfahren im NCT Heidelberg vor. Ich darf sagen, dass ich die Bilder mit einer kleinen Überheblichkeit und Freude überreicht habe – ich habe nie verstanden, warum man mir dieses Angebot nicht gemacht hat. Wir diskutieren diesmal nicht und ich bekomme einen Termin zum Angio-MRT. Ich vermute, die Front ist zu anstrengend und ich fürchte, dass ich mich unbeliebt mache, aber ich kann nicht anders. Es geht um: ein Leben. Mein Leben! Nicht um mein Ansehen und Ego! Das Angio-MRT ist die Vorbereitung auf meine Operation. Die Bilder stellen alles ausreichend gut dar. Ich bin ready für meine OP.

STARK, STARK, BLEIB STARK

Der Tag meiner OP ist wieder einmal emotional. Die Angst kehrt zurück und die Frage, wie mein Herz darauf reagiert. Gibt es Kammerflimmern, gibt es eine erneute Reanimation? Die Fragen bringen mich nicht weiter, rauben mir noch meine letzte Kraft, die ich sinnvoll einsetzen muss und will. Ich erlebe mich so rational wie noch nie in meinem Leben. Irgendwie läuft alles wie ein automatisches Programm ab. Ich weiß nicht, woher diese eindeutige und klare Richtung in mir kommt. Auf dem Weg in den OP-Saal kämpfe ich mit meiner zunehmenden und panischen Angst. Ich bin extrem nervös, treffe aber auf wundervolle Menschen bei der Anästhesievorbereitung. Drei Frauen sind um mich herum und behandeln mich wahrlich einfühlsam. Sie beruhigen mich und auch mein liebster Anästhesist, Professor Motsch – der Mann, der mich 50 Minuten reanimiert hat – ist heute wieder an meiner Seite. Welch ein Glück für mich. Als ich ihn sehe, fällt alles von mir ab, und nachdem ich sowieso keine andere Wahl habe, lasse ich mich ins Vertrauen sinken. Da ich die Abläufe inzwischen kenne, weiß ich: Wenn die weiße Spritze kommt, ist mein Schlaf nicht weit entfernt. Das weiße Zeug (Propofol) wirkt erst mal wie ein Karussell und schleudert mich in einen angenehmen Schlaf, dem ich mich hingebe. Sollte ich jetzt nicht mehr aufwachen, ist es auch okay – das sind meine letzten Gedanken und weg bin ich …

Als ich im Aufwachraum erwache, habe ich heftige Schmerzen. Puh, ich hab einiges an Schmerzen erlebt, vergisst man das oder sind sie heftiger? Ich rufe nach Schmerzmitteln. Eine Drainage hängt mir zusätzlich aus der Schulter, die die Wundflüssigkeit abtransportieren soll. Nach ein paar Tagen nehmen die Schmerzen ab und die Drainage füllt sich nach etwa vier bis fünf Tagen kaum noch mit Flüssigkeit, sodass sie gezogen werden kann. Es ist gut, dass man manche Dinge vorher nicht weiß, denn hätte ich gewusst, wie schmerzhaft das Ziehen der Drainage ist, hätte ich vermutlich auf eine weitere Narkose bestanden. »Einmal tief einatmen«, sagt die Krankenschwester, bevor sie zieht. Ich hole tief Luft und dann … Mein Schrei verstummt irgendwo in der Ferne und mein Geist hat ebenfalls die Biege gemacht. Ich liege wie paralysiert in meinem Bett und kann nicht fassen, was gerade passiert ist. Erst im Nachgang weine ich. Ich weine wegen der Gewalt und dem fürchterlichen Schmerz. Die Krankenschwester meint: »Ich weiß, dass es sehr schmerzhaft ist. Aber wenn ich Ihnen das vorher gesagt hätte, hätten Sie vermutlich noch mehr Angst gehabt.« Eine weitere Nacht bleibe ich zur Beobachtung in der Klink und dann mache ich mit Noah einen 14-tägigen Urlaub auf Mallorca. Danach entscheide ich, wie es weitergeht.

DER MAGISCHE ORT

Mit der neuen Diagnose bin ich in eine augenblickliche Dauermeditation gefallen. Ich war noch nie so tief mit meinen Gefühlen und meiner Intuition über einen so langen Zeitraum verbunden. Meine Intuition führt mich auf meinem Weg und selbst wenn ich anders wollte, es ginge nicht. Mich verwundert, wie rational und klar ich Entscheidungen treffen kann. Noch mehr als zuvor. Weil es um etwas geht. Es geht um mein Leben. Wieder einmal! Ich kann mein Leben nicht retten, wenn ich Rücksicht auf andere nehme. Kann es nicht retten, wenn ich selbst nicht überprüfe, was für mich richtig ist. Ich bin froh, dass ich bis hierher gehen konnte und die Ärzte – meine Ärzte in der Uniklinik – an meiner Seite habe. Auch wenn die vielen Diskussionen anstrengen und manche Aussagen zum Haare raufen sind – es gehört dazu und ohne sie wäre ich nur halb so gut beraten und reflektiert.

Der Mallorca-Urlaub ist von langer Hand geplant und normalerweise würde ich ihn jetzt canceln und mich in die Klinik begeben. Meine Jungs sind in dieser Zeit sowieso bei Malte, deshalb kann ich mich voll und ganz auf mich konzentrieren. Ich stelle mich noch einmal in der Uniklinik vor, um die Wunde kontrollieren und die Fäden ziehen zu lassen. Der mir zugeteilte Arzt versucht in einem Gespräch nochmal, mich von der vorgeschlagenen Therapie zu überzeugen. Ein weiterer befreundeter Arzt meint, er würde alle meine Entscheidungen und Befürchtungen verstehen, aber ich soll mir doch wenigstens überlegen, die Bestrahlung durchzuführen. Nach langem hin und her – nicht wissend, ob das wirklich richtig ist – entscheide ich mich nach einer langen Meditation und einem Abwägen zwischen Für und Wider schließlich dafür. Ich ziehe das so jetzt durch. Und weil ich mich entschieden und alles vorher durchdacht habe, werde ich auch nicht mehr zweifeln und zurückschauen. Alles andere führt mich nur ins Nirwana. So, und nun soll ich doch wenigstens noch die Antikörpertherapie machen. Sie lassen einfach nicht locker. Es ist echt ein hartes Gefecht. Weil ich die vorherige Antikörpertherapie gut vertragen habe, gebe ich auch dieser Therapie eine Chance, denn ich mache mir klar, dass ich sie jederzeit abbrechen kann. Auf die Chemo-und-endokrine-Therapie-Überredungsdiskussion lasse ich mich nicht mehr ein, weil ich total klar bin und um meine Risiken aber auch meine Chancen weiß. Die Antihormontherapie hat mir damals jegliche Lebensqualität geraubt. Ich wurde depressiv, mein Schlaf hatte sich verschlechtert, habe an Gewicht zugelegt und es hat mir mein letztes bisschen Weiblichkeit genommen. Ich hatte kein Gefühl mehr für Sex oder andere sinnliche Dinge. Es fühlt sich alles maschinell an. Dann gehe ich lieber das Risiko ein, nicht mehr gesund zu werden. Ich entscheide mich für mehr Lebensqualität. Aber auch hier glaube ich an einen anderen Weg. Denn das Wohlempfinden spielt eine starke Rolle. Das weiß ich. Mein Wissen um die Krankheit und die Möglichkeiten füllt sich immer mehr, aber mir fehlen weitere Alternativen und ich weiß einfach, dass es etwas gibt. Ich hoffe, dass ich noch genügend Zeit habe, es herauszufinden. Ich entscheide mich also erstmal für Lapatinib – Teufelszeug! Ich trete dem Medikament schon mit Abneigung entgegen, weil ich eine innere Abneigung verspüre und hierzu keine positive Intuition habe. Ganz klar ist dies ein Akt des Überredens, dessen bin ich mir bewusst, will dem Medikament aber dennoch eine Chance geben, falls es überhaupt eine ist. Termine für die Bestrahlung habe ich bereits vereinbart. In den nächsten Tagen werden die Vermessungen stattfinden. Ich habe noch keine Ahnung, was das heißt. Der Gedanke an die Bestrahlung fühlt sich nicht gut an. Mein Arzt reicht mir mein Rezept und sieht offensichtlich etwas erleichtert aus, dass er wenigstens mit einer Sache Erfolg hatte. Lapatinib ist eine weitere Antikörpertherapie nach Herceptin. Herceptin habe ich vier Jahre lang alle drei Wochen per Infusion bekommen. Offenbar hat es mich nicht geschützt, ebenso die Therapien, sonst säße ich nicht hier und dennoch würde ich das Meiste wahrscheinlich wieder so tun. Die Frage, warum dies jetzt helfen soll, überkommt mich immer wieder. Da ich durch die vielen OPs und die Reanimation offenbar eine Medikamentenallergie entwickelt habe, ist eine einfache Medikation bei mir nicht möglich. Durch Medikamente, die die QT-Zeit (Erregungsdauer des Herzschlagprozesses von Beginn bis Ende) verlängern, besteht für mich die Gefahr eines erneuten Kammerflimmerns. Das LONG-QT-Syndrom ist eine seltene, aber potenziell lebensgefährliche Störung der elektrischen Erregungsbildung und -leitung im Herzmuskel, die zum plötzlichen Herztod führen kann. Hierbei unterscheidet man zwischen der vererbten und einem medikamentenbedingten LONG-

QR-Syndrom, welches durch zahlreiche Wirkstoffe in Medikamenten ausgelöst werden kann.* Warum damals ein Herzstillstand eintrat, hat man abschließend nicht diagnostizieren können. Wenn ich mal ein Medikament benötige, reagiere ich inzwischen recht sensibel und spüre schnell sehr unangenehmes Herzrasen, welches mir bis zum Hals schlägt – es ist unerträglich und löst Angst aus. Nach der Einnahme geht es mir fürchterlich. Ich spüre, wie mein Herz mal aussetzt und dann mit einem Riesenschlag rasend versucht nachzuholen, was ausgeblieben ist – zumindest fühlt es sich so an. Mir bleibt nur eins: Abzuwarten, bis sich die Medikamente wieder ausgeschlichen haben und frühzeitig zum Arzt zu gehen, sollten sich die Beschwerden verschlimmern. Um mental wieder Festigkeit zu bekommen, praktiziere ich Mediationen und Vertrauensübungen. In dieser Zeit versuche ich, mich mit kontrolliertem Sport über Wasser zu halten. Durch den Hinweis meines Arztes weiß ich, dass in den meisten Medikamenten Bestandteile enthalten sind, die die QT-Zeit verlängern können und immer Vorsicht für mich geboten ist. Bei einem gesunden Menschen ist das ungefährlich, für mich kann es jedoch tödlich enden. Ich frage mich immer wieder, was passieren würde, wenn ich einen Autounfall hätte. Vielleicht bewusstlos bin und diese wichtige Nachricht nicht mehr übermitteln kann. Es könnte der finale Abschuss ins Nirwana sein. Derzeit spüre ich diese Herzrhythmusstörungen noch im meinem alltäglichen Tun. Die Nächte sind manchmal sehr beunruhigend. Daher will ich auch hier eine Lösung für mich finden, aber jetzt? Steht eine weitere »Therapie« an, aber wie diese genau für mich aussieht, werde ich entscheiden, wenn ich alles weiß und ein Gefühl dazu habe.

Aber zurück zu Lapatinib. Aus diesem Grund bin ich jedenfalls stark beunruhigt und kläre ab, ob Lapatinib mir Probleme bereiten könnte. Ich weiß, dass nicht nur Herceptin zu kardiovaskulären Erkrankungen (verschiedene Erkrankungen des Herzens und der Blutgefäße mit chronischem Verlauf) führen kann. Immerhin habe ich Herceptin (Antikörper) viele Jahre problemlos vertragen – trotz des LONG-QT-Syndroms –, aber vielleicht habe ich deswegen ja auch immer Herzrhythmusstörungen – man weiß es nicht. Regelmäßige kardiologische Kontrollen sind aus diesem Grund immer ein fester Bestandteil der Therapie. Eine baldige Entscheidung zu treffen, fällt mir gerade nicht leicht. Bis ich die vorbereitende Vermessung zur Strahlentherapie habe und unser Urlaub beginnt, hänge ich wie besessen über Büchern und vor dem Computer, um jeden

* hdz-nrw.de.

Fetzen Wissen zu recherchieren. Ich weiß, dass die Budwig-Diät keine abschließende Lösung für mich ist – deswegen ist der Druck meiner Recherche groß, weil ich nicht lange in einen Mangel kommen möchte. Ich finde eine Ärztin, bei der ich mich gerne vorstellen möchte. Sie ist aus unserem direkten Freundeskreis und ich wusste überhaupt nicht, dass sie Ärztin ist. Nachdem ich meine Termine bei ihr habe und umfassend über Ernährung und Sport aufgeklärt bin, recherchiere ich weiter. Bin total überwältigt davon. Wenn ich eine ketogene Ernährung umsetzen möchte, muss ich genau wissen, wie man sie richtig ausführt, sonst kann sie sich ungünstig auswirken. Vieles ist hier zu beachten und eine ärztliche Begleitung wichtig. Ich entscheide mich, mich von ihr begleiten zu lassen. Ich freue mich unfassbar, dass ich wieder viel mehr und auch leckere Lebensmittel zu mir nehmen darf. Durch die einseitige Ernährung habe ich schon einige Kilo abgenommen und seit drei Wochen heftigen Haarverlust. Den bekomme ich wieder in den Griff und lasse umfassende Blutuntersuchungen durchführen. Aber mehr Kilos sollte ich auf gar keinen Fall verlieren. Nachdem das eine zusätzliche Gefahr bei der Ernährungsumstellung darstellt, achte ich peinlichst genau darauf, nicht noch mehr an Gewicht zu verlieren und keine Fehler in der Ernährung zu machen. Mein Wissen füllt sich und ich kann immer präziser meine Ernährung anpassen. Meine Ärztin klärt mich über die neuesten Studien zu Sport bei Krebs auf: 2008 kamen die ersten Studien mit signifikanten Ergebnissen an die Öffentlichkeit. Es gibt sie aber eigentlich schon viel länger, nur wurden sie nicht ernst genommen und kaum darüber diskutiert. Zu diesem Zeitpunkt (2009) ist er kein Bestandteil einer Therapie nach den Leitlinien, aber ihre Aufklärung darüber und vor allem die Patientenbeispiele motivieren mich sehr. Ihre Erklärung sauge ich auf wie ein trockener Schwamm. Meine Augen leuchten, mein Herz schlägt vor Freude schneller und ich weiß sofort: Ich werde mich im Sport auslassen. Habe sofort Visionen und kann es kaum erwarten, damit zu beginnen. Durch meine sportliche Vergangenheit – ich war Leistungsturnerin und habe in meinem Leben fast täglich Sport getrieben – kommt mir diese Nachricht wie gerufen und gibt mir große Hoffnung. Hoffnung, weil ich selbst etwas bewegen kann und mich nicht nur den Infusionen und den Therapievorschlägen hingeben muss. Aber Schritt für Schritt. Jetzt ist es wichtig, mich nicht mit allem zu überfordern und dadurch nicht zusätzlich in Stress zu fallen. Ich stelle also meine Ernährung um und bin damit sehr beschäftigt. Viele Nahrungsmittel, die mir sonst so geläufig sind, darf ich nicht mehr essen. Manchmal weine ich und frage mich: Warum ich das alles mache? Ich wäge ab und finde Erklärungen für meine Zweifel. Wenn ich damit mein Leben retten kann, dann verzichte ich gern auf eine gewohnte Ernährungsweise und bin bereit, den Aufwand zu leisten. Das ist ja eigentlich etwas Positives, also höre ich auf zu jammern. Ich wäge ab und stelle fest, dass ich eigentlich ein Glückspilz bin. Ich brauche einfach Zeit, um mich an die vielen Umstellungen zu gewöhnen und sollte nicht so streng mit mir sein. Ich ziehe die Umstellung konsequent durch, weil ich sowieso nichts anderes mehr essen mag. Je konsequenter ich bin, desto besser kann es in mir wirken, denke ich.

Step zwei ist also die Auseinandersetzung mit dem Sport und der wirklich tollen Aussicht auf Erfolg. Ich entscheide mich, mit dem Laufen zu beginnen, sobald ich aus dem Urlaub zurück bin, da ich wegen der OP jetzt sowieso noch keinen Sport machen kann. Ich informiere mich währenddessen über die derzeitigen Trainingsempfehlungen und gehe parallel zur Vermessung für die Strahlentherapie: Der Flur in der Klinik zur Strahlentherapie ist lang und dunkel. Und genauso düster wird es mit jedem Schritt auch in mir. Kann man das alles eigentlich nicht schöner gestalten? Warum befinden sich diese Geräte immer im Keller? Die Umgebung ist doch das, was uns als Erstes beeinflusst. Egal, ich kann nicht alles ändern. Eine Krankenschwester ruft mich auf und die dortigen Mitarbeiter und Radiologen erscheinen mir als richtige Hardliner, als völlig empathielos. Ich soll tätowiert werden, damit man nicht jedes Mal, also jeden Tag, das Strahlengerät neu einstellen muss. Das würde mir viel Zeit ersparen. Weil dies das geringste Problem ist, was ich gerade habe, stimme ich zu und lasse mir auf meinem Rumpf kleine Punkte als Markierung eintätowieren – sie bleiben für immer. Danach gehen wir in den Bestrahlungsraum und ich spüre, wie mir übel vor Angst wird. Hier steht nun dieses fiese Gerät. Ich weiß nicht, wie man mit Röntgenstrahlen, von denen man weiß, dass sie schädlich sind, ja, Tumore entstehen lassen, jemanden von Krebs befreien kann. Meine Gedanken sind wirr. Irgendwie erscheint mir das total absurd, aber dennoch mache ich es, weil ich mich dafür entschieden habe und mein Gefühl mich nicht daran hindert. Ich vertraue. Vielleicht ist das genau der richtige Weg für mich, ich darf auch meine Vergangenheit nicht vergessen. Ich lege mich, nur mit meinem Slip bedeckt, auf die kalte Liege des Bestrahlungsgerätes und folge den harschen Anweisungen der Schwester. Am Ende liege ich halbnackt mit meinen Armen über meinem Kopf unter dem Gerät und die Maschine stellt sich dabei ein. Nach meinem Urlaub wird es losgehen.

Bevor wir in unseren Urlaub fliegen, macht Noah mir noch einen Heiratsantrag, mit dem ich völlig überfordert bin. Ich habe mir das immer gewünscht, aber nachdem was passiert ist, bin ich nicht bereit dazu. An meinem Geburtstag führt er mich unter einen wundervollen, kraftvollen und großen Baum und macht mir dort einen wunderschönen Antrag. Ich fühle die Wärme, aber auch meinen Schmerz über das, was geschehen ist, spüre, dass ich noch nicht so weit bin, schaffe es aber nicht, den Antrag abzulehnen. Will ihn nicht verletzten. Ich denke mir, wenn ich annehme, habe ich ja noch Zeit. Verlobt sein heißt ja nicht gleich verheiratet zu sein – ich will mir damit Zeit lassen. Doch mein Plan geht nicht ganz auf und ich handle gegen mein Gefühl …

AUS DER MITTE ENTSPRINGT EIN FLUSS: MALLORCA

Nachdem ich alles organisiert und geregelt habe, kann ich in aller Ruhe, die ich auch dringend benötige, in den Urlaub fliegen. Noah hat uns ein wundervolles Apartment in einer Anlage abseits des Trubels auf einer Orangenplantage gebucht. Samt Lapatinib – das ich nun schon seit 14 Tagen nehme und davon schwere Durchfälle bekommen habe – sowie meiner noch schmerzhaften, frischen OP-Narbe unter meinem Schlüsselbein, fliege ich und fühle mich unsicher, so zerbrechlich. Ich fühle mich so hilflos und traurig, weil ich nicht mehr kämpfen, aber leben will. Die Unsicherheit meiner Entscheidungen, die mich immer wieder einholt und die Frage nach dem, was richtig und falsch ist, quälen mich. Doch so sehr ich mich auch in die vorgeschlagene systemische Therapie hineinfühle, ich spüre innerlich deutlich den Widerstand – und der ist kaum auszuhalten. Mir reicht nicht aus, was ich bisher weiß. Wenn ich gut entscheiden möchte, brauche ich noch mehr Wissen.

Die Ernährungsumstellung fällt mir schwer, weil ich auf so viele Dinge achten muss, die in meinem alten Tagesablauf nie vorgesehen waren. Ich bemerke, dass ich früher in meiner sportlichen Lebensphase fest davon überzeugt war, mich gesund zu ernähren – es nicht getan habe. Ich war überhaupt nicht aufgeklärt. Mein Wissen über die Ernährung begrenzte sich auf den sportlichen Bereich und ich ging immer davon aus, dass dies die wahre, gesunde Ernährung sei. Doch dazu gehört weitaus mehr. Denn vieles ändert sich, wenn Krankheit den Körper überfällt. Und das Thema Ernährung ist so komplex, dass es länger dauern wird, bis ich es aus dem Effeff umsetzen kann. Das heißt: Damit ich nichts vergesse, ist es erforderlich, mir einen guten und disziplinierten Plan zu erstellen. Aber das sollte mein geringstes Problem sein. Man kann ja lernen. Während ich nach weiteren Methoden suche, die meinen individuellen Heilungsweg begleiten können, bin ich in meiner Recherche auf die Epigenetik gestoßen. Bruce H. Lipton erklärt sie in einem neunstündigen Vortrag »Intelligente Zellen«, welche ich mir per CD bestelle. In meinem Urlaub setze ich mich damit intensiv auseinander. Nachdem der Vortrag auf Englisch ist, beansprucht er mich neben meinen heftigen, immer schlimmer werdenden Nebenwirkungen von Lapatinib immens. Ich benötige viele Pausen, spüre nach, denke nach, um zu verstehen.

Auf der Orangenplantage ist es wunderschön. Ich höre nichts. Stille. Pure Stille. Das ist mein Ort. Die Wärme und die Ruhe tun meiner Seele gut. Ich bin so sehr mit mir verbunden, dass kaum etwas anderes Platz hat. Noch nicht mal Noah hat Platz, so sehr ist mein Fokus auf meine Heilung und auf die Verbindung mit meiner inneren Kraft ausgerichtet. Es fühlt sich an, als wäre ich zu jeder Sekunde in einer tiefen Meditation. Weil die Durchfälle mich fertig machen, kann ich das Zimmer ohnehin kaum verlassen. Ich baue immer mehr ab. Meine Haut wird blass, obwohl ich im Süden bin, und meine Kraft verlässt mich immer mehr. Durch den schweren wasserartigen Durchfall, den ich mehrmals am Tag habe, schmerzt mein kompletter Unterleib. Alles tut weh. Irgendwie macht das alles keinen Sinn. Ich stelle mir immer wieder die Frage, wie mich Lapatinib gesund machen soll, wenn keine Nährstoffe in meinem Körper bleiben können. Ich achte so intensiv auf meine gesunde und teure Ernährung, dabei bleibt nichts wirklich in mir. Ich hänge mich also an Liptons Lippen und höre mir seinen Vortrag aufmerksam an – so lang und anstrengend er auch sein mag, er gibt mir Mut und Zuversicht. Also haben meine Visualisierungen all die Jahre doch einen intensiven Einfluss auf mein Wohlempfinden und meine Genesung gehabt. Die Epigenetik beschreibt der Zellbiologe Bruce H. Lipton als das, was auf molekularer Ebene vor sich geht. In seinem Vortrag erklärt er, wie die neue Wissenschaft der Epigenetik die Vorstellung umkehrt, dass unsere DNS unser physisches Dasein festlegen würde. Sie geht vielmehr davon aus, dass unser persönliches und kollektives Leben durch die Verbindung zwischen Innen und Außen, zwischen Geist und Materie gelenkt wird. Mich inspiriert der lange Vortrag sehr und ich sehe darin eine echte Hoffnung, weil ich selbst meine Gene durch mein Denken beeinflussen kann. Es bestätigt meine jahrelange Arbeit der intensiven Visualisierungen, auch dahingehend weiter daran festzuhalten. Meine Hoffnung wächst weiter… Ich halte mir klar vor Augen, was ich derzeit tue und weiterhin umsetzen möchte. Ich spüre nach, ob das wirklich mein Weg ist. Wichtig ist, dass ich mich immer wieder hinterfrage, ob das meine Gedanken, Ängste und Befürchtungen sind oder sich andere Informationen und Eindrücke in mein Unterbewusstsein geschlichen haben. Ich brauche dringend allgegenwärtige Klarheit. Daran erinnere ich mich immerzu: in der Klarheit zu sein.

Noah und ich versuchen zwischen meinem Wissensdurst und meinen immer schlimmer werdenden Durchfällen kleinere Ausflüge zu machen. Ich will Noah natürlich auch gerecht werden. Damit wir gemeinsam etwas erleben außerhalb des Diagnose-, Therapie- und Wissenswahnsinns. Leider sind diese Ausflüge extrem anstrengend für mich und ich muss immerzu ein Badezimmer aufsuchen. Es ist alles in allem eher eine Belastung, als dass ich wirklich Freude daran hätte. Mir wird immer klarer, dass Lapatinib für mich nicht länger tragbar und sinnvoll sein kann. Ein Gegenmittel mit Imodium Akut verwende ich zwar, um nicht komplett zusammenzubrechen, aber ehrlich gesagt ist es nur ein Übergang, bis ich eine Lösung gefunden habe. Dennoch tut mir der Urlaub gut, weil ich mich spüren kann. Immer mehr rausfiltern kann, wohin mein Weg geht und ich dort eine weitere Transformation erlebe. Ich komme mir selbst noch näher und vertraue immer mehr meinem Instinkt. Dabei unterstützen mich wieder einmal Zeilen von Julia Engelmann: »Frag dich nicht, was richtig ist, sondern frag dich, was du fühlst. Hör auf zu fragen, ob du kannst, sondern frag dich, ob du willst.« Als wir wieder zurück in Deutschland sind, kann ich es kaum erwarten, Lapatinib loszuwerden, traue mich aber nicht, gänzlich die Einnahme zu beenden.

AUS MIR HERAUS UND DIREKT IN DEN ASPHALT

Zu Hause angekommen, weiß ich also, dass ich eine Lösung zu Lapatinib finden muss und werde. Es drängt mich förmlich dazu. In der nächsten Woche beginnt meine sechswöchige Strahlentherapie, und so wie ich jetzt durch die Nebenwirkungen aufgestellt bin, wird sich mein Zustand noch verschlechtern. Ich recherchiere und finde dabei einen Arzt, den ich kontaktiere und mit dem ich die Lapatinib-Diskussionen führen möchte. Wir sprechen über meinen Zustand und auch über meinen Wunsch, Lapatinib absetzen zu wollen. Ich kann es einfach nicht mehr einnehmen. Die innere Ablehnung ist so groß, dass ich Ekel verspüre – und darin ein klares Zeichen sehe, dass es besser für mich ist, Lapatinib nicht weiter einzunehmen. Noch aber fehlt mir der letzte Anstoß dazu. Nachdem ich ihm alles erzählt habe und wir eine für mich klärende und einfühlsame Diskussion hatten, entscheide ich mich direkt nach dem Telefonat, die Fragestellung zur Einnahme von Lapatinib endgültig abzuschließen. Ich denke nicht länger darüber nach, lege Lapatinib beiseite und stelle mich meinem Mut. Nach wenigen Tagen kommt bereits meine Kraft zurück. Meine wertvollen Nahrungsmittel werden jetzt von meinem Körper aufgenommen, sodass ich mich mit jedem Tag besser fühle. So kann ich mich gut auf die bevorstehende Strahlentherapie vorbereiten. Aus der empfohlenen Therapie von Chemo-, Antihormon- und Antikörpertherapie bleibt einzig und allein die Strahlentherapie übrig. Meine ergänzende und persönliche Therapie ist eine gezielte und konsequente Ernährungsumstellung und disziplinierter, gezielter Sport, regelmäßige Meditationen, Visualisierungen, Achtsamkeitsübungen, eine regelmäßige Tages- und Nachtroutine, Entgiftung, gezielte und möglichst punktgenaue Ruhe- und Anstrengungsphasen, ein gesunder und durchgängiger Schlaf – und immer wieder Bilanz über meinen aktuellen Zustand und das Umfeld ziehen. Immer wieder die Abfrage meiner Selbst, ob ich mich wirklich wohlfühle.

Diese Vorgehensweise setze ich sofort nach meiner Ankunft aus Mallorca um. Ich beginne mit meinem Lauftraining. Ich laufe ab jetzt viermal pro Woche 40 Minuten. Das ziehe ich peinlichst genau durch, egal wie müde ich bin, weil ich das als Teil meiner Therapie ansehe. Wenn ich die schulmedizinische Therapie ablehne, muss ich mich an eine andere halten. Tue ich nichts, wird es mich nicht retten. Mein gesamter Therapieplan hingegen ist ein kompletter Turnaround meines Lebens. Es bedarf höchster Aufmerksamkeit und Konzentration, eines stetigen Auseinandersetzens mit und einem Erinnern an die verschiedenen Aspekte meines eigenen Therapieplans. Dabei passe ich auf, dass ich nicht in Stress gerate. Das ständige Beschäftigen mit der Ernährung, dem Sport und die richtige Zusammensetzung von alledem, noch dazu die mentalen Themen, Meditationen und der normale Alltag sind eine echte Herausforderung, die ich aber unbedingt annehmen möchte. Letztlich ein Fulltimejob – eine totale Fokussierung. Ich will einfach nicht mehr schwach sein. Nicht mehr Opfer sein, sondern Verantwortung übernehmen und rigoros akzeptieren, was ist. Es nervt mich extrem, diese Schwäche zu fühlen: Ich werde sie nicht mehr zulassen! Meine Zeit mit Angst und Jammern zu vergeuden, will ich nicht mehr. Mein Wille, endlich ein normales und gesundes Leben führen zu können, bricht in massiver Weise aus. Ich bin es so leid, meine Zeit mit dieser verfluchten Krankheit zu verbringen. Die Wut, die ich dabei spüre, richte ich nicht gegen mich oder mein Leben, nein, ich setze sie gezielt ein – als Motor sozusagen. Ich weiß, wenn ich eine Chance haben möchte, geht das nur mit eiserner Disziplin. Die ersten Schritte sind mühsam. Ich nehme mir vor, immer zu laufen, niemals zu gehen, selbst wenn es so langsam ist, dass mich Fußgänger überholen – dann ist es eben so, aber ich bleibe niemals stehen. Während des Laufens kommen mir die besten Ideen, wie ich mein Leben noch mehr verändern könnte. Sätze, die mich motivieren, sind ein wichtiger Teil davon. Manchmal schreibe ich sie mir auf Zettelchen und hänge sie zu Hause auf oder trage sie in meiner Hosentasche, damit ich sie überall lesen kann.

Durch mein Training – und weil ich mir Zeit gebe und kleine Schritte als eine Riesenentwicklung sehe – verbessern sich langsam meine Laufeinheiten. Ich bin stolz auf mich, dass ich das so durchziehe, selbst wenn ich krieche wie eine Weinbergschnecke. Egal, ich beiße mich durch und pflastere in Gedanken den Asphalt mit dem Krebs, der aus meinem Körper herausfließt. Nebenher organisiere ich meine Taxifahrten nach Heidelberg zur Bestrahlung und muss dabei aufpassen, nicht in die Opferrolle zu geraten. Denn jedes Mal, mit jedem Schritt auf die Strahlenstation, drohe ich, in die Patienten-Opferrolle zu verfallen und kämpfe mit meinem inneren Schweinehund. Ist er erst mal rausgelassen, weiß ich, wird er mich mit Haut und Haaren fressen, daher behalte ich besser die Kontrolle. Nachdem ich die Strahlentherapie verlasse, wartet mein treuer Taxifahrer, der mich nun sechs Wochen lang begleiten wird, schon vor der Tür auf mich. Täglich. So lange, bis die sechs Wochen vorbei sind. Im Taxi bereite ich mich schon mental auf meinen Lauf vor. Dort fallen mir immer wieder die Augen zu und ich weiß, je länger die Strahlentherapie dauert, desto mehr wird sich dieser Zustand verschlimmern und schwerer werden. Umso wichtiger ist es, nicht nachzudenken und sich an den Plan zu halten: Sofort loszulaufen, nachdem ich mit dem Taxi angekommen bin. Auf keinen Fall nachgeben, weil die Fatigue sonst Überhand nehmen wird, und ich den Weg nur sehr schwer wieder herausfinden werde. Auf der Fahrt zurück gönne ich mir eine Pause und schlafe. Dann hält das Taxi und ich ziehe meine Laufklamotten, die ich mir schon bereitgelegt habe, direkt zu Hause an. Das mache ich so, damit ich erst gar nicht auf dumme Gedanken wie »Mal kurz aufs Sofa setzen« komme. Meine Kinder sind währenddessen noch im Kindergarten, also kann ich mich vollkommen auf mein Programm konzentrieren. Ohne Wenn und Aber gehe ich raus auf die Straße, sehe den Weg vor mir und weiß: Ich gehe es richtig an. Ich habe diese Scheißwut in mir und will den verdammten Krebs endgültig aus mir herauslaufen. Ich weiß nicht, wie viele Meter oder Kilometer ich in diesen 40 Minuten laufe. Es ist egal. Es geht um die

Wirkung auf mehreren Ebenen. Es geht darum, an meine Grenze zu gelangen und so Stärke zu erlangen.

Je mehr sich die Strahlentherapie dem Ende neigt, umso schwerer und müder werde ich. Es wird eine extreme Herausforderung, mich weiterhin an den Laufplan zu halten – aber ich ziehe ihn durch. Je müder ich werde, desto ehrgeiziger und trotziger werde ich, und lebe meine Müdigkeit während des Laufes aus. Mein neues Motto: »Schlafen kannst du auch, während du läufst.« Und komischerweise funktioniert das irgendwie auch. Ich laufe und schlafe innerlich. Wenn ich die Augen schließen könnte, würde ich das tun. Irgendwie trennt sich mein Köper von meinem Verstand und ich lasse nur noch meinen Körper arbeiten. Das mache ich so lange, bis die Strahlentherapie vorbei ist. Gegen Ende, sprich die letzten drei Einheiten, schaffe ich es nur noch, 20 Minuten zu laufen. Zu dem Zeitpunkt frage ich mich auch, wie lange es wohl dauern wird, bis ich wieder längere Laufeinheiten durchführen kann und ob all das Training vergebens war. Wann diese Müdigkeit und Abgeschlagenheit vergangen sein wird? Das Gute: Durch das Laufen habe ich kaum Nebenwirkungen der Bestrahlung gespürt. Ich vermute, dass meine Ernährung im Zusammenspiel mit der Bewegung eine Wirkung hat. Ich ernähre mich streng kohlenhydrat- und zuckerfrei – auch keinen Fruchtzucker – und habe dennoch enorme Energie zur Verfügung.

Nach der Strahlentherapie beginne ich mit meiner Entgiftung. Dabei probiere ich alles Mögliche – aber nach Plan und nacheinander – aus. Das fängt bei Kaffeeeinläufen an und zieht sich bis zu komischen, nicht gut schmeckenden Säften hin. Mein größtes Steckenpferd ist die Visualisierung, meine Klarheit und meine Zielorientiertheit. Je authentischer ich werde, desto klarer und stärker bin ich. Bereits nach 14 Tagen hat sich mein Zustand in einer wirklich unglaublichen Weise verbessert. Ich laufe jetzt schon 23 Kilometer, all mein Training war also nicht vergebens. Nachdem mein Körper sich allmählich erholt – und das geht überraschend schnell –, werden mein Läufe immer länger und intensiver. Ich habe so eine Freude daran und spüre meine Kraft, Hoffnung, Zuversicht und mentale Stärke dabei wachsen. Das Laufen entwickelt sich zu einer Art Sucht verbunden mit dem Wunsch, damit für immer den Krebs, jede Mikrozelle, die da vielleicht noch irgendwo rumschwirren könnte, aus mir heraus und direkt in den Asphalt zu laufen. Das Laufen bekommt einen neuen Stellenwert und meine Begeisterung darum ist spürbar. Ich liebe es, auf dem Weg mit mir allein zu sein. Meine Gedanken sind so frei wie nie zuvor, und mein Vertrauen zu mir ist so groß wie niemals in meinem gesamten Leben. Ich laufe und laufe und weiß, dass die Intensität nicht weiter ausarten sollte. Ich suche einen Psychoonkologen auf, mit dem ich über meine Empfindungen und das Laufen spreche. Ich habe kein Problem mit dem Krebs, denke ich, aber es treibt mich zu ihm – und er stellt mir die Frage, warum ich das Laufen so exzessiv betreibe. Die Intensität meines Laufens ist mittlerweile so heftig, dass ich mich danach manchmal übergeben muss oder apathisch auf dem Bett ausruhe. Er fragt mich, was dahinter stecken könnte, aber ich kann seine Frage nicht beantworten. Tief in mir weiß ich, warum ich hier bin und merke zugleich, dass ich nicht hinsehen möchte. Meine Verlaufskontrollen sind weiterhin gut und ich fühle mich auf dem richtigen Weg. Allerdings bin ich angespannt. Übersehe ich etwas? Gibt es noch mehr, was ich tun kann? Und so begebe ich mich auf die Suche nach einem weiteren Onkologen, um mir eine Zweitmeinung einzuholen.

Bevor ich dort einen Termin bekomme, treibt Noah die Hochzeit voran – er möchte unbedingt in diesem Jahr heiraten. Da ich es nicht über mich bringe, ihm mitzuteilen, dass ich noch Zeit benötige, zieht es mir immer wieder den Magen zusammen. Ich habe Angst. Ich schaffe es nicht, mich dagegenzustellen, weil ich ihn nicht vor den Kopf stoßen möchte, und plane mit ihm unsere Hochzeit, obwohl mein Gefühl nicht stimmig ist und meine Verletzungen noch nicht verheilt sind. Ich rede mir ein, dass es das ist, was ich immer schon wollte und das stimmt ja auch. Noah und ich heiraten noch im gleichen Jahr 2009.

»MACHEN SIE SICH MAL LOCKER, FRAU BLUMENFELD!«

Durch einen guten Freund bekomme ich Kontakt zu einem Arzt, einem Onkologen in Helsinki, der mir wiederum einen Kontakt direkt aus der Heidelberger Uniklinik gibt. So schließt sich der weite Kreis über Helsinki zurück nach Heidelberg. Ich wäre auch nach Finnland geflogen. Der virtuelle Weg war weit, dabei sitzt der Onkologe, bei dem ich meine große Hoffnung finden will, direkt in meiner Nähe: Ich vereinbare einen Termin in der Klinik und treffe mich mit Professor Dirk Jäger. Noah begleitet mich.

Ich stelle mich bei Professor Jäger vor und erzähle ihm, was ich derzeit alles tue. Alle Diagnosen und auch die abgelehnten Therapien sieht er in seinen Akten beziehungsweise in der gut dokumentierten Computerakte. Ich erzähle ihm angespannt und nachdenklich von meinen Ängsten und Zweifeln, aber auch, dass ich alles, was ich bisher gemacht habe, für richtig erachte. Ich lasse absolut keinen Zweifel daran, dass mein Weg falsch gewesen sein könnte. Und dennoch frage ich ihn, ob ich noch mehr tun kann, ob ich noch etwas übersehen habe? Denn die Angst und die Anspannung herrschen stark in mir vor. Sein Blick endet auf meiner Laufuhr, und er fragt mich, ob ich laufe. Ich erzähle ihm, dass ich durch meine komplette Strahlentherapie gelaufen bin und inzwischen Halbmarathons laufe und einen Marathon anstrebe. Und dass ich dringend wissen müsste, was ich noch alles tun kann – und ob er noch eine Idee hätte, die meinen weiteren Heilungsweg unterstützen würde. Da er selbst Marathonläufer ist, was ich bis zu diesem Zeitpunkt nicht weiß, ist er begeistert. Läufer wissen, wie diszipliniert man sein muss, um diese ewigen Kilometer abzurennen und um die Glückshormone und den »Laufwahn«. Ich selbst erkenne das zu dieser Zeit nicht. Ich frage ihn also, was ich noch tun kann und ob ihm noch etwas einfällt, was ich tun könnte. Dann wird es kurz still, Noah sitzt neben mir und schmunzelt, reibt sich dabei sein Kinn und grinst, als wüsste er, was jetzt kommt. Hinter dem kleinen hellen Schreibtisch sitzt der große, dunkelhaarige Professor Jäger. Auch er schaut mich an und schmunzelt. Ich begreife nicht, warum hier alle schmunzeln, meine Anspannung ist zu groß. Mir ist es total ernst. Professor Jäger antwortet: »Was kann ich Ihnen noch sagen, Frau Blumenfeld? Offensichtlich haben Sie ihren Weg gefunden und auch ziemlich klar durchgezogen. Er scheint zumindest bis jetzt sehr erfolgreich zu sein, also halten Sie weiterhin daran fest. Machen Sie sich mal locker, Frau Blumenfeld. Es ist doch alles gut.« Ich weiß noch nicht, wie sehr dieser letzte Satz in meinem Leben einen Platz finden und wie wichtig er für mich sein wird. Ich fühle mich sicher bei ihm– das spüre ich sofort und deutlich. Ich finde ihn sehr klar, authentisch, direkt und freundlich. Ich brauche das. Zudem strahlt er Ruhe und eine hohe Kompetenz auf mich aus. Ich kann eine Menge bei ihm lernen und entscheide mich, meine Routineuntersuchungen ab sofort bei ihm fortzuführen.

Alle drei Monate treffe ich Professor Jäger. Per MRT werden die Leber und der gesamte Bauchraum gecheckt. Jedes Mal erhalte ich glücklicherweise eine positive Nachricht. Nach etwa zwei Jahren halte ich das MRT nicht mehr aus und bespreche mit ihm eine routinemäßige, vierteljährlich Ultraschalluntersuchung. Er erklärt mir, dass diese nicht so genau wie das MRT sei, aber wenn ich das so möchte, wird er mich wohl nicht davon abbringen können und die Sonographiegeräte sind inzwischen sehr genau. Während ich mich den neuen Verlaufskontrollen unterziehe und jedes Mal stabil bleibe, bereite ich mich auf meinen ersten vollen Marathon vor. Der Weg ist lang und hart. Und weil ich dieser Klinik und meinen Ärzten so dankbar und verbunden bin, möchte ich ihnen etwas zurückgeben. Gleichzeitig will ich anderen Menschen mit einer Krebserkrankung zeigen, was alles möglich sein kann und rufe mit meinem ersten vollen Marathon zu einem Spendenlauf für das NCT-Heidelberg auf.

Das Laufen beziehungsweise der Sport gehört zu meiner Therapie genauso wie die immer spezifisch werdenden Ernährungsmethoden. Ein Jahr lang ernähre ich mich zusätzlich vegetarisch. Ich lebe fünf Jahre lang streng ketogen, zucker- und alkoholfrei, weil ich das Fünfjahresrisiko eines Rezidivs überschreiten möchte – ohne jegliche Ausnahme, kein einziges »Och, das eine Mal macht doch nichts!« Ich übe mich stets in Achtsamkeit und bin – wie Professor Jäger sagen würde – unlocker. Aber die Kontrolle zu bewahren ist für mich eine Art Sicherheit. Mein Gewicht kann ich, nachdem ich einige wenige Kilo verloren habe, trotz ketogener Ernährung und meines intensiven Laufens halten. Mir gelingt es, meine sportlichen Aktionen neben dieser Ernährungsart durchzuführen und bin überglücklich dabei.

DER GLAUBE AN DIE EIGENEN FÄHIGKEITEN

Das Marathontraining ziehe ich größtenteils allein durch. Es ist härter, als ich je gedacht hätte. Die Disziplin die es braucht, bei jeder Wetterlage rauszugehen, ist eine Zerreißprobe. Ich sage mir immer wieder, dass ich Heftigeres geschafft habe und das hier dagegen wohl mehr eine Witznummer ist. Also, zieh durch. Ich will es durchziehen, weil es mein Gefühl zum Erfolg meiner Gesundheit ausdrückt. Ich will stark sein – will mir beweisen, dass ich wieder alles schaffen kann und dabei bearbeite ich meine emotionalen Schmerzen und Traumata. Ich will einfach nicht mehr schwach sein. Ich laufe gedanklich weiterhin jede einzelne Krebszelle in den Asphalt. Jeden Boden, den ich laufend betrete, pflastere ich damit – gefühlt habe ich sämtliche Wege zwischen Bensheim, Heidelberg und Mannheim abgelaufen. Seit einiger Zeit habe ich auch wieder engeren Kontakt zu meiner Freundin Kaya. Das letzte Mal haben wir uns in Bad Pyrmont in der Reha gesehen, aber viel dazwischen telefoniert. Kaya hatte leider nach einigen Jahren wieder einen Rückfall. In weiteren Gesprächen erzählt sie mir, dass sie an Gewicht verloren hat, aber ihr Zustand stabiler geworden sei. Sie sagt, sie will in die Türkei, um sich dort von einem Arzt behandeln zu lassen. Ihre Hoffnung liegt dort. Nach vielen Wochen kehrt Kaya nach Deutschland zurück – ihr Zustand hat sich nochmal verschlechtert. Sie kommt zu mir, damit sie sich in der Heidelberger Klinik vorstellen kann und ich mache Termine für sie bei meinen behandelnden Ärzten aus. Ihr Zustand ist sehr ernst. Ich erlebe, wie Kaya immer mehr abbaut, ihre Tumore überhandnehmen, ihre Stimme immer schwächer wird. Ich leide mit ihr. Das Einzige, was ich für sie tun kann, ist, ihr zuzuhören und ihr mein Mitgefühl zu zeigen, aber es erfüllt mich mit Traurigkeit, Machtlosigkeit und Angst. Je mehr ich das spüre, desto heftiger werden meine Läufe. Ich laufe und laufe, weil es auch meine eigene Angst berührt und ich nicht will, dass Kaya stirbt.

An einem heißen Julitag 2011 erhalte ich während meines Laufs eine SMS von Kaya. Sie schreibt, dass sie nicht mehr sprechen kann, weil ihr eine Trachealkanüle gelegt werden musste. Gänsehaut überkommt mich. Ich bleibe auf der Stelle stehen und weine – und weiß nicht, was ich ihr antworten soll, wie ich ihr helfen kann. Ich schreibe ihr, dass ich da bin. In Gedanken bei ihr bin und für sie bete. Zwei Tage danach erreicht mich während eines erneuten Laufs der Anruf ihres Mannes. Er teilt mir mit, dass Kaya am sechsten Juli eingeschlafen ist. Meine Stimme verstummt. Ich bekomme kein einziges Wort raus. Er meint: »Ist schon okay, Sarah. Du musst nichts sagen. Wir danken dir. Du hast dich sehr um sie gekümmert und sie hat viel von dir mitgenommen.« Kaya hinterlässt drei kleine Kinder und ihren Mann. Ich verstehe die Welt nicht mehr. Um über den Tod von Kaya hinwegzukommen, bedarf es viel Zeit. Und mein Wunsch, noch mehr zu laufen, um dem Krebs davonzulaufen, verstärkt sich. Auch mich ergreift jedes Mal die Angst, rückfällig zu werden, wenn jemand in meinem Umfeld neu erkrankt und daran stirbt. Ich denke, das ist normal, aber ich möchte mich auf mich konzentrieren, bei mir und meinem Körper bleiben und mich nicht vom Äußeren leiten lassen. Denn ich bin ich und meine Konstitution, mein Leben, mein Körper, meine Gedanken, meine Vorgehensweise et cetera sind anders – so versuche ich, mich zu individualisieren und abzugrenzen. Ich darf das nicht auf mich beziehen. Ich will mehr lernen, mich besser abzugrenzen, aber das ist nicht leicht. Ich laufe so viel, dass ich meine Laufeinheiten immer wieder durch Infekte verschieben muss. An einem kalten und eisigen Wintertag laufe ich los, es hat minus 16 Grad, die Straßen sind zugefroren. Eine dicke Eisschicht liegt vor mir und mein Lauf wird zu einer Herausforderung. Doch so sehr ich auch achtgebe, die Eisdecke ist nicht kontrollierbar. Bei einem Straßenwechsel um ein Auto herum, rutsche ich aus und lande auf meinem linken Knie. Das war's. Ich humpele zurück nach Hause, muss mein Training fürs Erste aussetzen und meinen ersten geplanten Marathon verschieben.

WAS BRAUCHT ES ALLES, UM GESUND ZU SEIN?

In der Zwischenzeit fülle ich mich weiter mit Wissen, weil ich meinen Gesundheitszustand im Griff behalten möchte. Das schaffe ich nur, wenn ich die Krankheit noch besser verstehe und die neuesten Fortschritte kenne. So besuche ich neben einer Personal-Trainer-Ausbildung Symposien für Ärzte am Deutschen Krebsforschungszentrum (DKFZ Heidelberg). Zum Teil sind diese auf Englisch, weshalb es nicht nur medizinisch eine Herausforderung ist. Mein Kopf qualmt und ich arbeite alles zu Hause nach, damit ich es besser verstehen kann. Ich nehme, so oft es geht, an den Symposien und Seminaren teil und befinde mich unter vielen Ärzten, die sich weiterbilden möchten und selbst Vorträge zu den neuesten Forschungen halten. Aber ich gehe auch zu den Patiententagen, weil es mich interessiert, wie sich die Patientenseite in den Kliniken weiterentwickelt. Welche neuen Fragen auftauchen, denn nicht nur die Therapien entwickeln sich weiter. Je mehr ich den Krebs verstehe, desto besser kann ich meinem Lebensstil den Feinschliff geben, den es braucht. Diese Entwicklung wird nie aufhören, denn im Laufe der Zeit habe ich immer mehr mit den Langzeitschäden zu kämpfen. Ich versuche, auf alles eine eigene Antwort zu finden. Natürlich befrage ich Ärzte und Institutionen dazu, besuche weiterhin Seminare und Symposien und bilde mich weiter aus in Richtung Onkosport, also Sport bei Krebs. Da es zu diesem Zeitpunkt noch keine spezifische Ausbildung dazu gibt, erforsche und dokumentiere ich selbst weiter und bin dabei mein größtes Experiment. Ich hospitiere in der sportwissenschaftlichen Abteilung (heute OnkoAktiv) am Nationalen Centrum für Tumorerkrankungen in Heidelberg. Ich will einfach alles wissen. Ich möchte mich über die neuen Studien informieren und das Wissen in meinen Infopool einpflegen, um damit intensiver arbeiten zu können. Wenn ich meinen Gegner besser kenne, kann ich ihm stärker entgegentreten. Die Aus- und Weiterbildungen mache ich, um mich und meinen Körper besser zu verstehen und um immer das Optimum für meine Lebensweise und mein Wohlbefinden herauszufinden. Das betrifft nicht nur den Sport und die Ernährung, die wirklich komplex sind, nein, der Knackpunkt liegt vor allem im Umgang mit Stress, Schlaf, Gedanken, Konditionierungen, mit eingefahrenen und eventuell ungünstigen Glaubenssätzen. Und darin, den richtigen Rhythmus seines eigenen Lebens zu finden. Eigentlich geht es um Authentizität. Sich nicht vom Weg abbringen lassen. Klare Strukturen zu spüren, für sich herauszufinden und dazu zu stehen, auch wenn alle um dich herum sagen, dass das falsch ist. Es ist nicht einfach, aber wenn ich bei meinen klaren Strukturen bleibe, finde ich immer den richtigen und gesunden Weg. Ich schüttle immer mehr das Bedürfnis ab, unbedingt gemocht zu werden. Denn das ist der Grund, warum ich nie die Dinge nach meinen Vorstellungen umgesetzt habe. Meine Erkenntnis ist, dass es nicht unbedingt von Bedeutung ist, ob alle Menschen dich verstehen oder mögen. Wichtig ist, dass ich mit mir selbst klarkomme, mich mag, mir und meinem Körper Wertschätzung entgegenbringe, ihn nicht noch mehr gängeln, um mich einer angestrebten Perfektion auszusetzen. Es geht um meinen Weg, einen, der sich gut und richtig anfühlt. Es ist eine Art gesunder Egoismus. Ich versuche, meine Kommunikation zu verändern und Menschen wissen zu lassen, was sie mir bedeuten. Auch das bedarf einer Lernphase. Aber alles beginnt in den Gedanken. Meine Entscheidungen treffe ich nicht aus heiterem Himmel heraus. Ich höre mir immer wieder andere Meinungen an und informiere mich umfassend – aber am Ende entscheide ich über meine Intuition. Diese Authentizität tut mir so gut, dass ich wachse. Ich mache so viele Transformationen in diesem Leben, dass ich selbst kaum hinterherkomme. Ich kann dabei nur annehmen, was ist und die Verantwortung immer wieder neu übernehmen. Und mich von den gesellschaftlichen Prägungen und Konditionierungen, mit denen ich mir selbst Fesseln angelegt habe, versuchen zu befreien. Das zu leben und für meinen neuen Namen Sarah mit aller Selbstverständlichkeit einzustehen, ist nur ein kleiner Schritt, meine Authentizität zu leben. Ich hatte nie das Gefühl, erklären zu müssen, was in meiner Reanimation und im Koma mit mir geschah. Denn das ist nicht von dieser Welt und vermutlich wird das auch nicht für jeden zu verstehen sein.

Die erste Befreiung gab es direkt schon in meiner ersten Krankheitsphase. Hier habe ich radikal aussortiert – vor allem aber aus einer Kränkung und Wut heraus. Heute ist es anders. Ich verspüre kaum noch Wut, zumindest keine lang anhaltende. Das ist alles vorbei, weil ich den Sinn dahinter erkenne und nicht jeder Mensch mit den gleichen Fähigkeiten geboren wird beziehungsweise diese entwickeln kann. Wenn ich mit all den vorherrschenden Gegebenheiten versuche, durch die Brille der anderen zu sehen, kann ich vieles besser verstehen und mein Ego ist nicht weiter gekränkt. Und ich weiß auch, dass das ein ewiger Lernprozess bleiben wird.

SINNVOLLE REKONSTRUKTION

In dieser Zeit sehne ich mich immer mehr nach meiner früheren, gefühlten körperlichen Vollkommenheit, die ich glaubte, vor der Krankheit besessen zu haben. Obwohl ich, ehrlich gesagt, niemals mit mir zufrieden war. Irgendwie war das Quälen für mich immer ein Thema, nach dem Motto: »Wenn etwas Wirkung zeigen soll, muss es weh tun.« Natürlich habe ich das so nie gesehen, aber retrospektiv wird mir vieles klar. Mich stört derzeit nicht nur wegen des Äußeren mein rechter Schlüsselbeinknochen. Durch die OP ragt er stark hervor und die Rippen unterhalb davon zeichnen sich leider auch sehr genau ab. Das sieht nicht nur unschön und nach Krankheit aus, sondern es ist auch schmerzempfindlich. Jeder geringste Schlag oder versehentliche Stoß dagegen tut fürchterlich weh. Wenn meine Kinder auf meinem Schoß sitzen, kommen sie mit ihrem Köpfchen manchmal an das herausstechende Schlüsselbein, es schmerzt jedes Mal höllisch. Aus diesem Grund stelle ich mich einem Arzt vor, der mir das Schlüsselbein mit Eigenfett unterspritzen möchte. Aber mein Problem ist das Eigenfett. Einen kleinen Teil entnimmt er meinen Hüften. Da mir wegen der bekannten Reanimation und Medikamentenallergie von einer Vollnarkose abgeraten wird, lasse ich mich auf eine lokale Fettabsaugung und Unterspritzung des Schlüsselbeins ein. Hätte ich allerdings vorher gewusst, was auf mich zukommt, wäre es wohl nie so weit gekommen. Einmal angefangen, muss man das Ding durchziehen, aber während der Operation habe ich zum Teil das Gefühl, mein Arzt würde mir die lange Absaugstange in meine Organe rammen. Also kämpfe ich nicht nur mit den Schmerzen, die nicht gut zu betäuben waren, sondern auch mit einer schrecklichen Nacht. Ich bete nur, dass das alles schnell an mir vorübergeht. Die Tage danach entwickelt sich in meinem rechten Arm ein Lymphstau. Die Lymphknoten wurden damals bei der Ablation (Brustamputation) zu einem großen Teil aus den Achseln entfernt. Ein Lymphabfluss verläuft auch über das Schlüsselbein. Warum hat mich der Arzt, den ich außerhalb der Klinik aufsuchte, diesbezüglich nicht über das Risiko eines Lymphödems aufgeklärt? Ich wäre so ein Risiko niemals eingegangen. Jetzt ist es zu spät. Zwei Jahre lang habe ich ein schweres Lymphödem, Schmerzen und Unbeweglichkeit sind die Folgen. Jegliche Verletzung an meiner rechten Hand oder an meinem rechten Arm würde zu weiteren Problemen führen. Dieses Risiko habe ich allerdings nach einer Lymphknotenextirpation (operative Entfernung von Lymphknoten) für immer und es kann unter Umständen zu lebensbedrohlichen Problemen führen, sollten Keime über eine Wunde in das Gewebe eindringen. Aus diesem Grund trage ich bei allen Arbeiten Handschuhe und versuche, mit Stützstrümpfen und Lymphdrainagen bei der Physiotherapie mein Problem wieder in den Griff zu bekommen. Geduld ist angesagt. Leider hat sich das bisschen Fett nach wenigen Monaten unter meinem Schlüsselbein gänzlich resorbiert (aufgelöst). Was mir aus meiner Schönheitsnummer bleibt, ist das Lymphödem am rechten Arm – dauerhaft. Ich suche also nach Selbsthilfe, an Heilung ist gar nicht zu denken. Mein Kopf rattert und ich entschließe mich dazu, ein paar Dinge auszuprobieren. Über eine bestimmte Armbewegung während des Joggens finde ich zumindest Besserung für die nächsten Stunden und bei kontinuierlicher Ausführung auch über die nächsten Tage hinweg. Das heißt aber auch, dass ich ständig in Bewegung sein muss. Über diese Technik gelingt es mir aber, das Problem signifikant zu verbessern, auch wenn es wohl nie mehr ganz heilen wird. Über die Ernährung erreiche ich eine weitere Verbesserung. Später stelle ich fest, dass Schwimmen hervorragend auf den Lymphabfluss wirkt. Tiefe, verschiedene und regelmäßige Atemübungen aus dem Pranayama (Yoga) wirken zusätzlich. Dieses Zusammenspiel der unterschiedlichen Techniken oder Möglichkeiten wirkt sogar so gut, dass ich wieder mit dem Tennisspielen beginnen kann – obwohl das nicht wirklich klug ist. Ich habe so viel Spaß dabei, dass ich neben dem Laufen drei- bis viermal pro Woche für zwei Stunden auf dem Tennisplatz stehe und Bälle schlage. Eine Weile geht das gut und hätte ich nicht wieder ein erneutes Problem mit den Lymphen bekommen, hätte ich wahrscheinlich angefangen, Turniere zu spielen. Ja, wieder einmal bemerke ich, dass ich meine Grenzen nicht rechtzeitig spüre. Es ist ein ewiges Learning. Nichts steht still, die Zeiten, die Bedingungen, die Werte und Einstellungen sowie Sichtweisen und der Körper verändern sich stetig. Ich verstehe, dass ich wieder zu extrem eingestiegen bin. Die Konsequenzen trage ich gerne, weil ich es einfach liebe, mich an Grenzen zu bringen – und manchmal auch darüber hinaus. Rudere zurück und pflege erneut mein Lymphödem, bis es wieder besser wird. Im Laufe der Zeit zeigt mir allerdings mein Körper immer deutlicher, dass Grenzüberschreitungen immer ungünstiger werden und Symptome und Verletzungen mich zum Stoppen zwingen …

Weil diese Grenzen von mir unbedingt gesehen werden wollen, wenn ich gesund bleiben möchte, und ich mich nach mentaler Transformation sehne, begebe ich mich in eine Yogaausbildung. Hier habe ich tatsächlich eine echte Herausforderung mentaler und körperlicher Art. Auch hier: Hätte ich gewusst, wie anspruchsvoll diese Ausbildung ist, hätte ich mir das wohl nicht zugetraut nachdem, was gesundheitlich hinter mir liegt. Gut, dass ich es nicht weiß, denn dies ist wohl das Beste, was mir in dieser Zeit passieren kann. Sowohl körperlich als auch mental komme ich dort an meine Grenzen. Lernen – so, wie wir es aus der Schule kennen – ist da fehl am Platz. Alles ist Entwicklung. Das stetige Üben der Asanas, der Achtsamkeit, der Philosophie, und alles mit Hingabe in den Alltag zu integrieren, ist eine Hürde. Mit Druck erreicht man hier gar nichts. Auswendiglernen funktioniert ebenfalls nicht. Man muss es verinnerlichen, verstehen, fühlen und im Leben anwenden. Erst dann wird sich das Verständnis entwickeln können. Ich übe mich mit einem Mix aus Sanftheit, Strenge, Härte, Regelmäßigkeit, Hingabe und der Kontrolle, mich nicht vom Außen beeinflussen zu lassen. Ich übe Achtsamkeit in meinen Gedanken, meiner Sprache, meiner Haltung und in meinem täglichen Tun: beim Einkaufen, Kochen, Laufen und im Umgang mit meinen Kindern.

Diese gesundheitliche Stabilisierung zeigt sich wenig später darin, dass ich gegen alle Erwartungen der Ärzte schwanger werde. Für mich ist es ein Zeichen Gottes. Gott möchte, dass ich mich der Herausforderung mit Noah stelle, wir unseren Weg gemeinsam weitergehen. Als ich die Situation nach etwa drei Monaten annehmen kann und ich sie in Mützchen und Söckchen häkeln ausdrücke, bekomme ich plötzlich im vierten Monat die Nachricht, dass mein Kind Trisomie 21, einen Gendefekt, in schwerster Form entwickelt hätte und sicher während der Schwangerschaft, spätestens aber bei der Geburt, versterben würde. Eine weitere Welt bricht für mich zusammen, der Schmerz ist anders und tief, doch ich nehme an, was es anzunehmen gibt. Versuche, meinen Lehrauftrag aus diesem Geschehnis herauszufinden. Dabei hilft mir mein jahrelanger Lernprozess in Annahme und Akzeptanz dessen, was das Leben einem mitgibt. Ich gehe intensiv durch meinen Schmerz und verabschiede mich von meinem Kind, das mich im März 2012 unter professioneller Begleitung verlässt. »Gott gibt dir nur das, was du tragen kannst.«

Noah und ich besprechen und verarbeiten den Verlust unseres Kindes und die gesamte Situation nie. Sein Verhalten wird mir immer fremder. Schließlich trenne ich mich von ihm. Ab diesem Zeitpunkt wird Noah zu einem Menschen, den ich nicht mehr kenne und frage, ob ich ihn je richtig gesehen habe. Er versucht alles, was ich bin, zu zerstören, ergreift Mittel, die ich mir in meinen dunkelsten Träumen nicht hätte vorstellen können, und ich schaffe es nur, meinen Frieden zu finden, indem ich seine anwaltlichen Forderungen annehme. Am Ende bleibt mir nichts. Sein Schwur, er würde dennoch für mich und die Jungs da sein, löst in mir Sarkasmus aus.

Ich verarbeite meine Situation, indem ich meine Laufschuhe anziehe, laufe und laufe und laufe, mich im Yoga-Leben übe und meinen Marathon plane, den ich nach meiner Knieverletzung nun endlich als Spendenlauf für das NCT-Heidelberg bewältigen will. Ich versuche, mich so wenig wie möglich mit den Gemeinheiten der Trennung und den schweren Themen der Vergangenheit zu beschäftigen. Vielmehr richte ich meine Aufmerksamkeit auf das, was ist und auf meine wundervollen Träume. In meiner Vorbereitung zur Organisation meines ersten Spendenlauf-Marathons ist mein Fokus überwiegend – neben meinen Kindern – auf das Laufen gerichtet. Der Yoga-Marathon-Weg hat einige Transformationen für mich übrig, die mich letztlich stärker machen, auch wenn kurzzeitig Zweifel und Ängste zurückkehren. Ich lebe mit einem immer weiter wachsenden Vertrauen in mich und meine eigene innere Stimme, lerne, dass nichts kontrollierbar, aber sehr wohl beeinflussbar ist. Erzwingen kann ich nichts im Leben.

Mit jedem Erlebnis, jeder Begegnung lerne ich. Ich lerne noch mehr, in meine Klarheit zu kommen, noch authentischer zu sein und auf meine Seele zu hören. Gut zu mir zu sein und jede Minute Leben mit Dankbarkeit entgegenzutreten, auch wenn es durch Tiefen geht.

CANCER COACHING: SPORT

Nach inzwischen fast 15 langen Jahren Gesundheit weiß ich mehr denn je, dass dieser Weg für mich richtig war. Der Mensch ist keine rational denkende Maschine. Wenn heute jemand sagt, meine Genesung sei ein »glücklicher Verlauf« gewesen, stimmt dies einerseits. Denn Glück gehört im Leben immer auch dazu. Andererseits werden mit einem einzigen Satz meine Bemühungen, mein Mut, meine Disziplin, mein unumstößlicher Glaube und Wille, meine eigene Arbeit auf psychischer Ebene, meine Auseinandersetzung mit dem Krebs, die Akzeptanz des Todes und mein gesamtes Leben schachmatt gesetzt. Diese Aussagen sind teilweise schwer zu ertragen, nachdem mir damals als Patientin eine derart vernichtende Prognose übermittelt wurde. Heute bin ich davon überzeugt, dass mich die Kombination der verschiedenen Therapiebausteine, der Glaube an meine Gesundheit und das wachsende Vertrauen in meinen eigenen Weg zur Heilung in das lebendige Gleichgewicht von Körper, Geist und Seele geführt haben.

Die Ablehnung der damals vorgeschlagenen Therapie war für mich in der damaligen Situation absolut richtig. Dies gilt nicht für die Allgemeinheit und muss meines Erachtens immer wieder neu und individuell nach den neuesten Forschungsergebnissen entschieden werden. Vielleicht war auch meine damalige Ablehnung gegenüber der Strahlentherapie unberechtigt. Die Strahlentherapie hat sich enorm weiter entwickelt, ist präziser und wirksamer geworden. Die Angst davor ist also oftmals Unwissenheit.

Als ich zwei Jahre nach meiner dritten Diagnose unerwartet schwanger wurde, breitete sich in mir die Angst aus. Ich hätte nicht schwanger werden dürfen und eigentlich war es unmöglich nach all den Chemos, in ein solches »Glück« zu kommen. Mich beruhigte immer der Satz, dass Gott mir nur das gibt, was ich tragen kann. So versuchte ich, meine Angst zu kontrollieren und das Glück darin zu sehen. Ich führte intensive Gespräche mit meinem so vertrauten Professor Schneeweiss. Seine Fürsorge, seine Aufklärung und das Akzeptieren des Zustands halfen mir ebenso loszulassen und wir erkannten in dieser für mich vielleicht gefährlichen Zeit das Glück darin. Was mich sehr beruhigte, waren die damals neuen Studien zu diesem Thema. Offenbar gab es neue Erkenntnisse über die Schwangerschaft nach einer Chemotherapie. Je nach Diagnose haben Frauen, die nach einer Therapie schwanger werden, keine schlechtere Überlebensrate, als Frauen, die danach nicht schwanger werden. Doch ich befand mich in einer anderen Situation: Ich hatte mehrere Therapien abgeschlossen und drei Diagnosen. Meine Lage war durchaus noch wackelig. Und so ging ich wie damals vor und zog mir nur die allgemein positiven Ergebnisse raus, ohne sie auf mich zu individualisieren.

Auch die Reanimation beziehungsweise die Nahtoderfahrung haben sicherlich dazu beigetragen, meine Denkweise zu verändern. Ich spürte eine neue Lebensaufgabe auf mich zukommen, die ich jedoch stets abgewimmelt habe, denn mit dem Thema Krebs wollte ich lange Zeit nichts mehr zu tun haben. In all den Jahren hat es mich aber immer wieder aufgesucht und letztlich glaube ich, dass mein Überleben einen Grund hatte, nicht nur den, »Glück« gehabt und überlebt zu haben. Alles hat einen Sinn, auch wenn wir das in dem Moment nicht verstehen. Nach der Reanimation erhielt ich meinen Lebensauftrag. So etwas denkt man sich nicht aus. Ich glaube, dass jeder eine Lebensaufgabe in seinem Leben bekommt. Es ist meiner Meinung nach wichtig herauszufinden, welche das sein kann, um in seine Erfüllung zu kommen. Der Gedanke an einen Lebensauftrag hat nichts mit einer bestimmten Arbeit oder beruflichem Erfolg zu tun. Das können gegebenenfalls Resultate sein. Es geht darum, seinen Auftrag in einem Lebensthema zu erkennen und in Lernphasen einzusteigen, bis es erlernt und verstanden wurde. Wenn wir uns einmal beobachten, können wir vielleicht erkennen, dass sich bestimmte Themen wie ein roter Faden durch unser Leben ziehen, sich wiederholen. Meine Aufgabe war zwar sofort für mich spürbar, doch zweifelte ich immer wieder daran, ob ich dieser Aufgabe gerecht werden könnte. Ich hatte nicht verstanden, dass es nicht an eine Zeit gebunden ist, seiner Lebensaufgabe nachzukommen. Alles beginnt in uns und bedarf seiner Zeit.

Das ist im Übrigen auch der Grund, warum dieses Buch fast 15 Jahre gebraucht hat. Immer wieder grätschte mir mein Verstand mit Zweifeln dazwischen. Meine endgültige Entscheidung fiel dann, nachdem ich eine Frau in einer, mir damals ähnlichen Situation begleitete: Jung, fortgeschrittener Brustkrebs, schlechte Prognose, kleine Kinder und die pure Verzweiflung. Ihre Situation triggerte mich und ich stieg so sehr in ihr Leid ein, dass es sich bei mir mit einer starken Migräne äußerte. Ich litt so sehr, dass ich meinen Lebensauftrag nicht mehr erfüllen wollte und konnte. Ich wollte unbedingt Menschen retten, weil ich dachte, wenn ich das alles geschafft habe, können das andere auch. Durch unterschiedliche Gespräche mit Ärzten, die mich bei meiner Arbeit unterstützen, wurde mir aber damals klar, dass ich mich nicht auf dem richtigen Weg befand. Nach und nach verstand ich, dass das nicht der Sinn meiner Aufgabe war und mein Weg nicht der Weg jedes anderen sein kann, weil wir alle unterschiedlich sind. Ich denke, es ist der Teil im Leben, der eine bestimmte Haltung und das »bei sich ankommen« vermitteln kann. Zu verstehen, dass das Leben nicht vorbei ist, wenn wir unseren Körper verlassen und nichts wirklich schlimm ist – selbst wenn man diese Worte vielleicht erst mal nicht nachempfinden kann – und ich verstehe, wenn Sie jetzt verwirrt sein sollten, aber geben Sie mir auf den weitere Seiten dieses Buches die Möglichkeit, dieser Sichtweise einen präziseren Ausdruck zu verleihen.

Doch was zeigte mir diese Situation eigentlich? Sie zeigte mir, dass ich noch immer den Schmerz und die Angst in mir trug. Dass ich Teile meiner Vergangenheit nicht entkräftet hatte. Ich weiß auch, dass ich vermutlich niemals alles auflösen werde. Wenn sich etwas zeigt, ganz egal, was es ist, sehe ich es als Aufforderung an, zu lernen und mich in Akzeptanz und Selbstverantwortung zu üben. Mir wurde klar, dass dies ein Aufruf zur neuen Reflexion und Verarbeitung ist. Ich denke nicht, dass es sinnvoll ist, nach Lücken zu suchen, um zu verarbeiten. Alles hat seine Zeit und so zeigen sich die Themen dann im Leben, wenn wir bereit dazu sind, sie anzugehen. Ich stellte mir die Frage, ob ich meinen Lebensauftrag wirklich sein lassen sollte und spürte in mehreren Meditationennach. Das Gefühl war nicht vollkommen. So fühlte ich in die Gegenfrage, bei der mein Gefühl eindeutig anzeigte, dass meine Lebensaufgabe meine Herzenssache ist. Aber wie schaffte ich es, dabei nicht selbst zu leiden und dadurch vielleicht eine erneute Krankheit zu provozieren? Ich nahm das Emotionale aus der Frage heraus und versuchte sie rein objektiv zu beantworten. Bei dieser rationalen Gegenüberstellung merkte ich, wie viel ich aus meiner Erfahrung weitergeben kann und Menschen dadurch eine Unterstützung erfahren können.

Doch es gehört mehr als nur die gemachte Erfahrung dazu, Menschen in einer tiefen Krise zu begleiten. Meine Ausbildungen und Fortbildungen sowie die vielen Selbststudien aus zuverlässigen Quellen waren ein wichtiger Teil, der es mir ermöglichte, so zu arbeiten, wie ich es heute tue. Die Intention meiner Ausbildungen und mein ständiger Wissensdurst nach Optimierung lagen damals nicht darin, andere Menschen zu begleiten, sondern mein Leben zu retten und nachhaltig gesund zu bleiben. Das galt natürlich auch für die Prävention meiner Familie. Also lag meine Priorität darin, mich und meine Familie präventiv gesund zu halten. Als ich die Medikamentenallergie entwickelte, war es wichtig einen Weg zu finden, auf chemische Medikamente zu verzichten, außer natürlich in Notfällen. Die Ausbildungen in den Grundlagen der Ayurvedamedizin mit onkologischen Ansätzen und der integrativen biologischen Krebsmedizin waren wichtige Bestandteile davon und haben mir schon oft gezeigt, wie wirksam sie sein können.

Ich werde immer wieder gefragt, wie ich diese intensive Arbeit Tag für Tag machen kann und mit den Verlusten umgehe. Und ja, es ist eine harte und emotionale Arbeit. Wenn ich mit Patienten mehrere Monate oder Jahre arbeite, entstehen ein tiefer Einblick in das Privatleben, eine persönliche Beziehung und ein Vertrauensverhältnis. Manchmal begleite ich auch krebskranke Kinder und deren Eltern. Das verändert nochmal meine Arbeit. Wenn Kinder betroffen sind, ändert sich alles. Kinder sind beeindruckende Wesen: Wir können so viel von ihnen lernen. Sie akzeptieren viel mehr und befinden sich mehr im Moment. Das Arbeiten mit Kindern ist einerseits sehr belastend und andererseits tief erfüllend, weil sie so dankbar annehmen und auf spielerische Weise mitarbeiten.

Auch der Versuch, den Tod zu verstehen und anzunehmen, wenn die Situation darauf hindeutet, heißt nicht, ihn willkommen zu heißen und sich aufzugeben. Erst als ich den Tod akzeptierte und die Furcht davor verlor, dieses zwanghafte Festhalten losließ, wurde ich frei und mutiger. Ich fokussierte mich auf mein Überlebensziel und zugleich ging ich d'accord damit, zu sterben, wenn es so für mich vorgesehen gewesen wäre. Ich hörte auf, die Dinge zu erzwingen und mich zu bekämpfen. Danach war es für mich möglich, all meine freie Kraft auf meinen Heilungsweg zu konzentrieren. Dabei können gezielte und nach Priorität aufgestellte Ansätze helfen, die Lebensqualität und den Umgang mit der Krankheit verbessern: Ordnung, ein System, Ruhe und ein fokussiertes Vorgehen bei seinem eigenen Weg, gezielte Bewegung und Ernährung, die Stabilisierung des Immunsystems und eine personalisierte Diagnostik sowie Menschen, die an einen glauben, können eine Lösung sein. Es gibt ein jüdisches Sprichwort: »Wer ein Menschenleben rettet, rettet die ganze Welt!« Ich verstehe mich dabei nicht als Retterin, sondern als Begleiterin an der Seite eines oder einer Betroffenen, der oder die sich selbst rettet.

»Was wir suchen, liegt nicht in der Vergangenheit und nicht in der Zukunft. Es ist geanu da, wo wir sind.« – Jüdische Spiritualität

SPORT - EIN WICHTIGER BAUSTEIN IM KAMPF GEGEN KREBS

Sport ist für mich ein extremes Beispiel dafür, wie die Lebensqualität bei Krebs verbessert werden kann, weshalb ich auf dieses Thema hier noch näher eingehen möchte. Da ich Teil des »Netzwerk OnkoAktiv« am NCT (Nationales Centrum für Tumorerkranungen, Heidelberg) bin, nehme ich regelmäßig an den Mitgliederversammlungen teil, die mich über die aktuellen Studienergebnisse hinsichtlich »Sport bei Krebs« up to date halten. Nur so kann ich eine vernünftige Aufklärung durchführen und auf Wunsch des Patienten heimatnah einen entsprechenden Onko-Trainer für ihn heraussuchen. Da ich bundesweit und über die Grenzen hinaus auch Onlineberatungen durchführe, ist nicht nur deswegen das Netzwerk von OnkoAktiv von großer Bedeutung. Aber das sind nicht die einzigen Vorteile: Mit einem onkologischen Bewegungsprogramm kann beispielsweise eine Verbesserung der Entzündungswerte sowie das Reduzieren des Muskelabbaus bis hin zum Muskelkaufbau erreicht werden – sogar die chronische Fatigue (die krebs- oder therapiebedingte Müdigkeit) wird verbessert. Studien belegen, dass der Beginn eines entsprechenden Bewegungsprogramms direkt nach Erhalt der Diagnose und vor der systemischen Therapie erfolgsversprechend ist. Aber egal wann, Bewegung kann zu jeder Zeit eine Verbesserung des Wohlbefindens, der Lebensqualität und des Krankheitsverlaufs herbeiführen. Das habe ich bei meiner dritten Diagnose selbst erfahren, als ich durch die Strahlentherapie gelaufen bin und kurz darauf meine Halbmarathons und Marathons absolviert habe. Zudem hatten sich die Herzrhythmusstörungen in Luft aufgelöst. Die unregelmäßigen Schläge hatten mir Angst gemacht. Durch mein Ausdauertraining spürte ich zunächst eine Verbesserung. In einer meiner kardiologischen Kontrolluntersuchungen, zu der Patienten mit oder nach Chemotherapie geraten wird, empfahl man mir Medikamente und einen kleinen Eingriff. Da ich aber beobachten konnte, dass bei einem regelmäßigen Ausdauerprogramm die Symptome abnahmen, wollte ich noch abwarten und meinem Sportprogramm eine Chance geben. Und siehe da: Nach einiger Zeit waren meine Herzprobleme verschwunden. Allerdings spüre ich bei unregelmäßig durchgeführtem Ausdauertraining die Herzrhythmusstörungen zurückkehren. Das ist ein zusätzlicher Grund, warum ich noch immer so konsequent an meinem Sportprogramm festhalte. Nach den aktuellen Studienergebnissen weiß man auch, dass kardiovaskuläre Probleme häufig Todesursachen bei Patienten sind.* Die reduzierte Sauerstoffaufnahme durch das Medikament Epirubicin kann auch Jahre später erst auftreten und zur Fatigue beitragen. Je höher also das Risiko, desto wichtiger ist die Prävention. Sport, Ernährung, Laborkontrollen, mentale Stabilität sollten deshalb unbedingt beibehalten werden. Mir haben die Kontrollen und Ausführungen immer auch Sicherheit gegeben. Ich wünsche Ihnen, dass Sie diesen Möglichkeiten ebenso positiv entgegentreten können.

Inzwischen gehört die onkologische Bewegungstherapie zu den S3-Leitlinien, wird jedoch noch immer nicht ausreichend in der Aufklärung kommuniziert. Daher möchte ich Sie ermutigen dieses Thema bei Ihrem Onkologen anzusprechen.

Zu Yoga bei Krebserkrankungen gibt es ebenfalls eine Vielzahl von Mut machenden Studien. Auch meine persönlichen Beobachtungen bezüglich sportlicher Aktivitäten haben eine erkennbare Verbesserung in der Kombination mit Ausdauer-, Krafttraining sowie Yoga erfahren. Das darf und sollte aber jeder gerne für sich selbst rausfinden. Bei der Entscheidung für ein Trainingsprogramm ist es wichtig, es nicht als Qual, sondern als etwas Gutes für sich zu betrachten. Eine ausführliche Aufklärung über die Vorteile von Bewegung bei Krebs kann dazu beitragen, eine intrinsische Motivation aufzubauen, die nachhaltig sein kann. Ist dies der Fall, fällt es einem oft leichter, diszipliniert zu sein. Nachdem die Regenerationsphase erst beginnt, wenn wir uns intensiv bewegt haben, macht es meines Erachtens Sinn, die Regeneration zwischen den Kraft- und Ausdauertrainings mit sanften Yogaeinheiten zu füllen. Da im Yoga Meditation, Anstrengung, Dehnung und Entspannung enthalten sein sollten, ist dies eine wunderbare Möglichkeit, die Regeneration zu fördern. Möchte man weniger Kraftsport machen, können die Yogaeinheiten entsprechend angepasst werden.

Yoga kann neben den bekannten Verbesserungen der Fatigue, des Schlafs, im Mentalen und der Nebenwirkungen auch bei Operationsnarben förderlich gegen eine Verhärtung wirken. Gerade Narben im Bauchbereich, die oftmals

---

* https://www.aerzteblatt.de/archiv/210101/Kardiotoxizitaet-onkologischer-Therapien-(3)-Komplikationen-Praevention-und-Langzeitueberwachung und OnkoAktiv: https://netzwerk-onkoaktiv.de.

mit Verwachsungen in der Tiefe verbunden sind, können zusätzliche Störfelder sein. Manche Menschen bemerken so etwas mit eingeschränkter Beweglichkeit, Verspannungen, Schmerzen und Atembeschwerden. Bei der persönlichen Anpassung eines Bewegungsprogramms können ausgebildete Onko-Trainer behilflich sein. Dies ist auch Teil meiner Coachingprogramms. Das »Netzwerk OnkoAktiv« bietet den Patienten wohnortnah die Möglichkeit, einen Onko-Trainer zu vermitteln.

An dieser Stelle möchte ich auf eine aktuelle Studie, die im Fachmagazin JAMA Oncology vom 27. Juli 2023 veröffentlicht wurde, hinweisen. Schon wenige Minuten Sport am Tag, können das Krebsrisiko senken.

Wissenschaftler der University of Sydney analysierten sieben Jahre lang Daten aus Smartwatches. Die Uhren lieferten Bewegungsdaten von rund 22000 Teilnehmenden, die selbst nicht regelmäßig Sport machten. Dennoch können bereits 4–5 Minuten anstrengende sportliche Aktivitäten pro Tag das Krebsrisiko senken. Laut den Forschenden, je nach Krebsart bis zu 32 Prozent. Dabei geht es ausdrücklich nicht um ein ausgefeiltes Fitnessprogramm, sondern um Alltagsanstrengungen von heftiger Intensität, wie das Tragen von schweren Einkaufstüten, fordernde Hausarbeit oder wildes Toben mit den Kindern – also alles, was kurzfristig viel Energie erfordert und den Organismus einmal richtig in Wallung bringt. Mehr dazu finden Sie auf meiner Website.

Die wissenschaftliche Sicht erläutert nun Professor Joachim Wiskemann vom »Netzwerk OnkoAktiv« am Nationalen Centrum für Tumorerkrankungen in Heidelberg in einem persönlichen Gespräch mit mir.

GESPRÄCH
MIT PROF. DR. JOACHIM WISKEMANN VOM UNIVERSITÄTSKLINIKUM HEIDELBERG, MEDIZINISCHE FAKULTÄT

LEITER DER ARBEITSGRUPPE ONKOLOGISCHE SPORT- UND BEWEGUNGS-THERAPIE AM NATIONALEN CENTRUM FÜR TUMORERKRANKUNGEN (NCT) HEIDELBERG, GRÜNDER DES »NETZWERK ONKOAKTIV«

Prof. Dr. Joachim Wiskemann lernte ich 2009 nach meiner dritten Diagnose kennen, als ich die ersten Erkenntnisse zum Thema Sport bei Krebs gewann. Im Rahmen meiner intensiven Trainings für meine damals geplanten Spendenmarathons für das NCT (Nationales Centrum für Tumorerkrankungen) nahm ich Kontakt zu Prof. Dr. Joachim Wiskemann auf. Mein Wissensdurst über die neuesten Studienergebnisse zum Thema Sport bei Krebs, sog ich auf. Im Rahmen der Marathonläufe und meiner Interessen führte Prof. Dr. Joachim Wiskemann, Leistungsanalysen bei mir durch, beriet mich und ließ mich in der sportwissenschaftlichen Abteilung des NCT hospitieren, um mein Wissen zu spezifizieren. Das Thema Krebs und Sport war Teil meiner Überlebensstrategie. Aus diesem Grund lag mir ein Interview zu diesem Thema mit Prof. Dr. Joachim Wiskemann am Herzen.

Sarah Blumenfeld: Als wir uns kennenlernten – das müsste 2009/2010 bei meiner dritten Diagnose gewesen sein –, hatte ich einige Diskussionen, da ich die vorgeschlagene Therapie abgelehnt hatte. Zum Sport bin ich eher zufällig gekommen, weil ich mich gefragt hatte, was es alles braucht, um gesund zu sein. Dazu gehört natürlich viel mentale Arbeit, die Aufarbeitungen, genaues Hingucken et cetera dazu, aber eben auch der Sport. Damals, bei meinen ersten beiden Krebserkrankungen, wurde Patienten von Bewegung abgeraten. Wenn ich richtig informiert bin, gab es 2008 die ersten positiven Studienergebnisse zu Sport und Krebs. Ist das richtig?

Professor Joachim Wiskemann: … schon ein bisschen früher. Man kann sagen, mit der Jahrtausendwende kamen die ersten Studien. Vorher gab es nur ganz vereinzelt kleinere Studien, aber mit der Jahrtausendwende beziehungsweise 2005 –

das war so ein richtig markantes Datum – gab es das erste Mal Daten, die in der Presse und der Öffentlichkeit angekommen sind. Die Studien zeigten, dass die Mortalitätsrate bei Mammakarzinomen im Zusammenhang mit der körperlichen Aktivität der Person steht.

Das wundert mich, weil ich 2004 meine Erstdiagnose bekam und mir, wie eben erwähnt, immer vom Sport abgeraten wurde. Auch 2009 hat mir keiner der Onkologen explizit dazu geraten.

Ja, das war schwierig, weil diese 2005er-Studie relativ viel in den Medien vorkam, aber auch schnell wieder von der Bildfläche verschwand, weil es keine klinische, sondern eine beobachtende Studie war. Und deswegen hieß es zunächst, das sei eine zufällige Beobachtung gewesen. Aber dann kamen sukzessive ab 2005, 2006, 2007 große Studien heraus, die allesamt das Gleiche zeigten. Danach herrschte wieder für einen Moment Ruhe und ab 2010 gab es einen richtig großen Publikationszug – und die ersten Empfehlungen in Deutschland sogar schon 2009. Aber das eine ist, was irgendjemand mit den neuesten Daten beschreibt und empfiehlt, und das andere, was in der Durchsetzung ankommt. Mittlerweile wird Sport aber sehr stark im Bereich Mammakarzinom empfohlen, weil die Patientinnen hier explizit nachfragen.

Ist nur bei Brustkrebspatientinnen die Nachfrage so hoch oder generell bei gynäkologischen Erkrankungen?

Das Mammakarzinom ist mittlerweile eine richtig gut behandelbare Erkrankung. Die Überlebensraten sind mittlerweile super – selbst beim metastasierten Mammakarzinom gibt es lange stabile Phasen. Klar, die Erkrankung an sich ist trotzdem natürlich noch schlimm, keine Frage, und es sterben auch noch viele Menschen daran – dennoch sind die Fortschritte enorm. Von daher rücken mehr und mehr Behandlungsmöglichkeiten in den Mittelpunkt, die sich um die Nebenwirkungen und Komplikationen der onkologischen Therapie kümmern. Beispielsweise Probleme wie Herzmuskel- oder Nervenschädigung, die durch eine Chemotherapie verursacht werden, werden immer bedeutender. Konkret, Patienten bekommen Herz-Kreislauf-Probleme und neurologische Ausfallerscheinungen – und dagegen muss etwas getan werden. Die Bewegungstherapie zum Beispiel kann gegen genau diese beiden Aspekte etwas bewirken und natürlich noch zahlreiche anderer Nebenwirkungen der Therapie beeinflussen, beispielweise Fatigue oder auch das psychische Befinden der Patienten

Stirbt man am Mammakarzinom also nicht mehr? Können Patienten damit länger leben?

Es ist pointiert – das muss ich ganz ehrlich sagen. Aber beim Mammakarzinom ist die Hauptursache für das Sterben im höheren Alter nicht mehr der Krebs – falls man an Krebs erkrankt war –, sondern viele Herz-Kreislauf-Erkrankungen, die letztendlich kommen. Die Krebsdiagnose ist nicht mehr so relevant, nicht mehr so mit dem Ende des Lebens verbunden. Sie ist trotzdem natürlich noch tragisch, aber der Schwerpunkt hat sich verlagert. Es geht jetzt eher darum, das Leben mit der Krebserkrankung möglichst lange, möglichst gut zu gestalten, anstatt zu sagen, ich muss jetzt irgendwie gesund werden und das schaffen. Die Überlebensraten sind ja fast bei 90 Prozent über einen Fünfjahreswert gesehen …

… und das liegt auf der einen Seite an der medikamentösen Einstellung, die sich weiterentwickelt hat, andererseits am Sport- und Bewegungsprogramm, oder?

Das kann man in der Form so nicht sagen. Aber die Sport- oder Bewegungsprogramme werden immer wichtiger, um mit den Nebenwirkungen der Therapie klarzukommen. Letztendlich hat man zwar den Krebs besiegt, aber im Prinzip noch ein paar mehr gesundheitliche Probleme aufgrund der Therapie – dann ist das in dem Sinn natürlich kein erfülltes Leben. Es geht wirklich darum, ein lebenswertes Leben zu führen und auch wieder zurück in den Beruf zu kommen. Gerade bei Mammakarzinomen hat man auch einen großen Anteil jüngerer Patienten, für die auch die Funktionalität als Mutter, als berufsfähige Person wichtig ist. Oder natürlich auch, wenn man älter ist, dass man noch eine Rolle bei den Enkeln spielen will oder es jemand anderen gibt, für den oder die man da sein will. Die Bereitschaft, sportlich zu sein aufgrund gesundheitlicher Aspekte, ist bei Frauen viel größer als bei Männern. Bei Männern muss man eher mit Wettkampf, mit spielerischen Aspekten kommen, damit Bewegung eine Legitimation erhält. Das sind jetzt natürlich auch totale Stereotypen, die ich hier beschreibe – es gibt natürlich auch alles dazwischen.

Es gibt auch Patienten, die sich gegen eine Chemotherapie entscheiden.

Zunächst: Wir würden immer empfehlen die bestmögliche Onkologische Behandlung in Kombination mit Sport und Bewegung wahrzunehmen. Wenn eine Patientin sich tatsächlich gegen eine Chemotherapie entscheiden sollte, dann bleibt Bewegung natürlich super wichtig. Bewegung stellt aber keinen Ersatz dar.

Bewegung ist ein multidimensional wirkendes Medikament im Körper. Es gibt beispielsweise bestimmte Botenstoffe, die, letztendlich über Bewegung – auch über den Stoffwechsel-Mechanismus, mit dem der Tumor und seiner Umgebung, seinem Milieu, interagieren Bei hormonsensitiven Tumoren läuft zum Beispiel ganz viel über die Stimulation durch Sexualhormone, die im Körper vorhanden sind, und ein Wachstumssignal an den Tumor schicken: Ein wesentlicher Baustein für diese Sexualhormone sind Bestandteile aus dem Körperfett und zwar aus dem Körperstammfett. Je mehr ich davon habe, umso mehr wird letztendlich dieses Treibersignal, dieses Anschubsen des Tumors durch Sexualhormone erreicht – gerade im höheren Alter ist ein höherer Anteil des Körperstammfetts eine Grundlage dafür, dass mehr Sexualhormone gebildet werden können. Je weniger ich habe und das hängt meist mit dem Verhältnis von Muskel- zur Fettmasse zusammen, umso weniger Sexualhormone gibt es.

Was heißt denn das im Umkehrschluss, wenn weniger Sexualhormone vorhanden sind? Hat das etwas mit dem allgemeinen Befinden zu tun?

Ja, das hat was mit dem Befinden zu tun, aber es geht tatsächlich eher um das (Über-)Angebot an Bausteinen für diese Sexualhormone. Ein weiterer verstärkender Mechanismus im Kontext Fett und Muskelmasse ist die Beobachtung, dass Tumore sich gerne und gut in Entzündungsumgebungen entwickeln. Entzündungen sind durch Bewegung in der Form zu beeinflussen, dass sich unser Körper aus der evolutionären Entwicklung heraus angewöhnt hat, immer wenn wir uns anstrengen, eine Gefahrensituation zu sehen. In dieser wird letztlich unser Immunsystem hochgeregelt und es werden auch Botenstoffe ausgesetzt, die unser Immunsystem aktivieren im Sinne von Inflammation, also Entzündungsbotenstoffen, die ausgeschüttet werden. Und sobald wir uns wieder entspannen und ausruhen, fährt der Körper diese Mechanismen auch wieder runter. Dieses Herunterfahren, geschieht dann durch anti-inflammatorische Botenstoffe, die durch den Muskel nach Belastung ausgeschüttet werden – und Entzündungsreaktionen wieder runterregeln.

Spricht das auch dafür, dass nicht nur eine Sportart gut ist? Ich mag zum Beispiel gerne einen Mix aus Ausdauer, Kraftsport und Yoga, weil ja auch die Regeneration sehr wichtig ist, was man mit einer entsprechenden Yogaeinheit gut unterstützen kann. Wäre das ein Beispiel von vielen für ein gutes Sportprogramm – Krafttraining ist ja besonders wichtig. Was können Sie zu diesem Thema sagen?

Ja, wahrscheinlich kommt es letztendlich auf das Verhältnis von Muskel- und Fettmasse an – also auf einen gewissen gesunden Anteil an Muskelmasse. Dabei reden wir jetzt nicht von den aufgepumpten Bodybuildern, sondern einfach von ausreichend Muskelmasse, die ich nur durch ein Hypertrophie-Training bekomme, damit der Muskel wächst. Dazu brauche ich kräftigende Elemente entweder in Form von Gerätetraining. Aber auch beispielsweise Übungen mit dem eigenen Körpergewicht, wie beim Yoga, sind hier sinnvoll. Wichtig ist immer einen ausreichenden Trainingsreiz zu setzen. Gleichzeitig kann ich natürlich gut durch ein Ausdauertraining unterstützen. Das sagen auch die großen Studien: Es ist nicht entscheidend, welche Sportart man betreibt – zumindest mit Blick auf das große Ziel, dass der Tumor vielleicht nicht wächst beziehungsweise es ein verbessertes Überleben resultiert.

In meinen Coachings sind Patienten aufgrund der Nebenwirkungen der Therapie manchmal gar nicht in der Lage, an einem Bewegungsprogramm teilzunehmen. Wenn das passiert, versuche ich immer ein angepasstes und individuelles Yogaprogramm mit den Patienten durchzuführen. Wenn sie sich überwinden können, stellen sie danach immer fest, dass es ihnen gutgetan hat. Manchmal passen wir ein Krafttraining – auch online – über einige wenige und sanfte Übungen gemeinsam an. Auch hier habe ich bislang immer positive Rückmeldungen erhalten. Das ist auch der Grund, warum es sinnvoll ist, sich als Patient einen onkologisch ausgebildeten Trainer zu suchen, weil sie um die Risiken wissen. Ist das auch etwas, was Sie befürworten?

Absolut. Wir haben einfach diese große Bandbreite: Patienten, die trotz Therapie recht fit sind und Patienten, die wirklich richtig stark beeinträchtig sind. Letztendlich geht es immer um den individuell passenden Trainingsreiz, also eine personalisierte Bewegungsbetreuung. Sprich, Patienten so zu belasten, dass es für ihn/sie individuell richtig ist und ein Trainingsreiz entstehen kann. Manche gehen beispielsweise 30 Sekunden einfach zu Fuß spazieren und wenn sie nicht mehr können, setzen sie sich wieder hin. Da ist das Ziel, dies auf eine Minute zu steigern und so weiter. Und anderen muss ich sagen: »Okay, du musst 30 Minuten am Stück trainieren, damit ein adäquater Trainingsreiz entsteht.«

Patienten können nach dem Training schon sehr erschöpft sein. Können Sie dazu noch etwas erläutern, weil manche Patienten Angst vor einem intensiven, aber angepassten Training haben und meinen, es könnte ihnen zusätzlich schaden.

Die Patienten dürfen schon richtig erschöpft sein, das ist in Ordnung. Die entscheidende Phase sind die nächsten zwei, drei Tage – die kann man vorher nicht absehen. Aber es gibt durchaus Patienten, die mit Blick auf ihre Erkrankung eine wesentlich längere Regenerationszeit brauchen, als sie davor gewohnt waren. Bei ihnen muss man das Training anpassen, ein bisschen gegenregulieren und die Intensität herunternehmen. Und nach zwei, drei Tagen Regenerationszeit sollte man sich eigentlich wieder so fühlen wie vor dem Training … meist geht es aber deutlich schneller. Unser Körper reagiert stumpf auf einen Reiz und wenn dieser Reiz adäquat groß ist, findet eine Anpassung statt. Hier bedarf es viel Fingerspitzengefühl, da gibt es nicht dieses schöne »one size fits all«. Wir können nicht ein Standardtraining für alle machen, sondern der individuelle Ausgangszustand der Patienten muss beobachtet und darauf muss ein individueller Trainingsplan entwickelt werden. Dann kommt noch hinzu, dass es Tagesschwankungen gibt, die man ebenfalls mitberücksichtigen muss. Sobald sich erste Trainingserfolge einstellen, sprich der Patient besser/leistungsfähiger wird, muss zudem das Training wieder angepasst werden, weil der Trainingsreiz des alten Programms nicht ausreicht. Das verlangt eine intensive Betreuung und somit Ressourcen, deswegen ist es schwierig diese Thema in die onkologische Routineversorgung zu bringen. So haben wir beispielweise keinen strukturierten Abrechnungspfad für Bewegungstherapie in der Onkologie. Ich kann auf kein Rezept »Krebs« schreiben und deswegen eine Bewegungstherapie verordnen – und das ist ein Riesenfehler in unserem System. Noch dazu sind die Begründungen der Krankenkassen, warum hier keine Veränderung stattfindet, absurd. Die Krankenkassen sagen uns, wenn ihr wollt, dass ihr eine Bewegungstherapie auf Rezept verordnen könnt, dann müsst ihr uns im Umkehrschluss aber auch zeigen, dass ihr in der Lage seid, jeden Patienten zu versorgen – und das können wir nicht. Die Strukturen hierfür gibt es gar nicht. Derzeit hat der Patient Glück, der am richtigen Ort wohnt, sprich: für den ist es dort möglich, eine entsprechende Versorgung zu bekommen. Wenn wir dennoch den Krankenkassen schreiben, dass wir für einen Patienten aus dem und dem Grund ein durch Studien nachgewiesenermaßen erfolgreiches Bewegungsprogramm wollen, dann bezahlen die Krankenkassen das meistens. Aber das ist natürlich ein unglaublicher Aufwand – so kann das nicht funktionieren. Aus meiner Sicht müsste jedem Patienten Sport und Bewegungstherapie im onkologischen Kontext ein halbes Jahr von der Krankenkasse finanziert werden. Und entweder hat der Patient bis dahin verstanden, dass es wirksam ist – dann hat man so lange Anschub bekommen und es geschafft, das zu verstetigen. Oder man ist nach dem halben Jahr bereit, selbst Geld zu bezahlen, um so eine Leistung zu bekommen. In besonderen Fällen sollte es davon natürlich auch Ausnahmen mit Mehrfachverordnungen geben.

Wenn man jetzt präventiv etwas unternehmen will, was sagt man den Menschen, die sich schwertun, sich zu bewegen?

Um die Wahrscheinlichkeit des Auftretens unterschiedlicher Krankheitsbilder durch Bewegung zu reduzieren, ist man eindeutig der Meinung, dass man zwischen 150 und 300 Minuten in der Woche körperlich aktiv sein muss. Dabei kommt es wieder nicht darauf an, was genau man macht, aber es muss ein wenig anstrengend sein, es muss ein Trainingsreiz gesetzt werden. Es reicht nicht aus, jeden Tag mit dem Hund gemütlich den dorfeigenen See zu umrunden. Es muss sich anstrengend anfühlen, dann ist alles gut. Ob ich das nun übers Krafttraining oder Yoga erreiche, ist vermutlich egal.

Das ist aber dann der Unterschied zu dem Trainings- oder Bewegungsprogramm in der Onkologie, oder? Da ist der Mix schon wichtig?

Genau, das ist in der Prävention so, in der Onkologie natürlich anders. Bei einer Beratung eines Patienten oder einer Patientin – jetzt trifft Wissenschaft die Realität – würde ich immer so an die Sache rangehen: Das Ziel ist, dass diese Person sich bewegen soll, von daher geht es immer erst mal übers Interesse. Gibt es eine

Erfahrung, die am besten positiv besetzt ist, mit einer gewissen Sportart? Man muss etwas finden, was dem Patienten Freude machen könnte – nicht nur wegen des gesundheitlichen Aspekts. Die meisten Menschen machen Dinge im Leben, weil sie ihnen Spaß machen, weil sie ihnen etwas Positives geben. Sei es Freude, sei es ein »Ich sehe besser aus« oder »Ich fühl mich besser« … Hier muss man das individuelle Ziel finden, wo liegt der Mehrwert für die jeweilige Person? Und dann wäre es fast egal, welche Bewegungsform das ist. Hinzu kommt ja auch, dass viele onkologische Patienten in einem sehr schlechten muskulären Status kommen. Von daher ist der Therapieansatz meistens so, dass erst muskuläre Stabilität aufgebaut werden muss, damit man über so was wie Ausdauertraining in sinnvoller Art und Weise überhaupt sprechen kann.

Wie verändert sich das Training in der Nachsorge?

Hier geht es um verstetigen. Vorher – ich sage mal, in der Akuttherapie – muss man mit diesen starken Schwankungen in Abhängigkeit von der Therapiegabe klarkommen und mit einer häufig vorkommenden Erschöpfung. Vielleicht müsste man an der Stelle noch ergänzen – weil es wissenschaftlich mittlerweile sehr schöne Nachweise gibt –, dass Bewegung bei Patienten während einer onkologischen Therapie als eine Art Nebenwirkungsmanager wirkt. Diese Patienten vertragen die Therapie in dem Sinne besser, dass weniger häufige wirksame onkologische Medikamente reduziert werden müssen. Das ist ja gang und gäbe: Man startet mit einem Medikament in der Onkologie, dann gibt es Komplikationen und man reduziert die Dosis. Passiert nahezu bei jedem Patienten und in dem Kontext wissen wir, dass Patienten, die parallel trainieren, mehr des potenziell wirksamen onkologischen Medikaments vertragen. Also unterstützt man dadurch die onkologische Therapie.

Was kann man einem Patienten empfehlen, der auf dem Dorf lebt und ein onkologisch orientiertes Sportprogramm durchführen möchte, es dort jedoch kein entsprechendes Angebot gibt? Was würden Sie empfehlen?

Es gibt mittlerweile viele OnkoAktiv-Beratungsstellen in Deutschland. Die dort ansässigen Personen sind in der Lage Trainingspläne für den häuslichen Gebrauch zu erstellen, sodass, wenn dies onkologische vertretbar ist, ein Training eigenverantwortlich zu Hause durchgeführt werden kann. Zudem haben sich manche Sachen in Coronazeiten ja auch positiv entwickelt. So gibt es mittlerweile einige Online-Angebote, bei denen man sowohl synchron – also in einer Livesituation – als auch asynchron betreut werden kann. Bei Letzterem etwa über Apps, bei denen man auch Rückfragen stellen kann und Trainingspläne angepasst werden. Leider gibt es auch hier wieder das gleiche Problem: Finanziert wird das in der Form so gut wie gar nicht, auch wenn es hier ein paar Ausnahmen gibt. Man muss also dazu bereit sein, ein bisschen Geld in die Hand zu nehmen – aber Möglichkeiten gäbe es.

Noch einmal zur Nachsorge zurück – wenn ich mich mal als Beispiel einbringen darf –, dann spüre ich deutlich, dass ich mich regelmäßig bewegen muss, um mich wohlzufühlen. Aufgrund der Chemotherapie bekomme ich noch immer Herzrhythmusstörungen, wenn ich mich nicht ausreichend bewege. Das ist ein deutlicher Unterschied. Es ist nicht leicht im Alltag dauernd trainieren zu müssen. Auch die Fatigue verstärkt sich wieder. Aus einem unzureichendem Bewegungsprogramm zeigen sich dann in der Folge mehrere Symptome wie, die oben genannten Herzrhythmusstörungen und Fatique sowie Lymphabflussprobleme. Nicht nur aus diesem Grund finde ich die Nachsorge sehr wichtig, damit Patienten auch immer wieder neu darauf hingewiesen werden können, wie wichtig der Sport ist. Begonnen habe ich mit meinem Training ja damals vor meiner Strahlentherapie und während der Therapie habe ich streng daran festgehalten. Dadurch hatte ich so gut wie keine Nebenwirkungen, das war sehr motivierend für mich. Ich finde solche Beispiele, die es auch von anderen Patienten inzwischen gibt, sehr wichtig für die Aufklärung. Wie ist Ihre Meinung dazu?

Aber das ist ja das Beeindruckende, wie gut Sie das bei sich selbst sehen können. Das ist sowohl die gute als auch die schlechte Nachricht – im Prinzip heißt es: Von nichts kommt nichts! Man muss einen aktiven Trainingsreiz setzen, damit der Körper reagiert. Fällt dieser Trainingsreiz weg, reagiert der Körper eben leider auch, und zwar bildet er Strukturen, die nicht mehr benötigt werden, zurück: Muskulatur, die nicht gebraucht wird, wird abgebaut – so sind wir evolutionär angelegt. Und wenn Sie sagen, dass es Ihnen im Alltag manchmal schwerfällt, das Training einzubauen, dann müssen wir uns dazu noch kurz die Evolution ansehen: Wir Menschen sind heute hier, weil wir mehrere relevante Evolutionsschritte gemacht haben, die natürlich eine ganze Menge mit unserem Gehirn zu tun haben, aber auch damit, dass wir ein so unglaublich komplexes motorisches Wesen sind. Wir können so unglaublich viele Dinge, die kein anderes Lebewesen auf der Erde in der Form kann. Und dieser evolutionäre Vorteil aus der Kombination sehr kräftig, sehr feingliedrig, feinmotorisch und sehr ausdauernd zu sein, ist uns einfach in die Wiege gelegt, er war einer der evolutionären Schritte. Deshalb müssen wir dem auch genügend Zeit in unserem Leben einräumen. Und wenn wir das nicht tun, entwickeln wir uns evolutionär wieder zurück. Aber im Prinzip kann man es fast runterbrechen auf: Bewegung gehört zu unserem normalen Lebensstil dazu. Das ist etwas, was uns Menschen ausmacht, aber das vergessen wir leider immer mehr. Beziehungsweise wir haben es nicht vergessen, sondern unser Leben wird mittlerweile von so vielen anderen Dingen bestimmt, dass wir einfach den Bezug dazu verlieren.

Ich geh manchmal um zehn Uhr abends noch auf mein Rennrad, damit ich überhaupt was gemacht habe, wenn ich z. B. durch meine Arbeit vorher nicht trainieren konnte – so baue ich auch meinen Stress ab. Viele würden sich so spät am Tag nicht mehr bewegen und sich aufs Sofa setzen und sich wundern, dass sie nicht gut schlafen können … Womit ich mich während der Strahlentherapie auch motiviert habe, weiterzulaufen, war das Wissen darüber, dass kein anderes Wesen so lange laufen kann wie der Mensch. Dabei habe ich mir immer gedacht: Wenn man als Mensch grundsätzlich diese Veranlagung hat, dann ist es nur der Kopf, den man mit viel mentaler Motivation oder mentalem Training »manipulieren« muss, kontrollieren muss – so habe ich das genannt. Denken Sie, dass ein Mentaltraining, wie Profisportler es tun, für Patienten hierzu sinnvoll wäre?

Absolut. Hätten wir das Medikament »Sport« als Tablette, müssten wir uns über solche Sachen keine Gedanken machen. Motivation und Wille zur Umsetzung (die Volition) ist einfach zentral und hier hilft natürlich mentales Training beziehungsweise planen. Denn eigentlich ist Bewegungsförderung ja eine Verhaltenstherapie, die wir machen. Somit müsste jeder, der in diesem Bereich arbeitet psychologisch hochgradig kompetent ausgebildet sein. Denn nur wer weiß, wie lässt sich das menschliche Verhalten erklären und warum verhält sich der Mensch in einer bestimmten Situation so und wie kann ich denjenigen mehr in eine Richtung lenken, kann erfolgreich Verhalten ändern bzw. dabei unterstützen. Das ist ja letztendlich eine Art Programmierung – auch wenn ich das sehr ungern so nenne –, aber was wir tun, ist quasi zu manipulieren, wir verändern die Einstellungen zu etwas: nämlich die Einstellung zur Bewegung. Das heißt, ich muss – um in einfachen Modellen zu sprechen – einen Anreiz dafür setzen, warum ich mich bewegen soll, weil mich beispielsweise zum Schluss irgendetwas Positives erwartet. Das ist bei jedem Menschen etwas anderes und es braucht Zeit, um das herauszufinden und nachher auch Hilfsmittel, um das gewünschte Verhalten (die Bewegung) regelmäßig umzusetzen. Ein gutes Beispiel für alle, die Kinder großgezogen haben oder die sich noch an ihre Kindheit erinnern: Man sagt sich nicht jedes Mal morgens und abends (gerne auch mehr als 2x am Tag): Jetzt muss ich mir aber die Zähne putzen, damit alle meine Essensbestandteile aus den Zähnen verschwinden. Nein, es ist einfach Routine, wir hinterfragen es nicht mehr. Gut, dass sind über einen Tag genommen vielleicht zehn Minuten. Aber genau das muss letztendlich mit der Bewegung passieren. Ich muss mich nicht jedes Mal wieder neu fragen: Warum ziehe ich jetzt die Turnschuhe an und gehe raus? Oder warum setze ich mich jetzt aufs Rad? Das ist einfach mein Alltag und dem muss man Zeit einräumen. Wir müssen nicht mehr diskutieren, ob das in unseren Alltag gehört, sondern wir haben dafür einen festen Platz reserviert. Und wir hätten auf ganz vielen Ebenen viele Probleme in der Gesellschaft nicht, wenn wir uns ausreichend bewegen würden.

Nach meiner dritten Diagnose hatte ich die Therapie abgelehnt, wie Sie wissen und unter anderem über den Sport versucht, mich zu stabilisieren. Welchen Eindruck hatten Sie damals von mir und inwiefern kann er auf andere Patienten motivierend wirken?

Na ja, also es war sehr beeindruckend, Sie in der Form kennenzulernen, weil Sie tatsächlich zu den Menschen gehörten, die gesagt haben: »So, ich habe mich ganz klar dafür entschieden, dass der Sport mir irgendwie hilft.« Sie hatten damals natürlich eine Motivation mit dem Marathon laufen. Aber ich glaube, das Entscheidende ist, zu sagen: Ich habe ein Ziel. Also, ich mach mir Gedanken über ein Ziel – das war ja eine Aufgabe, die Sie sich gesucht haben –, und das verfolge ich konsequent und danach richte ich mein Leben aus. Ich räume mir dafür Zeit ein und sehe zu, dass ich dieses Ziel mit Zwischenetappen erreiche; ich muss also nicht gleich morgen am Ziel sein, sondern ich suche mir einen Weg dorthin. Und ich versuche – ich glaube, das ist etwas, was viele Menschen sich in der Form nicht trauen –, auch Personen heranzuziehen, die mir helfen. Viele Menschen haben Probleme zu sagen: Okay, ich bin jetzt an der Stelle und müsste eigentlich jemand anderen fragen beziehungsweise Hilfe einfordern. Sie waren eben aktiv, Sie haben immer wieder gefragt: Was kann ich noch tun? Kann mir noch jemand helfen? Kann mich noch jemand unterstützen? Und im Kontext einer onkologischen Erkrankung ist es so wichtig, sich fragen zu trauen, zu sagen: Ich habe aber ein Ziel – auch wenn das jetzt nicht alle bejubeln –, wie komme ich dahin? Was kann ich machen? Das ist mir von Ihnen stark in Erinnerung geblieben: Wenn ich das Ziel verfolgen will, muss ich bereit sein, etwas zu investieren. Da trennt sich oft die Spreu vom Weizen, andere sagen dann: »Ich würde ja gerne, aber es gibt so viele andere Sachen, die mich daran hindern« Und das für sich herauszufinden – das kann völlig unterschiedlich zu Ihrem Konzept sein, es muss jeder sein eigenes finden: Was ist mir gerade wirklich wichtig? Was brauche ich dafür? Und was muss ich dafür machen? Ich glaube, das hilft ungemein in so einer Situation. Und so haben Sie versucht, Stabilität in Ihr Leben zu bekommen.

Eine wichtige Message. Vielen Dank für das gute und interessante Gespräch.

Sehr gerne.

NACHKLANG

Die Reise meiner damaligen Geschichte kommt hier zum Ende. Ich habe das Glück sagen zu können, dass mir der Turnaround vor vielen Jahren ein stabiles, gesundes und zufriedenes Leben ermöglicht hat. Jeden Tag bin ich dankbar, dass ich jeden einzelnen Schicksalsschlag überlebt und gut überstanden habe. Das Verstehen des Lebens mit seinen unterschiedlichen Herausforderungen, die sich im ganz normalen Alltag zeigen, ist ein Hinweis darauf, dass es ein lebenslanger Prozess des Lernens, Akzeptierens und der Eigenverantwortung ist, dem ich mich weiterhin stellen möchte. Das bedeutet Heilung für mich.

Obwohl dieses Buch viele schwierige Themen enthält, gibt es viele positive Aspekte darin und vor allem hat es ein Happy End – bitte sehen sie das! Ich wünsche mir, dass Sie sich abgrenzen können und Ihnen meine Schilderungen auf verschiedenen Ebenen Mut machen. Dass Sie sich auf das Positive fokussieren und Ihren eigenen Weg gehen können, um eine bessere Lebensqualität zu erreichen.

Für das Gesundheitssystem wünsche ich mir, dass meine Geschichte verdeutlicht, wie wichtig es ist Patienten richtig wahrzunehmen, ihnen zuzuhören und von ihnen zu lernen, damit eine Weiterentwicklung nicht nur im Labor stattfindet. Wünschenswert ist es, dass wir Patienten zusammenhalten, uns gegenseitig für eine Sache stark machen und etwas für die Arzt-Patienten-Kommunikation ins Rollen bringen. Dies tun wir für die Menschen, die diese Diagnose noch erhalten werden. Lasst uns stark sein, den Blick für das Wesentliche erhalten und unsere Erfahrung nutzen, um für die Zukunft von Patienten und Ärzten, die eine wertvolle und nicht wegzudenkende Arbeit leisten, eine günstigere Situation zu schaffen. Eine intensivere Zusammenarbeit zwischen beiden Parteien würde vermutlich mehr Untersuchungen oder Studien einleiten (wie z. B. komplentärmedizinische Studien), die vielleicht von entscheidender Bedeutung für Betroffene sein können. Voraussetzungen für eine starke Patientenbewegung sind neben eigener Erfahrung, eine gute Verarbeitung, Selbstreflexion und ergänzende Aus- und Weiterbildungen, damit alles verstanden wird.

Meine Texte entstanden damals nicht mit der Idee, sie in einem Buch herauszubringen. Da ich schon immer meine Gedanken in Texten oder Bildern ausdrücke, schreibe ich mir oftmals vieles von der Seele. Durch unterschiedliche Inspirationen und Zuspruch, mein Erlebtes niederzuschreiben, entstand eine Autobiografie, die sich nunmehr zu einem autobiografischen Sachbuch entwickelt hat. Ich möchte hier erwähnen, dass ich mir als nicht Medizinerin viele medizinische Erklärungen erlaubt habe und hoffe diese fachlich richtig wiedergegeben zu haben. Eine fachliche medizinische Überprüfung hat es seitens der Ärzteschaft gegeben. Die ersten Seiten schrieb ich im Jahr 2008, nun, 15 Jahre später, wird mein Buch veröffentlicht. Wenn man derart bedrohliche Situationen erlebt hat und versucht, diese aufzuschreiben, werden diese Situationen zwangsläufig im Einzelnen seziert. Dabei stieg ich immer wieder und tiefer in mein vergangenes Schicksal ein. Die dadurch wieder hervorgerufenen existentiellen Erlebnisse lösten erneut Ängste aus – und diese wiederum heftige Migräneattacken. Manchmal musste ich den Abstand von einem Jahr suchen, um weiterschreiben zu können. Zwischendurch verließ mich der Mut, mein Manuskript zu veröffentlichen. Doch auch Menschen, die ich begleitete, motivierten mich, dieses Buch zu veröffentlichen. Auch über die Ärzte, mit denen ich beruflich und als Patientin Kontakt hatte, erfuhr ich diesen Zuspruch. Dennoch hielt mich etwas zurück. Vor etwa einem Jahr, meine Texte waren längst fertiggestellt, trieb mich ein Freund immer wieder an, endlich zu veröffentlichen. Auf sein unermüdliches Antreiben und Motivieren hin, fasste ich den Mut und versandte mein Manuskript an verschiedene Verlage, von denen ich mehrfach positive Antworten erhielt. Eine Freundin verschaffte mir noch einen entscheidenden Kontakt und ließ mich wissen, wie wichtig meine Geschichte für viele Menschen sein könnte.

Dieses Buch zu schreiben, zu verändern, anzupassen, zu korrigieren – all die Überlegungen und das Zusammenführen meiner fachlichen Expertise –, war eine große Herausforderung. Die letzten Monate vor der Veröffentlichung erforderten viele Stunden konzentrierter Aufmerksamkeit.

Ich beende dieses Buch in der Hoffnung, Sie, liebe Leser, ermutigt zu haben. Ich möchte meinen Dank an die Personen richten, die maßgeblich an der Entwicklung dieses Buches beteiligt waren.

DANK

Ich möchte meinen Kindern aus tiefstem Herzen danken, weil sie mit ihrer Existenz, genauso wie sie sind, mir den Antrieb gaben, zu kämpfen – und weil sie mich einfach glücklich machen und ich unendlich stolz auf sie bin. Das Glück und meine Dankbarkeit, ihre wundervolle Entwicklung miterleben zu dürfen, ist für mich mit Worten kaum zu beschreiben. Auch ihre Geduld und das Verständnis, mich meine Marathontrainings und viele Meditationseinheiten machen sowie mich dieses Buch schreiben zu lassen und dadurch auf viele Stunden mit mir verzichtet zu haben, weiß ich sehr zu schätzen.

Ich danke meinem Mann, dass ich so sein kann, wie und was ich in diesem Leben bin. Ich danke ihm, dass ich frei sein kann, meinen unermüdlichen Wissens- und Nachholdrang ohne jegliche Einschränkung füllen kann, auch wenn uns das schon viele Stunden genommen hat, und ich stets spüre, aus tiefstem Herzen geliebt zu werden. Ich danke ihm für den Raum, den wir uns für Entwicklung und Entfaltung geben können und dass er stets bei all meinen Projekten an mich glaubt und mich unterstützt. Ich danke ihm für seine unendliche Geduld, immer wieder dieses Buch Korrektur zu lesen und für sein Verständnis über die vielen uns fehlenden Stunden, als ich dieses Buch schrieb. Ich vergesse ihm auch nicht, dass er mich bei meinen damaligen langen Marathontrainings Stunden über Stunden – morgens um fünf – geduldig auf dem Fahrrad begleitete. Ich danke ihm, dass er meinen Jungs ein Vater, ein Freund und ein Lehrer ist und dass sie immer einen Platz in seinem Herzen haben werden.

Ich danke meiner lieben Mutter, die stets und unermüdlich in der Zeit des Kampfes an meiner Seite war. Aggressionen aus dem Druck und den Therapien wortlos ertrug. Ich danke ihr, dass sie die Kraft hatte, ihre Verzweiflung und die vielen Tränen der Angst ihre Tochter zu verlieren, damals nicht vor meinen Augen auslebte. Ich danke ihr, weil sie mich wissen ließ, dass sie Angst um mich hatte, aber stets an mich glaubte. Ich danke ihr, da sie meine Jungs gut versorgte, sie emotional auffing und ihnen die Liebe schenkte, die sie damals benötigten und die ich aus der Ferne nicht geben konnte.

Ich danke meinem lieben Vater dafür, dass wir uns neu begegnen können und so Heilung auf beiden Seiten geschehen kann. Ich danke ihm für meine Wurzeln und für weitere schöne Momente in unserem Leben. Unsere Vater-Tochter-Beziehung möchte ich nicht mehr missen. Le Chaim.

Ich danke Noah, der unermüdlich an mich glaubte, mich mit Liebe füllte und in der härtesten Zeit meines Lebens an meiner Seite kämpfte.

Ich danke Malte, weil ohne ihn diese wertvollen Jungs nicht Teil meines Lebens hätten sein können.

Ich danke meinen Ex-Schwiegereltern, dass sie mich damals wie eine Tochter in der Familie aufnahmen und meinen Jungs in der schweren Zeit ein Hafen waren, wenn sie es benötigten.

Ich danke meinen langjährigen Freundinnen, dass sie mich auffingen, trösteten, mit mir lachten und weinten. Danke, dass ihr noch immer Teil meines Lebens seid: Irmgard Fricke, Heike Meyer-Slink, Kerstin Janssen, Tanja Fischer, Astrid Haan, Claudia Willner.

Ich danke meinen langjährigen Freunden Dr. Edgar und Ruth Hoffart für die vielen und langen Gespräche auf der Suche nach dem für mich richtigen Therapieweg nach der dritten Diagnose. Ich danke ihnen für ihre Wärme, das gemeinsame Lachen und ihre inzwischen langjährige Freundschaft.

Ich danke meiner lieben Freundin Andrea Gietzelt für unsere wertvolle und langjährige Freundschaft und dafür, dass kontroverse Gespräche auf Augenhöhe möglich sind. Ihre professionellen Erläuterungen zu den Themen der Neurowissenschaft und der positiven Psychologie gaben mir – im Rückblick auf meine damalige mentale Arbeit – ein besseres Verständnis.

Ich danke Prof. Dr. Christof Hettich für die damaligen intensiven Trainingseinheiten in der Vorbereitung auf meine Marathons, für die hilfreichen und tiefen Gespräche auf meinem Lebensweg nach meiner dritten Diagnose, seine Verbindungen zu Fachärzten, seine Unterstützung sowie unsere langjährige Freundschaft.

Ich danke meiner lieben Freundin Liora Bels für ihre Wärme und erfüllenden Worte, die nie aufhören gutzutun, und ihren Einsatz mich mit entsprechenden Menschen zu vernetzen, damit dieses Buch veröffentlicht werden konnte. Ich danke ihr für ihre tiefe Verbundenheit und Liebe. Le Chaim!

Ich danke meiner Fotografin Mirjam Knickriem für die wundervolle Zeit der Shootings und ihre kreativen Ideen.

Ich danke Frank Schweizer für seine unermüdliche Motivation und Unterstützung, dieses Buch auf seinen Weg zu bringen und dafür, dass er mir ein guter und wertvoller Freund ist.

Ich danke Daniela Bachmann und der Emder Baptistengemeinde für die vielen Gebete.

Ich danke Elvis für seine hilfreiche Unterstützung.

Ich danke meinen Ärzten, dass sie sich auf meine kontroversen Diskussionen einließen und mich auf so vielen Ebenen unterstützten – und dies noch immer tun. Ich danke ihnen für ihre aufbauenden Zusprüche, meinen Mut weiterhin auszuleben. Ich danke ihnen für die Sicherheit, die sie mir gaben und manche Ärzte nach wie vor geben:
Prof. Dr. Dirk Jäger
Prof. Dr. Andreas Schneeweiss
Prof. Dr. Johann Motsch
Prof. Dr. Jürgen Weitz
Prof. Dr. Johann Motsch
Prof. Dr. Marc Martignoni
Prof. Dr. Jan Schmidt

Ich danke Prof. Dr. Andreas Schneeweiss für seinen Satz, als ich mich im Jahre 2005 zum ersten Mal bei ihm vorstellte, der mir damals die einzige Hoffnung gab, zu kämpfen. Ich danke ihm, dass er meine Arbeit mit Patienten wertschätzt und unterstützt. Für all seine Fürsorge und Wärme bis heute. Ein außergewöhnlicher und wertvoller Mensch!

Ich danke Prof. Dr. Dirk Jäger, der mich seit langer Zeit geduldig begleitet und mich stets beruhigt und antreibt, dem Leben entspannter entgegenzutreten. Ich danke ihm, dass er meinem damaligen Heilungsweg und meine heutige Arbeit mit der Begleitung von krebskranken Menschen wertschätzt und mich das wissen lässt. Mir stets meine Fragen geduldig beantwortet. Mir Sicherheit gibt, wenn ich in Angst war und manchmal noch immer bin. Dass er stets als Arzt und darüber hinaus an meiner Seite ist.

Ich danke Prof. Dr. Jürgen Weitz, der mir unverblümt die Realität vor Augen hielt, auch die der möglichen Heilung. Auch wenn seine Aussagen zeitweise sehr hart für mich waren. Ich danke ihm, dass er mich unterstützt hat, »an der Front zu kämpfen«, wie er es nannte.

Ich danke Prof. Dr. Johann Motsch, der mich unermüdlich reanimierte und mich nicht aufgab. Ich liebe seine philosophische Sprache und seine Güte. Er wird immer einen Platz in meinem Herzen haben.

Ich danke Prof. Dr. Marc Martignoni, der während des Ärztestreiks 2006 nach einer außerordentlichen Diskussion mit mir, die unter die Haut ging, alle Hebel in Bewegung setzte, damit meine Leber-OP doch noch durchgeführt werden konnte. Ich werde diese Situation niemals vergessen.

Ich danke meinem Gynäkologen Prof. Dr. Christof Sohn für seine warmherzige Nachsorge, seine umfassende Fürsorge und dafür, dass er mir aufmerksam zuhört, meine Sorgen ernst nimmt und mir auf Augenhöhe entgegentritt. Dass auch er stets für mich da ist, wenn ich mal in Panik gerate und Unmögliches möglich macht.

Ich danke allen Krankenschwestern und Pflegern für ihre damaligen warmen und motivierenden Worte sowie die liebevolle Betreuung.

Ich danke allen Menschen, die in dieser langen Zeit meines Überlebenskampfes für mich gebetet und an mich geglaubt haben.

Ich danke allen, die ich hier vielleicht vergessen habe. Mir tut es jetzt schon leid, weil ich vermutlich nicht an alle gedacht habe.

Last, but not least, danke ich allen Beteiligten an diesem Buch:

Ich danke allen Interviewpartnern für die kontroversen Inhalte, die dieses Buch möglich gemacht haben. Für die Zeit und die Mühe – trotz eines vollen Terminkalenders. Ich danke jedem Einzelnen für die persönliche Zeit mit wirklich interessanten Inhalten und den Spaß, den wir dabei hatten. Ich bedanke mich für die Freundschaften, die sich teilweise dabei entwickelt haben.

Ich danke Dr. Eva und Dr. Christoph Gassmann für das lange und interessante Interview, welches vermutlich noch viele Stunden länger gedauert hätte, wenn wir es nicht an einem bestimmten Punkt beendet hätten. Für die vielen wundervollen Gespräche bei einem gesunden Dinner. Ich danke ihnen für das geduldige Korrekturlesen meiner Darstellungen und ihre Herzenswärme und die entstandene Freundschaft im Rahmen unserer gemeinsamen Arbeit.

Ich danke Dr. Christian Weißenberger für die Gespräche und Überlegungen im Hinblick auf die Strahlentherapie und für unsere kooperative Arbeit. Ich danke ihm für unsere Freundschaft, seine Güte und Warmherzigkeit.

Ich danke Prof. Dr. Joachim Wiskemann, dass er mir 2010 bereits die Möglichkeit einer Hospitation angeboten hat, für seine damaligen aufbauenden und motivierenden Worte sowie seine durchgeführte Leistungsdiagnostik in meiner Marathonvorbereitung und dafür, dass ich ein Teil des »Netzwerk OnkoAktiv« sein kann.

Ich danke Dr. Friedrich von Bohlen und Halbach für die intensiven Gespräche, sein Glaube sowie das Vorantreiben und Unterstützen meines Buches und seine Freundschaft.

Ich danke dem Verlag und dem gesamten Team, das an diesem Buch mitgewirkt und mich mit konstruktiver Kritik, Anregungen und dem Glauben an den Erfolg dieses Buches gestärkt hat.

ÜBER DIE AUTORIN

Sarah Blumenfeld betreut als Cancer Coach Krebspatienten, Angehörige und Kinder, sowie krebskranke Kinder und deren Eltern während und nach einer Diagnose. Nach ihrem eigenen Kampf gegen drei Krebserkrankungen gibt sie ihr Wissen weiter. Ihre Expertise besteht in der Begleitung und Aufklärung während einer onkologischen Therapie in Kombination mit onkologisch orientiertem Yoga und Bewegungstraining, Ayurveda und der Anwendung der integrativen Krebsmedizin. Die Kommunikation innerhalb der Familie und mit Ärzten, sowie die mentale Stabilisierung ist bei einem Cancer Support von entscheidender Bedeutung.

Folgende Texte finden Sie auf meiner Website:
www.blumenfeld-coaching.de
www.instagram.com/blumenfeldcoaching

Gespräch mit Prof. Dr. Berg
Gespräch mit PD Dr. Christian Weißenberger
»Präzisionsmedizin« von Dr. Friedrich von Bohlen und Halbach

PERSÖNLICHE STIMMEN

Professor Dr. Dirk Jäger
Professor Dr. Andreas Schneeweiss
Professor Dr. Johann Motsch

Ich habe Frau Blumenfeld, damals Frau Nellen, vor vielen Jahren als Patientin kennengelernt. Zu diesem Zeitpunkt hatte Frau Blumenfeld schon eine Krankengeschichte eines metastasierten Brustkrebses hinter sich und als ich die Vorgeschichte las und die Liste der erfolgten Therapien, einschließlich Chemotherapie und operativer Entfernung von Lebermetastasen durchging, entstand das Bild einer zwar jungen, aber doch einer schwerkranken Patientin. Umso überraschter war ich, als ich Frau Blumenfeld dann im Sprechzimmer vor mir sah und nichts an ihrem Äußeren darauf hindeutete, dass sie an einer schweren Krankheit litt. In unserem ersten Gespräch merkte ich dann sehr schnell, dass Frau Blumenfel sich nicht mit den schulmedizinischen Standardbehandlungen zufriedengeben wollte, sondern sehr viel Energie darauf verwandt, einen für ihre Situation richtigen individuellen Weg zu finden. Normalerweise bedeutet die Diagnose metastasiertes Mammakarzinom eine nicht mehr heilbare Erkrankungssituation. Genau dies wollte Frau Blumenfeld nicht akzeptieren und begann sich auf vielen Ebenen mit ihrer Erkrankung auseinanderzusetzen und bezog dabei alle Aspekte der Schulmedizin, aber auch über die Schulmedizin hinausgehende Theorien mit ein. Ich sehe die Patientin nun seit mehr als zehn Jahren in regelmäßigen Abständen, wir verabreden Kontrolluntersuchungen und Labortestes und glücklicherweise musste ich bisher keine negativen oder bedenklichen Befunde mit ihr diskutieren. Frau Blumenfeld hat ganz offensichtlich für sich in einer schweren Erkrankungssituation den richtigen Weg gefunden und ich finde beachtlich, was sie an Positivem aus der initial sehr, sehr bedrohlichen Situation in ihr heutiges Leben mitgenommen hat. Sie bringt sogar die Kraft auf, sich in ihrem jetzigen Leben um krebserkrankte Patienten zu kümmern, Hilfestellung und Beratung zu geben und ihre Erfahrung zu teilen. Hochachtung!

Dirk Jäger

Frau Blumenfeld kam erstmalig zu mir mit einer metastasierten Brustkrebserkrankung. In so einer Situation muss im Einzelfall entschieden werden, ob trotz Metastasierung noch eine aggressive Therapie sinnvoll eingesetzt werden kann, um die Erkrankung dauerhaft zu besiegen.

Wenn sich eine junge, sonst gesunde Frau wie Frau Blumenfeld in so einer Situation vorstellt und nach eingehender Aufklärung einen aggressiven multimodalen, das heißt, verschiedene therapeutische Ansätze nutzenden Weg gehen möchte, und wir das Gefühl haben, sie kann korrekt abschätzen, was das wirklich im Einzelnen bedeutet, mit allen Nebenwirkungen, Nachteilen und möglichen Langzeitproblemen, dann sind wir an ihrer Seite. Genau das war bei Frau Blumenfeld der Fall.

Wir haben ihren unbedingten Willen erkannt, den Kampf aufzunehmen, obwohl ihr auch die Risiken bewusst waren, und konnten sie aus diesem Grund auf ihrem Weg begleiten. Es war eine Freude zu sehen, dass sie uns vertraute und ihr Weg am Ende erfolgreich war, auch wenn Frau Blumenfeld beim dritten Auftreten der Erkrankung die vorgeschlagene medikamentöse Zusatztherapie nicht mehr machen wollte. Trotz des erneuten Rückfalls unter ihrem Schlüsselbein wollte Frau Blumenfeld zusätzlich zur lokalen Behandlung keine erneute medikamentöse Therapie, auch wenn diese statistisch gesehen zu einem günstigeren Erkrankungsverlauf geführt hätte. Aber auch diese Entscheidung konnten wir mittragen, da Frau Blumenfeld sie informiert in Kenntnis von Vor- und Nachteilen getroffen hat.

Wenn eine Patientin gut informiert ist, und nicht aus falscher Hoffnung oder falscher Angst heraus entscheidet, dann unterstützen wir sie auf ihrem individuellen Weg. Das haben wir auch bei Frau Blumenfeld getan.

In der Situation einer gestreuten Krebserkrankung ist die entscheidende Frage: Was will der betroffene Mensch. Wenn wir erkennen, dass mit den therapeutischen Möglichkeiten eine Heilung zu erreichen ist, versuchen wir natürlich alles, den Patienten von der erforderlichen Behandlung zu überzeugen. Wenn das aber nicht möglich erscheint, muss der Wunsch des Patienten ganz in den Vordergrund rücken. In dieser Situation ist es eine Kunst (»The Art of Oncology«) alles Wissen, was wir Menschen haben, auf den individuellen Patienten zuzuschneiden und in seinem Sinne zu handeln. Einen guten Arzt erkennt man dann auch daran, dass er die Grenzen seines Handelns erkennt.

Ich hatte bei Frau Blumenfeld immer das Gefühl, dass Sie genau wusste, was sie will. Meine Aufgabe bestand darin, ihr das Für und Wider der verschiedenen Therapieoptionen zu erklären, sie bei ihrer Meinungsbildung zu begleiten, ihr dabei zu helfen, eine informierte Entscheidung zu treffen. Ich wollte Frau Blumenfeld ergebnisoffen alle Möglichkeiten aufzeigen, ohne sie aber in ihrer Entscheidungsfindung alleine zu lassen.

Frau Blumenfeld gehört für mich zu den beeindruckendsten Patientinnen, die ich in meinem Ärzteleben begleiten durfte. Zu solchen Patienten kann dann auch leicht eine engere Arzt-Patienten-Beziehung entstehen, die der Arzt aber auch dann aushalten muss, wenn die Therapie am Ende erfolglos ist. Da dies zu einer sehr belastenden Situation führen kann, in der die Objektivität des Arztes gefährdet ist, habe ich mich häufiger zurückgenommen, ohne Frau Blumenfeld das Gefühl zu vermitteln, nicht an ihrer Seite zu sein. Das dürfte sie auch gespürt haben. Sie hat immer ihre eigenen, für sie richtigen Entscheidungen informiert getroffen.

Wenn ich das, was ich in all den Jahren der Begleitung von Frau Blumenfeld gelernt habe, auch mit anderen Patienten erfolgreich umsetzen kann, bin ich der glücklichste Arzt. Leider klappt das nicht immer so gut. Inzwischen gibt es aber immer mehr Frauen wie Frau Blumenfeld, die eine gestreute Brustkrebserkrankung überlebt haben. Zu den Zeiten als Frau Blumenfeld behandelt wurde, war das noch eine absolute Ausnahme, und auch Frau Blumenfeld musste sehr kritische Situationen meistern wie die Reanimation nach der Leber-OP.

Frau Blumenfeld ist eine Frau, die wir sehr mögen. Sie ist differenziert, sehr engagiert und auch fordernd, aber auch zugänglich und führbar. Sie hat auch in schweren Zeiten immer mit sich reden lassen. Sie war nie verbohrt, aber sie hat ihre eigenen Vorstellungen kommuniziert. Wir haben versucht, sie in die Lage zu versetzen, informiert zu entscheiden, was gut funktioniert hat.

Ich arbeite immer professionell und jede Patientin ist für mich besonders, aber nicht mit allen Patientinnen entwickelt sich ein Vertrauensverhältnis wie mit Frau Blumenfeld. Sie ist etwas Besonderes. Wir fanden eine wunderbare »Arbeitsebene«, eine Ebene, in der ich sie informieren konnte und sie ihre Überzeugungen mit einer Klarheit einbrachte, die mich sehr beeindruckt hat. Das hat die Arbeit mit ihr sehr angenehm gemacht. Wenn dies dann noch erfolgreich ist, ist es brillant.

Andreas Schneeweiss

Licht, das die Sonne spendet, begleitet das menschliche Leben: der Mensch erblickt bei der Geburt das Licht der Welt. Jeden Morgen vertreibt das Licht der Sonne die finstere, dunkle Nacht und bringt einen neuen Tag auf unserem Lebensweg. Am Ende des Lebens, wenn das Augenlicht bricht, leuchtet das Licht der Totenkerze den Weg in eine neue Welt, frei von Mühsal, Krankheit und Leid. Wenigen Menschen ist es gegeben die Grenze des menschlichen Lebens zu erleben, wenn das Herz-Kreislauf-System versagt, ein Herz-Kreislauf-Stillstand eintritt, der endgültige Tod droht, es aber durch die ärztliche Kunst gelingt, Sie zu reanimieren und wieder ins Leben, in das Licht zurückzuholen.

Die Anästhesiologie ist ein Fach, das mit seinen speziellen Techniken dem Menschen während des gesamten Lebens zur Seite steht: angefangen von der schmerzarmen Geburt, der Schmerzlinderung bei Operationen, der Intensivmedizin, der Schmerztherapie und Palliativmedizin. Ein besonderer Schwerpunkt der Anästhesiologie sowohl in der praktischen Tätigkeit als auch in der Forschung ist Wiederbelebung – Reanimation. Wenn es in einer komplexen Situation gelingt, einen Patienten erfolgreich wiederzubeleben, dann ist dies etwas Besonderes, das einem Nahe geht und im Gedächtnis bleibt.

Es ist ein besonderes Verdienst von Frau Blumenfeld Ihre Erfahrungen mit einer schweren Erkrankung, mehrfachen belastenden Operationen, einem »Beinahe Tod Erlebnis« durch plötzlichen Herz-Kreislauf-Stillstand sowie die erfolgreiche Wiederbelebung und die Bewältigung dieser Schicksalsschläge in einem Buch niederzuschreiben. Die Lektüre dieser Zeilen eröffnet neue Perspektiven und zeigt vielfältige Strategien zur Bewältigung. Wegen der tiefgreifenden Einblicke wird das Buch viele interessierte Leser und erfolgreiche Verbreitung finden.

Heidelberg, Juli 2021, Johann Motsch